普通外科诊治技术与临床实践

主编 裴成明 蒲 刚 伍隽华 等

PUTONG WAIKE

ZHENZHI JISHU

YU LINCHUANG SHIJIAN

吉林科学技术出版社

图书在版编目（CIP）数据

普通外科诊治技术与临床实践 / 裴成明等主编. --
长春:吉林科学技术出版社, 2018.12
ISBN 978-7-5578-5286-3

Ⅰ.①普… Ⅱ.①裴… Ⅲ.①外科—疾病—诊疗
Ⅳ.①R6

中国版本图书馆CIP数据核字(2018)第297719号

普通外科诊治技术与临床实践

主　　编	裴成明　蒲　刚　伍隽华　李　伟
副 主 编	邱国军　杨　斌　宋　涛　杨祖云
出 版 人	李　梁
责任编辑	赵　兵　张　卓
装帧设计	雅卓图书
开　　本	880mm×1230mm　1/16
字　　数	263千字
印　　张	8
版　　次	2018年12月第1版
印　　次	2018年12月第1次印刷

出　　版	吉林科学技术出版社
地　　址	长春市人民大街4646号
邮　　编	130021
编辑部电话	0431-85635185
网　　址	www.jlstp.net
印　　刷	济南大地图文快印有限公司

书　　号	ISBN 978-7-5578-5286-3
定　　价	88.00元

前　言

　　近年来随着现代影像、生物医学工程、分子生物学、微创外科学及相关学科的进展，普外科也得到了日新月异的发展，临床医师必须不断学习才能跟上时代的步伐。为更好地治疗普外科疾病，缓解医患关系，减轻患者经济负担，提高患者生活质量，本书作者参考大量国内外文献资料，结合国内临床实际情况，编写了此书。

　　本书分篇介绍了普外科总论以及甲乳外科、胃肠外科常见疾病的诊疗。全书以临床实践经验为基础，结合学科发展，在系统阐述了相关基本理论、基本技能的基础上，重点针对临床常见病的诊断思路和治疗原则进行了详细描述，添加了大量临床实际病例、手术图片以及普外科部分疾病的最新临床指南，内容新颖，针对性与实用性强，有助于医学生和临床医师对疾病作出正确诊断和恰当的处理。

　　由于参编人数众多，风格不尽一致，而且写作时间和篇幅有限，书中如若存在纰漏和欠妥之处，恳请广大读者给予批评和指正，以便再版时修订，谢谢。

编　者
2018 年 12 月

目　录

第一篇　总论

第二篇　甲乳外科

第三篇　胃肠外科

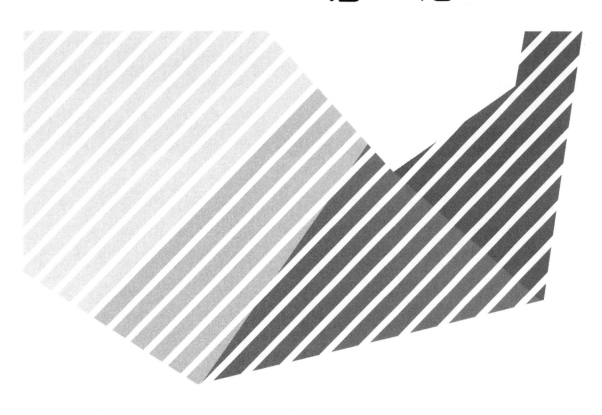

第一篇
总 论

第一章

外科患者的营养代谢与补液

第一节　肠外营养

肠外营养（parenteral nutrition，PN）指通过静脉给予适量氨基酸、脂肪、糖类、电解质、维生素和微量元素，供给患者所需的全部营养或部分营养，以达到营养治疗的一种方法，前者称全胃肠外营养（total parenteral nutrition，TPN）。根据输入途径可分为经中心静脉肠外营养（central venous parenteral nutrition，CPN）和经周围静脉肠外营养（peripheral parenteral nutrition，PPN）。

一、肠外营养的适应证

凡不能或不宜经口摄食超过5~7d的患者都是肠外营养的适应证。从外科角度肠外营养支持主要用于下列情况。

（1）不能从胃肠道进食，如高流量消化道瘘、食管胃肠道先天性畸形、短肠综合征、回肠造口、急性坏死性胰腺炎等。

（2）消化道需要休息或消化不良，如肠道炎性疾病（溃疡性结肠炎和Crohn病）、长期腹泻时。

（3）严重感染与脓毒症、大面积烧伤、肝肾功能衰竭等特殊疾病。

（4）营养不良者的术前应用、复杂手术后，肿瘤患者放、化疗期间胃肠道反应重者。

若患者存在严重水、电解质、酸碱平衡失调，凝血功能异常，休克等情况均不适宜进行肠外营养支持。恶性肿瘤患者在营养支持后会使肿瘤细胞增殖、发展，因此，需在营养支持的同时加用化疗药物。

二、肠外营养液的成分

主要由葡萄糖、脂肪乳剂、氨基酸、电解质、维生素及微量元素组成。患者每天对各种营养素的需要一般根据病情、体重和年龄等估算。

1. 葡萄糖　生理性的糖类燃料，肠外营养的主要能源物质，供给机体非蛋白质热量需要的50%~70%。机体所有器官、组织都能利用葡萄糖，一天补充葡萄糖100g就有显著节省蛋白质的作用。来源丰富、价格低廉，通过血糖、尿糖的监测能了解其利用情况。

常用浓度有5%、10%、25%、50%。高浓度葡萄糖液虽能提供充足热能，但因其渗透压高，如25%及50%葡萄糖液的渗透量（压）分别高达1 262mmol/L及2 525mmol/L，对静脉壁的刺激很大，应从中心静脉输入，并添加胰岛素，一般为每4~20g葡萄糖给予1U胰岛素（可从10∶1左右开始，再按血糖、尿糖的监测结果调整胰岛素剂量）。由于人体利用葡萄糖的能力有限，约为5mg/（kg·min），且在应激状态下其利用率降低，过量或过快输入可能导致高血糖、糖尿，甚至高渗性非酮性昏迷；外科不少患者常并发糖尿病，糖代谢紊乱更易发生。多余的糖将转化为脂肪而沉积在器官，例如肝脂肪浸润，影响其功能，因此，目前PN多不以单一的葡萄糖作为能源。

2. 脂肪乳剂　PN的另一种重要能源。一般以大豆油、红花油为原料加磷脂和甘油乳化制成，制成的乳剂有良好的理化稳定性，微粒直径与天然乳糜微粒直径相仿。脂肪乳剂的能量密度大，10%溶液含热量 4.18kJ（1kcal）/mL。除提供能量外还含有必需脂肪酸，能防止必需脂肪酸缺乏症。常用制剂浓度有 10%、20%、30%。10% 脂肪乳剂为等渗液，可经外周静脉输注。在饥饿、创伤、应激时机体对脂肪的氧化率不变、甚至加快。现主张肠外营养支持时以葡萄糖与脂肪乳剂双能源供给，有助于减轻肺脏负荷和避免发生脂肪肝。成人常用量为每天 1~2g/kg，如仅用于防治必需脂肪酸缺乏，只需每周给 1~2 次。单独输注时滴速不宜快，先以 1mL/min 开始（<0.2g/min），500mL 脂肪乳剂需输注 5~6h，否则，输注过快可致胸闷、心悸或发热等反应。脂肪乳剂的最大用量为 2g/（kg·d）。

脂肪乳剂按其脂肪酸碳链长度分为长链三酰甘油（long chain triglyceride，LCT）及中链三酰甘油（medium chain triglyceride，MCT）两种。LCT 内包含人体的必需脂肪酸（EFA）——亚油酸、亚麻酸及花生四烯酸，临床上应用很普遍，输入后仅部分被迅速氧化产能，大部分沉积在脂肪组织，释放过程相对缓慢，且其水解产物长链脂肪酸的代谢过程需要肉毒碱参与，而后者在感染应激情况下常减少，以致长链脂肪酸氧化减少。MCT 水解生成的中链脂肪酸（辛酸及癸酸）进入线粒体代谢产能不依赖肉毒碱，因此，输入后在血中清除快、迅速氧化产能，很少引起脂肪沉积，对肝功能影响小。但 MCT 内不含必需脂肪酸（EFA），且快速或大量输入后可产生神经系统毒性作用。临床上对于特殊患者（例如肝功能不良者）常选用等量物理混合兼含 LCT 及 MCT 的脂肪乳剂（10% 或 20% 的 MCT/LCT）。正在研制的结构脂肪乳剂，即在 1 分子甘油分子上连接长链和中链脂肪酸，在耐受性方面将优于物理混合的中、长链脂肪乳剂。多不饱和脂肪酸制剂中含有 ω-3 脂肪酸、ω-6 脂肪酸，为亚麻酸、亚油酸的衍生物，能降低血液黏滞性，对预防血栓形成、降低内毒素毒力有一定作用。另外，在乳剂中增加维生素 E，也有减轻脂质过氧化的作用。

3. 氨基酸 对于创伤和感染患者，氮的消耗增加，需要较多蛋白质才能维持氮平衡。在提供足够热量同时，补充复方氨基酸制剂作为蛋白质合成的原料，有利于减轻负氮平衡。复方氨基酸溶液是肠外营养的唯一氮源，由结晶 L-氨基酸按一定模式（如鸡蛋白、人乳、WHO/FAO 等模式）配成，其配方符合人体合成代谢的需要，有平衡型及特殊型两类。平衡氨基酸溶液含有 8 种必需氨基酸以及 8~12 种非必需氨基酸，其组成符合正常机体代谢的需要，适用于大多数患者。特殊氨基酸溶液专用于不同疾病，配方成分上作了必要调整。如用于肝病的制剂中含有较多的支链氨基酸（亮、异亮、缬氨酸），而芳香氨基酸含量较少。用于肾病的制剂则以 8 种必需氨基酸为主，仅含少数非必需氨基酸（精氨酸、组氨酸等）。用于严重创伤或危重患者的制剂中含更多的支链氨基酸，或含谷氨酰胺二肽等。由于谷氨酰胺水溶性差，且在溶液中不稳定，易变性，故目前氨基酸溶液中均不含谷氨酰胺，用于肠外营养的谷氨酰胺制剂都是使用谷氨酰胺二肽（如甘氨酰-谷氨酰胺、丙氨酰-谷氨酰胺），此二肽的水溶性好、稳定，进入体内后可很快被分解成谷氨酰胺而被组织利用。适用于严重的分解代谢状况，如烧伤、严重创伤、严重感染等危重症，以及坏死性肠炎、短肠综合征等肠道疾病和免疫功能不全或恶性肿瘤患者。将来，氨基酸的配方将因人、因疾病的不同阶段而异，个体化配方将成为可能。

4. 电解质 肠外营养时需补充钾、钠、氯、钙、镁及磷。根据生化监测结果及时调整每天的供给量。常用制剂有 10% 氯化钾、10% 氯化钠、10% 葡萄糖酸钙、25% 硫酸镁等。磷在合成代谢及能量代谢中发挥重要作用，肠外营养时的磷制剂有无机磷及有机磷制剂两种，前者因易与钙发生沉淀反应而基本不用，有机磷制剂为甘油磷酸钠，含磷 10mmol/10mL，用于补充磷酸不足。

5. 维生素 用于肠外营养支持的复方维生素制剂每支所含各种维生素的量即为正常成人每日的基本需要量，使用十分方便。常用制剂有脂溶性维生素及水溶性维生素两种。由于体内无水溶性维生素储备，应每天常规给予；而人体内有一定量的脂溶性维生素贮存，应注意避免过量导致蓄积中毒。

6. 微量元素 也是复方微量元素静脉用制剂，含人体所需锌、铜、锰、铁、铬、钼、硒、氟、碘 9 种微量元素，每支含正常人每日需要量。短期禁食者可不予补充，TPN 超过 2 周时应静脉给予。

7. 生长激素 基因重组的人生长激素具有明显的促合成代谢作用。对于特殊患者（烧伤、短肠综合征、肠瘘等）同时应用生长激素能增强肠外营养的效果，利于伤口愈合和促进康复。注意掌握指征，要避开严重应激后的危重期。常用量为 8~12U/d，一般不宜长期使用。

三、肠外营养液的配制和输注

1. 肠外营养液的配制　配制过程中严格遵守无菌技术操作，最好在有空气层流装置的净化台上进行。按医嘱将各种营养素均匀混合，添加电解质、微量元素等时注意配伍禁忌。配制后的营养液应贴标签，标明患者姓名、床号、配制日期、所含成分，便于核对。从生理角度，将各种营养素在体外先混合再输入的方法最合理，因此，临床上广泛采用3L袋全营养混合液（total nutrient admixture，TNA）的输注方法，即将肠外营养各成分配制于3L袋中后再匀速滴注。TNA又称全合一（all in one，AIO）营养液，强调同时提供完全的营养物质和物质的有效利用，即多种营养成分以较佳的热氮比同时均匀进入体内，有利于机体更好地利用，增强节氮效果，降低代谢性并发症的发生率；且混合后液体的渗透压降低，可接近10%葡萄糖，使经外周静脉输注成为可能；并使单位时间内脂肪乳剂输入量大大低于单瓶输注，可避免因脂肪乳剂输注过快引起的不良反应。使用过程中无须排气及更换输液瓶，简化了输注步骤，全封闭的输注系统大大减少了污染和空气栓塞的机会。

全营养混合液（TNA）配制过程要符合规定的程序，由专人负责，以保证混合液中营养素的理化性质仍保持在正常状态。具体程序：①将电解质、微量元素加入氨基酸溶液中；②将磷制剂、胰岛素分别加入葡萄糖溶液中；③将水溶性维生素和脂溶性维生素混合后加入脂肪乳剂中；④将含有上述添加物的葡萄糖液、氨基酸液借重力注入3L袋中，最后加入脂肪乳剂；⑤用轻摇的方法混匀袋中内容物。应不间断地一次完成混合、充袋，配好后的TNA在室温下24h内输完，暂不用者置于4℃保存。

营养液的成分因人而异。在基本溶液中，根据具体病情及血生化检查，酌情添加各种电解质溶液。由于机体无水溶性维生素的贮备，因此肠外营养液中均应补充复方水溶性维生素注射液；短期禁食者不会产生脂溶性维生素或微量元素缺乏，因此，只需在禁食时间超过2~3周者才予以补充。溶液中需加适量胰岛素。

各种特殊患者，营养液的组成应有所改变。糖尿病者应限制葡萄糖用量，并充分补充外源性胰岛素，以控制血糖；可增加脂肪乳剂用量，以弥补供能的不足。对于肝硬化有肝功能异常（血胆红素及肝酶谱值升高）的失代偿期患者，肠外营养液的组成及用量均应有较大的调整。此时肝脏合成及代谢各种营养物质的能力锐减，因此，肠外营养液的用量应减少（约全量的一半）；在营养制剂方面也应作调整，包括改用BCAA含量高的氨基酸溶液，改用兼含LCT/MCT的脂肪乳剂等。并发存在明显低蛋白血症的患者，由于肝脏合成白蛋白的能力受限，因此，需同时补充人体白蛋白，才能较快纠正低白蛋白血症。肾衰竭患者的营养液中，葡萄糖及脂肪乳剂用量一般不受限制，氨基酸溶液则常选用以必需氨基酸（EAA）为主的肾病氨基酸；除非具备透析条件，否则应严格限制入水量。

2. 肠外营养液的输注　可经周围静脉或中心静脉途径给予。前者较简便、无静脉导管引起的并发症，全营养混合液的渗透压不高，可经此途径输注。适用于肠外营养支持时间不长（<2周）、能量需要量不高的患者。后者可经颈内静脉或锁骨下静脉穿刺置管入上腔静脉，主要用于肠外营养支持时间较长、营养素需要量较多以致营养液的渗透压较高的患者。近年来经外周导入的中心静脉置管（peripherally inserted central catheter，PICC）临床应用较广。

肠外营养液的输注方法如下。

（1）持续输注法：将预定液体24h内均匀输注，能量与氮同时输入，有节氮作用。临床上常将全营养混合液（TNA）于12~16h输完。

（2）循环输入法：在24h输注过程中先停输葡萄糖8~10h，此间仅输入氨基酸加脂肪乳剂，后单独输入葡萄糖，防止因持续输入高糖营养液刺激胰岛素分泌而抑制体脂分解、促进脂肪合成。在无糖输注期间机体可以利用以脂肪形式储存的过多热能，不易发生脂肪肝。理论上，循环输入较持续输入更接近生理要求，但实际临床效果有待进一步验证。

四、常见并发症及预防

经中心静脉肠外营养需有较严格的技术与物质条件，并发症的发生率及危险性与置管及护理经验密切相关；经周围静脉肠外营养技术操作简单，并发症较少，已有各种类型的外周静脉导管用于周围静脉肠外营养，血栓性静脉炎是限制其应用的主要技术障碍。充分认识肠外营养的各种并发症，采取措施予以预防及积极治疗，是安全实施肠外营养的重要环节。

1. 技术性并发症　与中心静脉插管或留置有关，如穿刺致气胸、血管损伤、神经或胸导管损伤等，空气栓塞是最严重的并发症，一旦发生，后果严重，甚至导致死亡。此类并发症多与穿刺不熟练、经验不足有关。提高穿刺技术，可得以有效预防。

2. 感染性并发症

（1）导管性脓毒症：源于导管，由于输入液的污染、插管处皮肤的感染、其他感染部位的病菌经血行种植于导管而引起导管脓毒症。其发病与置管技术、导管使用及导管护理有密切关系。当患者突然有原因不明的寒战、高热、导管穿出皮肤处发红或有渗出时应考虑有导管脓毒症。发生上述症状后，先作输液袋内液体的细菌培养及血培养；更换新的输液袋及输液管进行输液；观察 8h，若发热仍不退，拔除中心静脉导管，导管端送培养。一般拔管后不必用药，发热可退。若 24h 后发热仍不退，则应加用抗菌药，病情稳定后再考虑重新置管。导管性脓毒症的预防措施有：放置导管应严格遵守无菌技术；避免中心静脉导管的多用途使用，不应用于输注血制品、抽血及测压；应用全营养混合液的全封闭输液系统；置管后进行定期导管护理。

（2）肠源性感染：长期 TPN 时肠道缺少食物刺激而影响胃肠激素分泌，以及体内谷氨酰胺缺乏，可致肠黏膜萎缩，造成肠屏障功能减退、衰竭。其严重后果是肠内细菌、内毒素移位，损害肝脏及其他器官功能，引起肠源性感染，最终导致多器官功能衰竭。应用强化谷氨酰胺的肠外营养液和尽早恢复肠内营养对防治此类并发症有重要作用。

3. 代谢性并发症　从其发生原因可归纳为补充不足、代谢异常及肠外营养途径所致这三个方面的并发症。

（1）补充不足所致的并发症有：①血清电解质紊乱：在没有额外丢失的情况下，肠外营养时每天约需补充钾 50mmol、钠 40mmol、钙及镁 20 ~ 30mmol、磷 10mmol。由于病情而丢失电解质（如胃肠减压、肠瘘）时，应增加电解质的补充量。临床上常见的是低钾血症及低磷血症；②微量元素缺乏：较多见的是锌缺乏，表现为口周及肢体皮疹、皮肤皱痕及神经炎等。长期肠外营养时还可因铜缺乏而产生小细胞性贫血，铬缺乏可致难控制的高血糖发生。对病程长者，在肠外营养液中常规加入复方微量元素注射液，可预防缺乏症的发生；③必需脂肪酸缺乏（EFAD）：长期肠外营养时若不补充脂肪乳剂，可发生必需脂肪酸缺乏症。临床表现有皮肤干燥、鳞状脱屑、脱发及伤口愈合迟缓等。只需每周补充脂肪乳剂一次即可预防。

（2）代谢异常所致的并发症有：①高血糖和高渗性非酮性昏迷：较常见。外科应激患者对葡萄糖的耐受力及利用率降低，若输入葡萄糖浓度过高、速度过快，超过患者代谢利用葡萄糖的速率，就会出现高血糖，持续发展（血糖浓度超过 40mmol/L）导致高渗性非酮性昏迷，有生命危险。对高血糖者，应在肠外营养液中增加胰岛素补充，随时监测血糖水平。重症者应立即停输葡萄糖液，以 250mL/h 速度输入等渗或低渗盐水，纠正缺水、降低血渗透压，用适量胰岛素（10 ~ 20U/h）控制血糖，需注意纠正同时存在的低钾血症。在使用双能源经外周静脉输注时，此类并发症减少；②低血糖：外源性胰岛素用量过大，或者高浓度葡萄糖输入时促使机体持续释放胰岛素，若突然停葡萄糖后可出现低血糖。因很少单独输注高浓度葡萄糖溶液，此类并发症临床已少见；③脂肪代谢异常：脂肪乳剂输入过多、过快可出现高脂血症，做血清浊度试验可测定患者对给予脂肪的廓清能力；④氨基酸代谢异常：若输入氨基酸过量以及未能同时供给足够能量，致使氨基酸作为能量而分解，产生氮质血症；或者体内氨基酸代谢异常，在大量输入缺乏精氨酸的结晶氨基酸溶液后可引起高氨血症。

（3）肠外营养途径所致并发症有：①肝功能异常：表现为转氨酶升高、碱性磷酸酶升高、高胆红素血症。引起肝功能改变的因素很多，最主要的是葡萄糖超负荷引起肝脂肪变性，其他相关因素包括必需脂肪酸缺乏、长期 TPN 时肠道缺少食物刺激、体内谷氨酰胺大量消耗，以及肠黏膜屏障功能降低、内毒素移位等。复方氨基酸溶液中的某些成分（如色氨酸）的分解产物以及可能存在的抗氧化剂（重硫酸钠）等对肝也有毒性作用。应调整肠外营养配方，采用双能源，以脂肪乳剂替代部分能源，减少葡萄糖用量；选用富含支链氨基酸的配方和同时含有中、长链三酰甘油的脂肪乳剂 MCT/LCT。通常由 TPN 引起的这些异常是可逆的，TPN 减量或停用，尽早开始肠内营养可使肝功能恢复；②胆汁淤积、胆囊内胆泥和结石形成：长期 TPN 治疗，因消化道缺乏食物刺激，缩胆囊素等肠激素分泌减少，胆囊功能受损，胆汁淤积，容易在胆囊中形成胆泥，进而结石形成。实施 TPN 3 个月者，胆石发生率可高达 23%。尽早改用肠内营养是预防胆石的最有效的措施。

五、肠外营养支持的注意事项

（1）熟练掌握插管和留置技术，防止与插管、置管有关的并发症发生。

（2）妥善固定静脉导管，防止导管移位。所有操作均应严格遵守无菌技术原则，定期更换输注装置，每日消毒置管口皮肤，更换无菌敷料。勤巡视，勤观察，保持滴注通畅。

（3）营养液现配现用，不得加入抗生素、激素、升压药等，配制过程由专人负责，在层流环境、按无菌操作技术要求进行。配制后的 TNA 液应在 24h 内输完。暂时不用者，保存于 4℃冰箱内，输注前 0.5~1h 取出，置室温下复温后再输。

（4）根据患者 24h 液体出入量，合理补液，维持水、电解质、酸碱平衡稳定。

（5）掌握合适的输注速度，每小时不超过 200mL，否则利用率下降可致高血糖等。TNA 输注过程应保持连续性，不应突然大幅度改变输液速度。

（6）定期监测全身情况，有无缺水、水肿，有无发热、黄疸等。每天监测血清电解质、血糖及血气分析，3d 后视稳定情况每周测 1~2 次。肝肾功能测定每 1~2 周 1 次。

（7）营养指标（人血白蛋白、转铁蛋白、前白蛋白、淋巴细胞计数等）测定每 1~2 周 1 次，每周称体重，有条件时进行氮平衡测定，评价营养支持效果。

（裴成明）

第二节 肠内营养

肠内营养（enteral nutrition，EN）是经胃肠道用口服或管饲的方法提供营养基质及其他各种营养素的临床营养支持方法。"只要胃肠道允许，应尽量采用肠内营养"已成为临床营养支持时应遵守的基本原则。

肠内营养与肠外营养相比，制剂经肠道吸收入肝，在肝内合成机体所需的各种成分，整个过程更符合生理；肝可发挥解毒作用；食物的直接刺激有利于预防肠黏膜萎缩，保护肠屏障功能。食物中的某些营养素（谷氨酰胺）可直接被肠黏膜细胞利用，有利于其代谢及增生，而且肠内营养无严重并发症，具有更安全、经济等特点。一般在选择营养支持方式时可依据以下原则：能口服者给予天然饮食是首选，当胃肠功能健全或部分功能存在时，优先采用肠内营养，如胃肠功能障碍较重或患者不能耐受肠内营养时可增加肠外营养以补充不足。周围静脉肠外营养与中心静脉肠外营养之间优先选用周围静脉途径，营养需要量较高或期望短期改善营养状况时可用中心静脉途径，需较长时间营养支持者应设法过渡到肠内营养。

一、肠内营养的适应证

（1）胃肠道功能正常，但存在营养物质需求增加而摄入不足或不能摄入的因素，如发热、感染、大面积烧伤、复杂大手术后及危重病症（非胃肠道疾病）等较长时间应激、妊娠、昏迷、味觉异常、精神问题等，此类应尽量采用肠内营养支持。

（2）胃肠道功能不良，如消化道瘘、短肠综合征、急性坏死性胰腺炎等，营养物质丢失增加或严重吸收不良，应在病情稳定后，尽快由肠外营养过渡到肠内营养。

（3）胃肠道功能基本正常但伴有其他脏器功能不良，如糖尿病、肝肾功能衰竭等。因肠内营养引起糖尿病患者糖代谢紊乱的程度比肠外营养轻，容易控制，所以原则上，只要胃肠功能基本正常，这类患者仍属于肠内营养的适应证。值得注意的是，用于肝肾衰竭者，肠内营养虽对肝肾功能影响较小，但因这类患者往往伴有不同程度的胃肠功能不良，对肠内营养的耐受性较差，因此以减量使用为宜。

若患者存在如颅骨骨折、意识障碍或持续、反复呕吐等误吸危险因素，存在严重腹泻或吸收不良，腹腔或肠道感染、消化道活动性出血、休克以及肠梗阻等情况，均不适宜进行肠内营养支持。

二、肠内营养制剂的种类和选择

可用于肠内营养的制剂很多，为适合机体代谢的需要，其成分均很完整，包括糖类、蛋白质、脂肪或其分解产物，也含有生理需要量的电解质、维生素和微量元素等。肠内营养制剂不同于通常意义的食品，其已经加工预消化，更易消化吸收或无须消化即能吸收。美国 FDA 使用医疗食品（medical foods, MF）定义肠内营养制剂，是指具有特殊饮食目的或为保持健康、需在医疗监护下使用而区别于其他食品。按营养素预消化的程度，肠内营养制剂可分为大分子聚合物和要素膳两大类。选择时应考虑患者的年龄、疾病种类、消化吸收功能、给予途径及患者的耐受力，必要时调整配方。

1. 大分子聚合物　有即用型液体制剂或需配制成一定浓度的溶液方能使用的粉剂，两者最终浓度为 24%，可提供 4.18kJ/mL（1kcal/mL）能量。该制剂以整蛋白为主，其蛋白质源为酪蛋白、乳清蛋白或大豆蛋白；脂肪源是大豆油、花生油、玉米油等植物油，有的还以中链三酰甘油代替长链三酰甘油以利于肠道吸收；糖源为麦芽糖、蔗糖或糊精；此外，还含有多种电解质、维生素及微量元素，通常不含乳糖。溶液的渗透压较低（约 320mmol/L），适用于胃肠功能正常或基本正常者。某些配方还含有谷氨酰胺、膳食纤维等，纤维素可被肠道菌群酵解生成短链脂肪酸（乙酸、丙酸、丁酸等），在促进肠道吸收水分、供应结肠黏膜能量、增加肠系膜血供、促进肠道运动等方面发挥重要作用。近年来，肠内营养制剂的研制和发展较快，已有添加了 ω-3 多不饱和脂肪酸、精氨酸、核糖核酸等成分的产品，在提供营养支持的同时，改善机体免疫状况。

2. 要素膳　是一种化学组成明确、无须消化、可直接被胃肠道吸收的无渣饮食，由容易吸收的单体物质、无机离子及已乳化的脂肪微粒组成，含人体必需的各种营养素。该制剂以蛋白水解产物（或氨基酸）为主，其蛋白质源为乳清蛋白水解产物、肽类或结晶氨基酸，糖源为低聚糖、糊精，脂肪源为大豆油及中链三酰甘油，含多种电解质、维生素及微量元素，不含乳糖和膳食纤维，渗透压较高（470～850mmol/L），适用于胃肠道消化、吸收功能不良者，如消化道瘘，所用的肠内营养制剂即以肽类为主，可减轻对消化液分泌的刺激作用。

三、肠内营养的实施途径

由于肠内营养制剂均有特殊气味，除少数患者可耐受经口服外，多数需经管饲进行肠内营养。用以输注肠内营养液的管道有鼻胃管、鼻十二指肠管、鼻空肠管、胃造口管、空肠造口管或经肠瘘口置管。其途径可经鼻插管或手术造口置管于胃内、十二指肠或空肠内。

1. 经鼻胃管或胃造口　适用于胃肠功能良好的患者。鼻胃管多用于仅需短期肠内营养支持者；胃造口适用于需较长时期营养支持的患者，可在术时完成造口，或行经皮内镜胃造口术（percutaneous endoscopic gastrostomy, PEG）。

2. 经鼻肠管或空肠造口　适用于胃功能不良、误吸危险性较大或胃肠道手术后必须胃肠减压、又需较长时期营养支持者。空肠造口常伴随腹部手术时实施，如经针刺置管空肠造口术（needle catheter jejunostomy, NCJ），也可行经皮内镜空肠造口术（percutaneous endoscopic jejunostomy, PEJ）。

由于经鼻胃管饲食物可能产生胃潴留，胃内容物反流引起呕吐，易误吸导致肺炎，因此临床应用中，多数患者最好将其饲管前端置入十二指肠或空肠近端实施肠内营养。再者，长期放置鼻饲管可引起鼻咽部糜烂，影响排痰，易致肺炎，故预计术后需营养支持者常在术中加做胃造口或空肠造口便于实施肠内营养。如急性重症胰腺炎的病程很长，在病情稳定后（约发病后 3～4 周），可经预置的空肠造口管或鼻空肠管输入肠内营养制剂。由于营养液不经过十二指肠，因此不会刺激胰液分泌而使病情加重。

四、肠内营养的给予方式

能口服的患者每日饮用6～8次，每次200～300mL，必要时加用调味剂。口服不足的能量和氮量可经周围静脉营养补充。经管饲的患者可有下列给予方式。

1. 按时分次给予　适用于饲管端位于胃内和胃肠功能良好者。将配好的肠内营养液用注射器缓缓注入，每日4～8次，每次250～400mL。此方式易引起患者腹胀、腹痛、腹泻、恶心、呕吐等胃肠道反应，尽量不采用。

2. 间隙重力滴注　将配好的营养液置于吊瓶内，经输注管与饲管相连，借助重力缓慢滴注。每次250～500mL，持续30～60min，每日滴注4～6次。多数患者可以耐受。

3. 连续输注　用与间隙重力滴注相同的装置，在12～24h内持续滴注全天量的营养液。采用输液泵可保持恒定滴速，便于监控管理，尤其适用于病情危重、胃肠道功能和耐受性较差、经十二指肠或空肠造口管饲的患者。输注时应注意营养液的浓度、速度及温度。经胃管给予时开始即可用全浓度（20%～24%），滴速约50mL/h，每日给予500～1 000mL，3～4d内逐渐增加滴速至100mL/h，达到一天所需总量2 000mL。经空肠管给予时先用1/4～1/2全浓度（即等渗液），滴速宜慢（25～50mL/h），从500～1 000mL/d开始，逐日增加滴速、浓度，5～7d达到患者能耐受和需要的最大输入量。

五、肠内营养的常见并发症及预防

肠内营养的常见并发症包括胃肠道、代谢、感染、机械等方面，最常见的是胃肠道并发症，较严重的并发症是误吸。

1. 误吸　多见于经鼻胃管输入营养液者。由于患者存在胃排空迟缓、咳嗽和呕吐反射受损、意识障碍或饲管移位、体位不当等因素，导致营养液反流，发生误吸而引起吸入性肺炎。让患者取30°半卧位，输营养液后停输30min，若回抽液量超过150mL，应考虑有胃潴留，暂停鼻胃管输注，改用鼻腔肠管途径可有效预防误吸的发生。

2. 急性腹膜炎　多见于经空肠造口输入肠内营养液者。若患者突然出现腹痛、造口管周围有类似营养液渗出或腹腔引流管引流出类似液体，应怀疑饲管移位致营养液进入游离腹腔。立即停输，尽可能清除或引流出渗漏的营养液，合理应用抗菌药。

3. 恶心呕吐　与患者病情、配方、输注速度有关，避免胃潴留、配方合适、减慢滴速可有效预防。

4. 腹泻、腹胀　发生率为3%～5%，与输液速度、溶液浓度及渗透压有关，注意营养液应缓慢滴入，温度、浓度适当，避免过量，合理使用抗菌药，可有效控制腹泻、腹胀。因渗透压过高所致的症状，可酌情给予阿片酊等药物以减慢肠蠕动。

六、肠内营养的监测与注意事项

（1）饲管妥善固定，防止扭曲、滑脱，输注前确定导管的位置是否恰当，用pH试纸测定抽吸液的酸碱性，或借助X线透视、摄片确定管端位置。长时间置管患者应注意观察饲管在体外的标记，了解有无移位。

（2）配制粉剂前详细了解其组成和配制说明，根据患者所需营养量和浓度准确称量，一切用具必须清洁，每日消毒，一次仅配一日用量，分装后置于4℃冰箱备用，并在24h内用完。输注时保持营养液合适的温度（38～40℃），室温较低时可使用输液加热器将营养液适当加温。

（3）管道管理，每次输注前后均以温开水20mL冲洗管道，防止营养液残留堵塞管腔。经常巡视观察，调节合适的滴速，及时处理故障。确保营养管只用于营养液的输注，其他药物由外周静脉给予，防止堵塞管腔。

（4）观察病情、倾听患者主诉，尤其注意有无腹泻、腹胀、恶心、呕吐等胃肠道不耐受症状。如患者出现上述不适，应查明原因，针对性采取措施减慢速度或降低浓度，如对乳糖不耐受，应改用无乳糖配方。

（5）代谢及效果监测，注意监测血糖或尿糖，以便及时发现高血糖和高渗性非酮性昏迷。每日记录液体出入量。定期监测肝、肾功能，血浆蛋白、电解质变化，进行人体测量，留尿测定氮平衡以评价肠内营养效果。

（裴成明）

第三节　补液

一、液体的选择

临床上有多种成分各异的静脉内用液，可以满足多数外科患者的液体需要，合理地选择用液不仅纠正异常情况，并对肾的额外负担减至最低。等张氯化钠溶液用于替补胃肠道液体的丧失。细胞外液体容量（ECF）短缺，若无浓度和成分明显异常，可以用乳酸林格液替补。此液为生理性液体，以乳酸盐替代碳酸氢钠，前者在储藏期间更稳定，输注以后乳酸盐被肝转化为碳酸氢盐。大量输注该液体以后，对体内液体的正常成分和 pH 的影响是微不足道的，即使在休克状态下，没有必要对乳酸的转化而担忧。

等张盐溶液含钠 154mmol/L 和氯 154mmol/L，氯的浓度大大地高于血清氯的浓度 103mmol/L，所以对肾是一种负担。此氯不能迅速地排出体外，因而产生稀释性酸中毒，使碱性的碳酸氢盐的量相对于碳酸含量降低很多。但在细胞外液容量短缺并有低钠血症、低氯血症和代谢性碱中毒时，该溶液纠正此异常是很理想的。

选择 0.45% 氯化钠和 5% 葡萄糖液以补充无形的水分丧失，补充一些钠可使肾能调节血浆浓度。对不复杂患者作短期补液，加些钾盐也是合理的。5% 氯化钠用于有症状的低钠血症，当浓度和成分异常被纠正以后，余下的容量缺失可用平衡盐溶液补充。

二、术前的液体治疗

1. 纠正容量变化　术前对体内液体评估和纠正是外科医疗的不可分割部分。体内液体异常可分为三种：容量、浓度和成分。在外科患者中，ECF 容量改变是常见和重要的异常。容量改变的诊断完全依赖临床观察。体征的出现不仅取决于 ECF 的绝对量和相对量的丧失，又取决于丧失的速度和相关疾病的体征。

外科患者的容量短缺由于液体向体外流失或者是体内液体再分布至非功能区域，此液体不再参与正常的 ECF 功能。通常两者兼有，而后者易被忽视。ECF 在体内再分布或称为转移是外科疾病中的特殊问题。在个别患者中，这种丧失是巨大的，称之为第三间隙丧失或称为寄存性丧失（parasitic losses），不仅发生在腹腔积液、烧伤或挤压伤，也可发生在腹内器官炎症时的腹膜、腹壁和其他组织。腹膜的面积为 1m²，当腹膜因扣留液体而稍微增厚时，可使数升液体丧失功能。肠壁和肠系膜的肿胀和液体分泌至肠腔可使更多的液体丧失。肠梗阻引起的液体丧失相当可观。皮下组织的广泛感染（坏死性筋膜炎）也有相似的液体丧失。

ECF 缺失的容量不可能准确测定，只能依赖临床体征的严重程度加以估计的。轻度缺失约为体重的 4%，50kg 体重，缺失 2L；中度缺失为体重的 6%~8%；严重缺失为体重的 10%。急性快速失水时，心血管体征是主要的，无组织体征。应该开始液体的补充，并根据临床观察而随时调节液量。依赖公式或根据单个临床体征来决定补液量是否足够是草率的。通常是根据体征的被纠正、血压脉搏的稳定和每小时尿量为 30~50mL 作为准绳。虽然每小时的尿量作为补充容量的可靠监测，但也可能产生误导，例如在 2~3h 内过量输注葡萄糖超过 50g，可以造成渗透性利尿。甘露醇也可酿成相似的情况，而 ECF 仍十分贫乏的。单纯容量短缺或者伴有轻微的浓度和成分异常，应用平衡盐溶液仍是合理的。

2. 液体的滴注速度　滴注速度取决于缺液的严重程度、液体紊乱的类型、继续丧失情况和心功能状态。在最严重的容量短缺时，初始时可每小时滴注 1 000mL 的等张溶液，随情况好转而减速。当滴速超过每小时 1 000mL 时，应密切观察，在此滴速下，部分液体随小便排出而丧失，因为血浆容量暂时扩张的缘故。对老年患者的纠正液体短缺，滴速宜较缓和合适的监测，包括中心静脉压或肺动脉楔压。

3. 纠正浓度异常　若有严重的症状性低钠血症或高钠血症并发容量丧失时，立刻纠正浓度异常直至症状缓解的水平为第一步，一般应用 5% 氯化钠溶液纠正低钠血症。然后补足容量的缺失，并缓慢地纠正残余的浓度异常。钠缺失量的计算如下：例如 30 岁男性，70kg，血清钠为 120mmol/L。年轻男性的液体量为体重的 60%，女性为 50%。

体内液体总量 $= 70 \times 0.60 = 42L$

钠短缺 $= (140 - 120)$ mmol/L $\times 42 = 800$mmol

这个估计是根据体内液体总量，因为在细胞内液（ICF）中无这部分按比例增加，ECF 的有效渗透压不可能增加，所以公式的应用只作参考。通常在开始时只补充了部分缺失，以缓解急性症状。深入的纠正是依靠纠正容量缺失后肾功能的恢复。若将计算的缺失量快速地全部补充，则可酿成症状性高容量血症，特别是心功能储备力有限的患者。快速纠正低钠血症期间可酿成中心性脑桥和脑桥外髓鞘溶解和造成不可逆的中枢神经系统损坏或死亡。因此，在第一个 24h 期间，血清钠的升高不可以超出 12mmol/L，以后每 24h 的血清钠的升高低于 12mmol/L。在实践中是用增添少量高张盐溶液措施，并反复监测血清钠。

处理中等程度低钠血症伴容量短缺，应立刻开始补充容量，同时纠正血清钠的短缺。在有代谢性碱中毒情况下，开始时应用氯化钠等张溶液。在伴有酸中毒时，用 M/6 乳酸钠纠正之。用这些溶液纠正血清钠浓度可能只需数升而已，残余的容量缺失用平衡盐溶液补充。

治疗低钠血症伴容量过剩，只需限制水分。在严重的症状性低钠血症时，谨慎地输注小量的高张盐溶液。在心功能储备力低落的患者中，可以考虑腹膜透析。

纠正症状性高钠血症伴容量短缺，缓慢滴注 5% 葡萄糖液直至症状缓解。若细胞外的渗量（osmolarity）降低太快，可出现惊厥和昏迷，若用平衡盐溶液可能更安全。在无明显的容量缺失时，给水分应慎重，因为可酿成高容量血症，需频繁地测血清钠浓度，一旦液体的量补足，溶质就从肾排出。

4. 纠正成分异常　纠正钾的缺失应该在肾有足够的排出以后。静脉补液中的钾浓度不应超出 40mmol/L，只是洋地黄中毒时是一个罕见的例外，但必须作心电图监护。钙和镁在术前很少需要，但有适应证时就应补充，特别是皮下广泛感染、急性胰腺炎和长期饥饿的患者。慢性疾病患者常有 ECF 容量缺乏的情况，而浓度和成分变化也屡见不鲜。在纠正贫血时要注意长期虚弱患者的血容量是缩小的。

术前预防容量缺少同样重要，术前为了作各种诊断性检查而限制入液量，用泻药或灌肠作肠道准备、造影剂的渗透性利尿作用等使 ECF 急性丧失，治疗这些损失可预防术中并发症。

三、术中液体管理

术前的 ECF 容量缺失没有完全补足，清醒状态下患者有代偿能力，但在麻醉诱导后，代偿机制被取消，血压暴跌，术前维护基础需要和纠正液体与电解质的异常丧失可预防此问题的发生。

术中失血不超过 400mL 一般不需输血，但在腹部大手术期间除失血以外，还有 ECF 的丧失，如广泛剖割组织可造成水肿和液体积聚在小肠的肠壁、肠腔内和腹腔内，这是寄存性失水、第三间隙水肿或称为 ECF 的囚禁。ECF 也从创口中失去，这失水相对较少，也难定量。这些失水可用平衡盐溶液补充以摆脱术后对盐的不耐受。输注盐溶液不能替代血液的流失。

ECF 囚禁量取决于手术创伤；在瘦削患者中做 1 个小时的胆囊切除手术，液体的丧失大约为数百毫升，而在肥胖患者中做冗长的结肠前切除术，液体丧失可高达数升。液体丧失与创伤组织的面积有关。胸腔和骨科手术的液体丧失小于腹部手术。头颈部手术的液体丧失微不足道。腹部手术的补充平衡盐溶液为每小时 0.5~1L，4h 的腹部大手术可高达 2~3L。应用白蛋白液补充术中 ECF 的缺失没有必要，而且有潜在的害处。

四、术后液体管理

1. 术后初期　术后补液需综合评估，包括术前、术中的出入液量和生命体征与尿量。首先要纠正缺失，然后给维持量液体。若患者接受或丧失大量液体而出现并发症时，这就难于估计以后 24h 的液体需要量。在这样的情况下，在一段时间内给 1L 静脉用液，反复校正，直至把情况弄清，以后就容易管理了。

ECF 的囚禁在术后 12h 或更长期间内仍在进行，表现为循环的不稳定，所以要不时地端详患者的神志、瞳孔、呼吸道通畅程度、呼吸类型、脉率和脉容量、皮肤暖和度、颜色、体温和每小时尿量 30 ~ 50mL，再结合手术操作的情况和术中补液。数升血管外 ECF 被拘留在受伤的区域内，只表现为少尿、轻度血压下挫和快速的脉率。循环不稳定时，应肯定有无持续的丧失或有其他原因存在，再另加 1 000mL 平衡盐溶液作为进一步容量补充，常可解决问题。

在术后 24h 内给钾盐是无知愚昧之举，除非有确切缺钾，特别重要的是患者遭受冗长的手术创伤、一次或多次低血压的插曲和创伤后出血性低血压，少尿性或隐匿性多尿性肾衰竭可演变出来，很少的钾盐也是有害的。

2. 术后后期　术后恢复期的液体管理是准确地测定和补充所有丧失的液体。注意胃肠道丧失的液体。无形的液体丧失量较恒定，平均为每天 600 ~ 900mL。高代谢、高通气和发热时，每天失液可达 1 500mL，此无形丧失可用 5% 葡萄糖补充。在术后并发症的患者中，此丧失可被过度分解代谢的水分作部分的抵消，特别是这些并发症和少尿性肾衰竭有关。

分解代谢产物的排出大约需要 1L 液体的补充（每天 800 ~ 1 000mL）。在肾功能正常的患者中，可以给 5% 葡萄糖，因为肾能保留钠，使每天的钠排出少于 1mmol。但没有必要使肾达到如此程度的应力，可以在给水的基础上给小量的钠以涵盖经肾丧失的钠。有漏盐性肾的老年患者或脑外伤患者，若只给水而不补充钠，可以发展至隐匿性低钠血症。在这样的环境下尿钠的排出可能超过 100mmol/L，每天钠的丧失相当可观。测量尿钠有利于准确的补充。液量补充并不以尿量毫升对毫升来计算，在已知的一天中，尿排出量为 2 000 ~ 3 000mL，只不过表示术中的输液过多而发生利尿作用，若按尿排出量补充如此大量的液体，尿排出量可能还要增加。

有形的失液是指可以测出的，或可估计来的，如出汗。胃肠道的失液是等张的或稍为低张的，可补充等张盐溶液，以容量对容量补充。若这些丧失液体高于或低于等张性，则可以调节水分的输注。出汗失液不会成为问题，但发热每升 1℃ 每天失液可超过 250mL。过多出汗也有钠的丧失。

术后无并发症，静脉补液 2 ~ 3d，没有必要监测血清电解质，除非长期静脉补液和过量失液者，则需经常检测血清钠、钾和氯的水平，以及 CO_2 结合力，根据结果调节补液的成分。

补充液体的速度应该稳定，时间要超过 18 ~ 24h。时间太短和滴速太快反而引起盐溶液的过量丧失。钾的补充量根据肾每天排出的基本量为 40mmol、胃肠每天丧失 20mmol/L。补充不适当可延长术后的肠麻痹和隐匿性的顽固性代谢性碱中毒。钙和镁的补充根据需要而定。

五、术后患者的特殊情况

1. 容量过多　这是等张盐溶液输注超出容量的丧失。肾无法排出更多的钠，而水分在不断丧失以致酿成高钠血症。早期症状为体重增加。在分解代谢期间，每天应减轻 0.12 ~ 0.23kg。其他症状为眼睑沉重、嘶哑、活动后呼吸困难和周边水肿。中心静脉压和肺动脉楔压可提供液体状态的信息。

2. 低钠血症　发生在水分输注补替含钠液体的丧失，或水分输注超过水分丧失。但在肾功能正常时，一般不易发生低钠血症。在高血糖症时，葡萄糖产生渗透压力使细胞内水分出来，ECF 增加，产生稀释性低钠血症。在正常值的血糖基础上每增加 100mg 葡萄糖时，血清钠下降 2mmol/L。若患者的血清钠为 128mmol/L 和血糖为 500mg/dl 时，则血清钠降低 8mmol/L。若将血糖纠正至正常时，血清钠将恢复至 136mmol/L。同样血清尿素升高时，血清钠也下降，当 BUN 超出正常值 30mg/dl 时，血清钠下降 2mmol/L。

3. 钠丧失以水分补充　以 5% 葡萄糖液或低张盐溶液补充胃肠道或等张液的丧失是常见的错误。在脑外伤或肾疾病患者的尿浓缩功能丧失，以致尿的盐浓度很高，达到 50 ~ 200mmol/L。前者是由于抗利尿激素分泌过多使水滞留，后者为耗盐肾，常见于老年患者。在这些患者中输注 5% 葡萄糖最终造成低钠血症。若诊断有疑问，应测尿钠浓度。低钠血症而肾功能正常者，尿内应无钠。

4. 尿量减少　少尿无论是肾前性或肾性，应该限制入液量。细胞分解代谢和含氮废物引起的代谢性酸中毒可使细胞释放出水分，所以内源性水分使水的需求总量减少。

5. 内源性水的释放　手术后的第 5 ~ 10d，患者以静脉补液维持而无足够的热量补充，患者可以从过度的细胞分解代谢中获取相当量的水分，最大的量每天 500mL，因而应减少外源性水分。

6. 细胞内转移　全身性细菌性脓毒症常伴有血清钠浓度急骤下挫，对这种突然性变化的机制尚不清楚，但常兼有 ECF 的丧失，表现为间质内或细胞内液体的拘留。治疗原则是限制游离水、恢复 ECF 容量和治疗脓毒血症。

7. 高钠血症　血清钠超过 150mmol/L 虽不常见，但很危险。肾功能正常时高钠血症也可发生。ECF 的高渗性使细胞内水分转移至 ECF 内。在此情况下，高血清钠表示体内水分总量缺少，常由于水分的过多丧失，也可能由于用含盐溶液补充水分的丧失。

8. 过量的肾外性水分丧失　代谢增加，特别是发热，通过出汗的挥发，水分丧失可达到每天数升之多。在干燥的环境下，每分通气量过多，每天从气管切开处丧失的水分可达 1 ~ 1.5L。烧伤创口挥发也使不少水分丧失。

9. 肾丧失的水分增加　缺氧可损伤远端肾小管和肾集合管，中枢神经外伤引起抗利尿激素缺少，大量的贫溶质尿排出，此情况发生在严重外伤和手术创伤。

10. 溶质负荷　摄入高蛋白后，尿素的渗透负荷（osmotic load）增加，因此需要排出大量的水分。饮食中每克蛋白需要给 7mL 的水。渗透性利尿剂如甘露醇、尿素和葡萄糖可使大量尿液排出，水分的丧失超过钠的丧失。高血糖症是严重高钠血症的最常见的病因，糖尿可产生渗透性利尿，排出大量贫盐尿液，而产生高钠血症和 ECF 的短缺。若不纠正，数天后可出现非酮性高渗性昏迷。治疗措施是降低血糖，并用 0.45% 氯化钠溶液纠正严重的容量缺失。

11. 高排性肾衰竭　急性肾衰竭而无少尿期，每天尿量大于 1 000 ~ 1 500mL，可以高至 3 ~ 5L，而 BUN 升高。此情况常难于发觉和识别。通过系列的 BUN 和血清电解质测定可以发觉，可用含乳酸盐溶液控制代谢性酸中毒。从胃肠道丧失、等张液丧失或肾排出钠所酿成的更严重的酸中毒，可用氯化钠溶液补充。

高排出量的肾衰竭的主要危险是没有发觉而给钾盐。开始时该类患者对外源性钾非常敏感。在病程的后期，正常的钾维持量是需要的。

高排出量肾衰竭患者若限制水分，高血钠症可迅速出现而尿量并不减少。BUN 升高在下降趋势之前，平均持续 8 ~ 12d。血/尿的尿素比例为 1 ：10 直至持续至 BUN 浓度的降低。此病损的特性在功能上是肾小球滤过率（GFR）降低为正常的 20%。在 BUN 已下降后 1 ~ 3 周内，对加压素完全抗拒。在以后的 6 ~ 8 周 GFR 逐渐上升，对加压素反应也变为正常。不能识别此病的危险性是高钾血症、高钠血症或酸中毒，可能酿成死亡悲剧。

（裴成明）

第二章

外科休克

第一节　概述

休克（shock）是机体由于各种致病因素（感染性、创伤性、低血容量性、心源性及过敏等）引起有效血容量不足，心排血量降低，使生命重要器官的微循环灌流量急剧减少所引起的一系列代谢紊乱、细胞受损、脏器功能障碍为特征的综合征。临床主要表现为循环功能不全，低血压，心动过速，脉搏细弱，皮肤潮冷、苍白或发绀，尿量减少，烦躁不安，反应迟钝，神志模糊，昏迷及代谢性酸中毒，甚或死亡。

一、病因

1. 心源性休克　心跳出量减少，见于急性心肌梗死、心力衰竭及严重心律失常等。
2. 低血容量性休克　回心血流量减少，见于出血、烧伤、失水而未补充、腹泻、呕吐、肠梗阻等。
3. 过敏性休克　多因Ⅰ型变态反应而发病，其过敏原有抗生素、生物制品、昆虫、食物及花粉等。
4. 感染性休克　尤其是革兰阴性杆菌败血症释放的内毒素，致血管扩张，回心血流减少，心排出量减少。
5. 血流阻塞性休克　系由于血循环严重受阻，致有效循环血量显著减少，血压下降。见于心包填塞、肺栓塞、心房黏液瘤、夹层动脉瘤、肥厚型心肌病等。
6. 神经源性休克　由于血管收缩机制减退所致，见于麻醉药、降压药过量，脊髓外伤，剧痛，直立性低血压等。
7. 内分泌性休克　见于肾上腺危象、甲状腺危象、垂体前叶功能减退症、低血糖等。

二、分类

近来主张以血流动力学分类代替以往的病因、病理或病程等分类法，分为以下四类。
1. 低血容量性休克　包括失血、失液、烧伤、过敏、毒素、炎性渗出等。
2. 心源性休克　包括急性心肌梗死、心力衰竭、心律失常、室间隔破裂等。
3. 血流分布性休克　包括感染性、神经性等。
4. 阻塞性休克　包括腔静脉压迫、心脏压塞、心房黏液瘤、大块肺梗死、肥厚型心肌病等。
上述分类较为简明，但由于休克病因不同，可同时具有数种血流动力学的变化，如严重创伤的失血和剧烈疼痛，可同时引起血流分布性及低血容量性休克，且在休克进一步发展时很难确切鉴别其类型。

三、发病机制

根据血流动力学和微循环变化规律，休克的发展过程一般可分为3期。
1. 休克早期　又称缺血缺氧期，此期实际上是机体的代偿期。微循环受休克动因的刺激使儿茶酚胺、血管紧张素、加压素、TXA$_2$等体液因子大量释放，导致末梢小动脉、微动脉、毛细血管前括约肌、微静脉持续痉挛，使毛细血管前阻力增加，大量真毛细血管关闭，故循环中灌流量急剧减少。上述变化使血液重新分布，以保证心脑等重要脏器的血供，故具有代偿的意义。随着病情的发展，某些器官中的微循环动静脉吻合支开放，使部分微动脉血液直接进入微静脉（直接通路）以增加回心血量。此期患者表现为精神紧张、烦躁不安、皮肤苍白、多汗、呼吸急促、心率增速、血压正常或偏高，如立即采取有效措施，容易恢复，若被忽视，则病情很快恶化。

2. 休克期　又称淤血缺氧期或失代偿期。此期系小血管持续收缩，组织明显缺氧，经无氧代谢后大量乳酸堆积，毛细血管前括约肌开放，大量血液进入毛细血管网，造成微循环淤血，血管通透性增加，大量血浆外渗。此外，白细胞在微血管上黏附，微血栓形成，使回心血量明显减少，故血压下降，组织细胞缺氧及器官受损加重。除儿茶酚胺、血管加压素等体液因子外，白三烯（LTS）、纤维连接素（Fn）、肿瘤坏死因子（TNF）、白介素（IL）、氧自由基等体液因子均造成细胞损害，也为各种原因休克的共同规律，被称为"最后共同通路"。临床表现为表情淡漠、皮肤黏膜发绀、中心静脉压降低、少尿或无尿及一些脏器功能障碍的症状。

3. 休克晚期　又称 DIC 期。此期指在毛细血管淤血的基础上细胞缺氧更甚，血管内皮损伤后胶原暴露，血小板聚集，促发内凝及外凝系统，在微血管形成广泛的微血栓，细胞经持久缺氧后胞膜损伤，溶酶体释放，细胞坏死自溶，并因凝血因子的消耗而弥漫性出血。同时因胰腺、肝、肠缺血后分别产生心肌抑制因子（MDF）、血管抑制物质（VDM）及肠因子等有害物质，最终导致重要脏器发生严重损害、功能衰竭。此为休克的不可逆阶段，使治疗更为棘手。

以上指休克的一般规律，按临床所见，可因病因不同而各具特点。除低血容量性休克等有上述典型的微循环各期变化外，流脑败血症时 DIC 可很早发生，由脊髓损伤或麻醉引起交感神经发放冲动突然减少的血流分布性休克或大出血引起的低血容量性休克，一开始即可因回心血量突然减少而血压骤降。部分感染性休克由于儿茶酚胺等作用于微循环吻合支上的 β 受体而造成吻合支开放，早期可表现为高排低阻型（暖休克），以后则因 α 受体兴奋为主，表现为低排高阻型（冷休克）。

心源性休克一开始即因泵衰竭而血压明显降低，虽心源性休克也可有类似低血容量性休克的代偿期，但时间极短，故病情发展很快。此外，已受损的心肌通过交感兴奋、心率增快、收缩力增强，心肌代谢及氧耗也相应增高，而冠状动脉血流无明显增加，易使心肌损害的范围进一步扩大。除心律失常易于纠正外，心肌损害往往是不可逆的，特别是心肌梗死范围超过 40% 者，很多均死于心源性休克。

四、临床表现

休克是临床危急状态，在处理过程中首先必须严密观察病情变化。有生命中枢功能监测设备最为理想。定时测量体温、脉搏、呼吸、血压与出入液量，并准确做好记录，直至这些数据基本稳定在正常范围，才逐步延长测量时距。

一般认为，血压原来正常的成人，肱动脉收缩压下降到 ≤10.67kPa 时，指示有休克状态存在。但也不能一概而论，如有些全身情况较差或恢复期的患者（尤其是女性），收缩压可保持在 10.67kPa 左右，而并无休克的临床表现。另一方面，有些休克前期的患者，机体代偿功能尚好，收缩压仍可保持在 12kPa 左右，而有面色苍白、表情紧张、焦虑不安、呻吟、呼吸浅速、脉搏细数、脉压缩小、四肢厥冷、尿量减少等休克症状，根据血压再结合临床上有引起休克原发病存在，可诊断为休克。休克前期症状主要为交感神经活动增强的表现，应有所认识。

实验室检查方面须做尿常规、血常规、血型鉴定、血浆 CO_2CP 测定与血非蛋白氮测定、红细胞压积测定等。严重病例宜做 CVP 监测和放置停留尿管，定时测量尿量与比重，作为治疗的指南。补液过程中还须做血钾、血钠与血氯化物测定。如有需要，做心电图描记与血气分析。

五、治疗

1. 一般治疗　应就地、就近抢救，避免远距离搬运。在无呼吸困难情况下，应让患者取平卧位，下肢轻度抬高，立即供氧。可采用鼻导管法，氧流量以 2～4L/min 为宜，缺氧或发绀明显者可适当增加氧流量，必要时可采用面罩或正压供氧，亦可用高频喷射通气供氧。休克时肺属最易受害的器官，休克伴有呼吸衰竭者死亡率特别高，故应迅速保持呼吸道通畅，必要时采用气管插管、气管切开或以机械呼吸供氧及加强呼吸监护，一旦气道通畅，即以 5~10L/min 的流量供氧。在 ARDS 早期，往往通过有效供氧即可纠正动脉氧分压降低状态。血中乳酸含量的监测常可提示供氧是否合适或有效。对有剧痛者可用吗啡稀释后缓慢静脉注射，每次 2~4mg，必要时可重复。若注射后出现血压进一步下降、心动过缓、恶心、呕吐等不良反应时，可立即注射阿托品。应尽快建立静脉通道补充血容量，视病情应用血管活性药物。

2. 补充血容量及维持酸碱平衡　及时补充血容量恢复组织灌注是抢救休克的关键。无论何种休克均有血容量不足，故立即给患者补液以纠正低血容量十分重要。一般在头 30~60min 内快速输入液体 500~1 000mL（心源性休克、高龄和心肺功能不全者酌减），以提供有效循环血量及填充开放了的毛细血管容量。心源性休克的补液，除参考 CVP 外，还应以 PCWP 为准。若 PCWP<2kPa，可在 10~15min 内给液体 100mL，输液后若组织血流灌注改善及（或）血压回升，且 PCWP 仍<2kPa，则按上述方法重复输液，直至使 PCWP 达 2~2.4kPa；若病情不改善且 PCWP 超过 2.67kPa，或出现肺淤血征象，则停止补液，并给予强心剂。其他类型的休克，只要 CVP<0.59kPa，即应补液，直至动脉压和组织血流灌注改善，CVP 升至正常为止。一般情况下，头 12h 可输液 1 500~2 000mL，24h 达 2 500~3 500mL。患者有呕吐、腹泻、大汗、高热及失血等，可酌情增加补液量，直至血容量基本补足，休克纠正。

酸中毒可致心肌收缩力降低和周围血管扩张，因而使心排血量和血压降低，并影响血管活性药物的疗效，还可诱发严重心律失常。因此，当动脉血 pH<7.30，且能排除呼吸性酸中毒时，应立即予以补碱，一般视临床情况可先静滴 4%~5% 碳酸氢钠液 200~300mL 以后根据复查结果（pH 或 CO_2CP）决定是否再继续应用，但治疗中应防止矫枉过正。根据血电解质测定结果，调整各电解质浓度。关于补液的种类、胶体与晶体的比例，各家尚有争论。低分子右旋糖酐的作用众所周知；平衡液与输血为抗休克的良好补液组合，除严重代谢性酸中毒外，适当补液本身即可纠正休克及酸中毒；过量给予碳酸氢钠可损害组织的氧合作用并引起其他代谢和电解质失衡；极化液为急性心肌梗死常用药，能量补充对休克有帮助。

3. 血管活性药物的应用　在纠正血容量和酸中毒，并进行适当的病因治疗后血压等仍未稳定时，应及时采用肌变应力药物。血流分布性休克属低排高阻型时宜选用扩血管药物，神经性、过敏性休克时为保证心、脑等主要脏器的供血则以缩血管药物较妥，目前常两者同时合用。血管扩张剂适用于急性心肌梗死并发左心衰竭而无休克时，若已出现低血压或休克，则不能单独使用。对使用大剂量去甲肾上腺素、间羟胺的患者，尽管血压回升，但由于该类药物使外周血管收缩而影响组织血流灌注，事实上休克并无改善，此时并用血管扩张剂可望使病情改善。在使用血管扩张剂之前，须先纠正酸中毒和电解质紊乱；并且确认血容量已补足，以免由于血管扩张使心室充盈压降低而减少心排血量而加重休克。使用血管扩张剂后，若血压降低超过 2.67kPa；宜减慢滴速或暂停使用。血管收缩剂应在血容量补足而休克征象尚未改善甚或恶化时再考虑使用，剂量不宜过大，以免血管剧烈收缩，加重肾缺血和微循环障碍。血压不宜上升太高，原无高血压者，收缩压维持在 12~13.3kPa，高血压者维持在 13.3~16kPa，脉压以 2.67~4kPa 为宜，切忌血压大幅度波动和骤升、骤降。

休克治疗在纠正心律失常、扩容、利尿的同时，应选用扩血管及正性肌力药物以减轻心脏前后负荷，常用者为多巴胺或多巴酚丁胺。后者主要兴奋 β_1 受体，提高心肌收缩力，增加心排量；也部分兴奋血管 β_2 受体使血管平滑肌舒张，若同时合并酚妥拉明效果更好。临床上常以间羟胺与多巴胺或多巴酚丁胺联用，间羟胺一般剂量为 20~100mg 加于 5% 葡萄糖液 100~500mL 内静滴；多巴胺一般剂量为 20~80mg 加于 100~500mL 液体内，以 5~15μg/（kg·min）静滴；多巴酚丁胺一般剂量为 250mg 加于 250~500mL 液体内，以 2.5~10μg/（kg·min）静滴。

4. 改善心功能　心功能障碍可引起休克，而休克亦可引起继发性心功能障碍，有时其因果关系较难分清。因此，对有心脏病、高龄或有心功能不全征象者，CVP、PCWP 升高，可酌情使用洋地黄类药物，但急性心肌梗死并心源性休克头 24h 内一般不宜用洋地黄。近年发现的非洋地黄非儿茶酚胺类的磷酸酯酶抑制剂可通过细胞内 CAMP 积聚及增加细胞质内钙离子而加强心肌收缩，故具有正性肌力和弛张血管平滑肌作用，且无增加心肌氧耗之弊，为抗心源性休克的理想药物。此类药以氨力农（氨双吡酮，氨吡酮，amrinone）为代表，国内已生产使用。此外，尚有作用更强的同类药如米力农（米利酮，milrinone）为代表，国内已生产及使用。此外尚有、依诺昔酮（enoximone）、匹罗昔酮（piroximone）、伊马唑旦（imazodan）等。

5. 抗菌药物　除感染性休克及开放性骨折、广泛软组织损伤、内脏穿孔等应给予抗生素外，一般不作常规应用。但上述疾病在未查明病原前，可根据临床表现以判断其最可能的病原菌而采用有效的广谱抗生素，其种类、剂量、投药方法必须按患者年龄、肝肾功能等而个别化。

6. 肾上腺皮质激素　主要用于感染性、心源性及难治性休克。激素可稳定细胞膜，使溶酶体膜的稳定性增加而不易破裂，从而防止具有活性的水解酶释入血流，严重扰乱代谢，造成不可逆性休克。大剂量激素有扩血管作用，可改善微循环，增加心排出量；能降低血细胞和血小板的黏附性；改善肺、肾功能等作用。一般宜大剂量短疗程应用，如地塞米松20～60mg/d，分次静脉推注，疗程1～3d。

7. β 内啡肽阻滞剂　该药于20世纪80年代起应用于临床，目前国内已能生产。曾有人报道，纳洛酮有降低周围血管阻力、提高左心室收缩压及增高血压作用，从而可提高休克存活率，然而 De Maria 等认为迄今无肯定效果。

8. 其他抗休克药物　由于微循环衰竭及细胞受损受多种因素的影响，1，6 - 二磷酸果糖（FDP）能增加心排量，改善细胞代谢，在提高抗休克能力方面已取得较好效果。此外，在抗休克治疗中除采取有效方法迅速恢复组织灌流外，正在寻找对某些介质（因子）的免疫干预或阻断特殊介质等方法，其中如磷脂酶抑制剂、环氧化酶抑制剂、TXA_2 合成酶抑制剂、氧自由基清除剂、Fn 替代制剂、抗 TNF 抗体、钙离子拮抗剂等，此类药物有的已用于临床。

9. 外科治疗　对引起休克的外科疾病，可紧急手术治疗。但术前须先纠正缺氧及水、电解质与酸碱平衡失调，以确保麻醉和手术安全。主动脉内气囊反搏术适用于急性心肌梗死、乳头肌断裂或室间隔穿破等所致的休克，可起到暂时稳定病情的作用，以便赢得时间做紧急冠状动脉造影等检查和手术治疗。

10. 病因治疗　及时而有效的病因治疗是休克抢救能否成功的关键。如感染性休克应积极治疗基础疾病和使用有效的抗生素；出血性休克应止血、输血和治疗原发疾病；心肌梗死并发休克应积极治疗心梗；DIC 休克应用肝素；过敏性休克应脱离过敏原并使用抗过敏药物；心包填塞并发休克应立即行心包穿刺抽液等。

11. 防治并发症　休克最常见和最重要的并发症有急性肾衰竭、ARDS、心力衰竭及中枢神经系统损害，及时识别上述并发症，并及早进行防治是休克治疗成败的关键之一。

（蒲　刚）

第二节　感染性休克

感染性休克（infectious shock）亦称中毒性休克或败血症性休克，是由病原微生物（包括细菌、病毒、立克次体、原虫与真菌等）及其代谢产物（包括内毒素、外毒素、抗原抗体复合物）在机体内引起的一种微循环障碍及细胞与器官代谢、功能损害综合征。

一、病因

感染性休克常见于革兰阴性杆菌感染（败血症、腹膜炎、坏死性胆管炎、绞窄性肠梗阻等）、中毒性菌痢、中毒性肺炎、暴发型流行性脑脊髓膜炎、革兰阳性球菌败血症、暴发型肝炎、流行性出血热、厌氧菌败血症（多发生于免疫功能抑制的慢性病患者，如肝硬化、糖尿病和恶性肿瘤等以及免疫功能缺陷的患者）和感染性流产等。

二、发病机制

感染性休克发病机制尚不十分明确，病原微生物及其毒素等产物作为动因，可激活宿主一系列体液和细胞介导系统，产生各种生物活性物质，后者相互作用，相互影响，引起微循环障碍和（或）细胞与器官代谢、功能损害。

1. 微循环障碍的发生与发展　微生物及其毒素等产物（主要为内毒素）可激活补体、激肽、凝血、纤溶等体液系统，导致血管扩张、循环血容量不足和低血压；后者通过压力感受器激活神经内分泌-交感肾上腺髓质系统（在应激状态下亦可直接被激活），分泌大量儿茶酚胺，使微血管张力发生明显改变，最后导致 DIC 和继发性纤溶，引起出血，心排血量进行性降低、低血压，形成恶性循环，使休克向纵深发展。

感染性休克依血流动力学改变不同可分为两种类型：①暖休克或高动力型（高排低阻型）。其特点是外周血管扩张，四肢末端温暖干燥，心排血量增加或正常，一般发生于早期或轻型患者。此型如不及时纠正，最终发展为冷休克；②冷休克或低动力型（低排高阻型）。最常见，其特点是心排血量降低，外周阻力增高，动脉血压下降，静脉淤血。它的发生与内毒素直接使交感-肾上腺髓质系统兴奋，内毒素使血小板、白细胞等释放生物活性物质，损伤血管内皮，激活凝血因子Ⅻ，从而促进激肽形成与 DIC 形成等有关。

2. 细胞损害和器官功能衰竭　细胞损害可继发于微循环灌注不足所引起的组织细胞缺血缺氧；但亦可为原发性，既可是休克动因如内毒素直接引起细胞损伤，使细胞膜通透性增加，细胞内 K^+ 逸出，而细胞外 Na^+ 和水进入细胞，从而使 Na^+-K^+-ATP 酶活性增加，功能增强，大量消耗 ATP 终至耗竭并导致 Na^+、水在细胞内潴留，引起细胞肿胀和线粒体肿胀，ATP 生成减少，更加重钠、水在细胞内潴留，形成恶性循环；又多是由内毒素激活白细胞所产生的活性氧（氧自由基）、单核-巨噬细胞被激活所产生的肿瘤坏死因子（TNF）、白细胞介素 1（IL-1）以及抗原抗体复合物激活补体等诱致 TNF 与 IL-1二者可相互诱生，也可自身诱生。细胞损害常先累及胞膜，胞膜磷脂在磷脂酶 A_2 的激发下形成花生四烯酸，后者经环氧化酶或脂氧化酶的代谢途径分别产生前列腺素类，包括血栓素（TXA_2）、前列环素（PGI_2）、PGE_2、白三烯（LT）等。上述产物可影响血管张力、微血管通透性，激活血细胞，造成细胞和组织损伤，在休克的发生发展中起重要作用。细胞损伤后释放的溶酶体酶、心肌抑制因子（MDF）等毒性肽与其他介质是使休克恶化的重要原因。

垂体在微生物及其毒素如内毒素激发下分泌 ACTH，同时亦激活内啡肽系统，β-内啡肽释放增加，它能抑制交感神经活动，使血压降低；而脑内的促甲状腺激素释放激素系统则和内啡肽系统起生理性拮抗作用。

在全身微循环障碍的基础上，各器官组织的功能和结构均可发生相似的病理生理改变，但在不同病例可有所侧重，从而导致 ARDS、急性肾衰竭、心功能不全、肝功能损害、脑水肿、胃肠道出血与功能紊乱等。

3. 休克时的代谢、电解质和酸碱平衡变化　在休克应激情况下，糖和脂肪分解代谢亢进，初期血糖、脂肪酸、硝酸甘油等均见增加，随休克进展、糖源耗竭而转为血糖降低、胰岛素分泌减少，在缺血缺氧情况下 ATP 生成减少，影响胞膜钠泵功能，致细胞内外离子分布失常，Na^+ 与水进入细胞内，K^+ 则流向细胞外；细胞或胞膜受损时，发生 Ca^{2+} 内流，胞液内钙超载可产生许多有害作用，如活化磷脂酶 A_2，激活花生四烯酸代谢，导致低血糖，参与血小板凝集，触发再灌注损伤，增加心肌耗氧量等，直至造成细胞死亡。休克初期可因细菌毒素对呼吸中枢的直接影响或有效循环血量降低的反射性刺激而引起呼吸增快、换气过度，导致呼吸性碱中毒；继而因脏器氧合血液灌注不足，生物氧化过程发生障碍，三羧酸循环受抑制，ATP 生成减少，乳酸形成增多，导致代谢性酸中毒；休克晚期，常因中枢神经系统或肺功能损害而导致混合性酸中毒。可出现呼吸幅度与节律的改变。

三、临床表现

感染性休克必须具备感染和休克两方面的表现。

1. 休克早期　突然出现寒战、高热，或高热患者体温骤降或不升；继而出现烦躁不安、过度换气伴呼吸性碱中毒和精神状态改变。面色苍白、口唇和四肢轻度发绀、湿冷；可出现胃肠道表现如恶心、呕吐；血压可正常或稍低或稍高，脉压变小；呼吸、脉搏增快；尿量减少。眼底检查可见动脉痉挛现象，此期为低排高阻型休克（冷休克）。少数可表现为皮肤温暖、肢端色泽稍红，浅静脉充盈、心率无明显增快，血压虽偏低但脉压稍大，神志清楚，临床上称之为暖休克。

2. 休克发展期　患者意识不清，出现谵妄，躁动，甚至昏迷，呼吸浅速，心音低钝，脉搏细数，按压稍重即消失，收缩压降至 10.67kPa 以下，甚至测不出，脉压小。皮肤湿冷、发绀，常有花斑纹，尿少甚至无尿。

3. 休克晚期　可出现 DIC 和重要脏器功能衰竭。DIC 表现为顽固性低血压广泛出血（皮肤黏膜和内脏）。急性肾衰竭表现为尿量明显减少或无尿，血尿素氮和血钾升高。急性心功能不全者呼吸增快、发绀、心率加速，心音低钝，可有奔马律、心律失常；亦有心率不快或相对缓脉，出现面色灰暗，肢端发绀，中心静脉压和肺动脉楔压升高，分别提示右心和左心功能不全；心电图示心肌损害，心律失常改变。ARDS 表现为进行性呼吸困难和发绀，吸氧不能使之缓解，呼吸频数，肺底可闻及细湿啰音或呼吸音减低。X 线胸片示散在小片状浸润影，逐渐扩展、融合，形成大片实变；血气分析 $PaO_2 < 5.26kPa$。脑功能障碍引起昏迷，一过性抽搐、肢体瘫痪及瞳孔、呼吸改变等。肝功能衰竭引起肝昏迷、黄疸等。

四、辅助检查

1. 血常规　白细胞计数大多增多，伴核右移现象，但白细胞也可正常，甚至减少。可见到中毒性颗粒及中性粒细胞中胞质空泡形成。血红蛋白和红细胞压积增高，提示血液有浓缩现象。血小板常减少。

2. 病原体检查　为明确病因诊断，尽可能在应用抗生素前常规进行血或其他体液、渗出液及脓液培养（包括厌氧菌培养），并做药敏试验，鲎溶解物试验（LCT）有助于内毒素的检测。

3. 尿常规和肾功能检查　测定尿比重、血尿素氮、肌酐等，以便及时了解肾功能。

4. 血液生化检查　常测者为二氧化碳结合力，有条件时应做血气分析，以及时了解酸碱平衡情况。血乳酸含量测定有预后意义，严重病例多明显升高。可有电解质紊乱，血钠多偏低，血钾高低不一。

5. 血清酶的测定　血清转氨酶、肌酸磷酸激酶、乳酸脱氢酶及其同工酶等，反映脏器、组织损害情况。酶值明显升高，预后不良。

6. 有关 DIC 检查　血小板计数、纤维蛋白原、凝血酶原和凝血酶时间等测定及血浆鱼精蛋白副凝（3P）试验等。

五、治疗

感染性休克必须早期诊断及时治疗，争取在短时间内使微循环得到改善，保证重要器官功能迅速恢复，尽快脱离休克状态。在积极治疗感染的同时，应采取如下综合措施。

1. 使气道通畅和给氧　感染性休克患者，即使无发绀，亦应吸氧，可用鼻导管或面罩加压输入，如分泌物较多、严重缺氧时需气管插管给氧。必要时可考虑气管切开或采用人工呼吸机给氧。

2. 控制感染　感染性休克应积极控制感染，发现脓肿应及时引流。使用抗生素前应进行细胞学检查，在未明确致病菌前，只能从临床经验判断不同脏器感染的常见致病菌。选用抗生素以静脉给药为宜，剂量需较大。为了更好地控制感染，抗生素可以联合应用，但一般二联已足，严重感染亦可三联及四联，并根据致病菌选用抗菌谱较广的药物。待细菌培养得到结果后再进行调整。抗菌药物的应用原则是：正确选择、恰当组合、剂量要大、静脉滴注、集中给药、注意肝肾功能。根据患者的年龄、体重、肝肾功能、药物的抗菌性，适当调整抗菌药物的种类及剂量。抗生素选择情况见表 2-1。

表 2 - 1　感染性休克时抗生素选用参考

细菌	革兰染色	首选药物
葡萄球菌	+	青霉素 G
耐青霉素金黄色葡萄球菌	+	新青霉素 Ⅱ、Ⅲ
溶血性链球菌	+	青霉素 G
肠球菌	+	青霉素 G + 链霉素
肺炎双球菌	+	青霉素 G
肺炎杆菌	-	庆大霉素或卡那霉素
产气荚膜杆菌	+	青霉素 G
炭疽杆菌	+	青霉素 G
结核杆菌		链霉素或异烟肼
脑膜炎双球菌	-	磺胺嘧啶或青霉素 G
淋病双球菌	-	青霉素 G
流感杆菌	-	氯霉素
大肠杆菌	-	卡那霉素或庆大霉素或磺苄西林
绿脓杆菌	-	脱氧卡那霉素
		庆大霉素 + 呋布西林、磺苄西林
肺炎产气杆菌	-	多黏霉素或庆大霉素
痢疾杆菌	-	磺胺药 + TMP、氯霉素
沙门菌	-	氯霉素
奇异变形杆菌	-	卡那霉素
其他变形杆菌	-	卡那霉素

感染性休克患者应用抗生素时必须注意肾功能情况，当肾功能减退时经肾排出的抗生素其半衰期明显延长，使其血中浓度增高，不仅加重肾脏负担引起肾衰竭，还可损害各脏器和神经系统，故应选用适当的抗生素和调整抗生素的剂量。对轻度肾功能损害者，应用原量的 1/2，中度损害者给 1/5 ~ 1/2 量，重度损害者给 1/10 ~ 1/5 量。

3. 补充血容量　补充血容量是治疗感染性休克的重要措施，只有补足血容量才能保证氧和血液对组织器官的有效灌注，改善微循环及心输出量，纠正休克。补液时应在中心静脉压监测下，于开始 2h 输液 1 000 ~ 2 000mL，应双管滴入，争取在 1 ~ 2h 获效。如血压在 10.6kPa 左右，先输液 1 000mL，严重患者 24h 输液量常需 3 000 ~ 4 000mL，并根据心、肾功能调节输液速度，依据电解质及酸碱平衡情况配合使用液体。

（1）低分子右旋糖酐：是一种合成的胶体溶液，有吸收血管外液的作用，是休克早期扩容的良好溶液。可以第 1h 快速输入 100 ~ 150mL，以后缓慢输液，24h 维持总量在 10 ~ 15mL/kg，最好不超过 1 000mL/d。该药主要通过提高血浆渗透压而达到增加血容量的目的，作用维持 8h，它能降低血液黏稠度、红细胞压积，减少血小板吸附和聚集，改善微循环的淤滞，增加静脉回流。但需注意过敏反应，对有心脏病、肾功能不全、严重失水状态或血小板减少者慎用，以免加重病情。

（2）血浆代用液：以羧甲淀粉（706）临床常用，为支链淀粉衍生物，有较好的扩容效果，使用时有过敏反应，需做过敏试验。

（3）平衡盐液：可使用林格液、碳酸氢钠溶液（林格液与等渗碳酸氢钠 2 : 1），或生理盐水、碳酸钠溶液，5% 葡萄糖盐水溶液等。

（4）血浆或清蛋白：对于患者体力、抗病力基础较差者适当输血浆或清蛋白，特别是严重贫血及低血容量者，尤应考虑使用。

4. 纠正酸中毒　感染性休克常有明显的酸中毒，纠正酸中毒可改善微循环，防止弥散性血管内凝血的发生和发展，并可增强心肌收缩力，提高血管活性药物的效应。如休克状态持续 2h，血 pH < 7.2，或静脉滴注血管活性药物而升压反应不佳，均应考虑伴有代谢性酸中毒的可能，应立即测定血浆二氧化碳结合力，根据临床表现静脉滴注碱性药物。一般轻度酸中毒在 24h 内需 5% 碳酸氢钠 250 ~ 400mL，

重症酸中毒患者需600~800mL，不宜>1 000mL，可分为2~3次用；儿童患者用5%碳酸氢钠5mL/kg，若用后仍未纠正，在4~6h后再输碱性溶液一次，用量为上述剂量的一半。乳酸钠溶液不宜用于乳酸性酸中毒和感染性休克病例。三羟甲基氨基甲烷（THAM）大量快滴引起呼吸抑制和低血压，亦可导致低血糖和高血钾，所以较少采用。

5. 应用血管活性药物 休克患者血容量补足而血压仍未回升，组织灌注仍无改善甚或恶化者，即需采用血管活性药物。此类药物的正性肌力作用能升高心跳血量，选择性扩张血管，重新分配血液到受损器官内。缩血管药物的作用使血压升高，缺血区灌注改善。常用有价值的药物如下。

（1）α受体阻滞剂：通过解除小动脉及小静脉的痉挛，减少外周阻力，增加血管床容量，减少中心静脉血液，减轻肺水肿和肾脏并发症。适用于重症或晚期休克病例。

1）酚苄明：用量0.5~2.0mg/kg，加入10%葡萄糖液250~500mL静滴，1~2h滴完，作用持续48h。

2）苄胺唑啉：它能对抗休克时伴发的血管收缩作用，促使血管扩张及增加组织灌流量，但必须在补充血容量后应用。剂量为0.2~1.0mg/min，即3~20μg/（kg·min）。

（2）β受体兴奋剂

1）异丙肾上腺素：具有扩张血管作用，舒张微循环小动脉及小静脉括约肌，使周围血管阻力减低；加强心肌收缩力，使心跳出量增加。用量为0.2~1.0mg，加入500mL葡萄糖溶液中，2~4μg/min静滴。在充分补充血容量及纠正酸中毒的条件下，对低排高阻型休克有较好的疗效。

2）多巴胺：广泛用于治疗休克，对心脏直接兴奋β-受体，对周围血管有轻度收缩作用，对心脏血管及冠状动脉有扩张作用，用药后心肌收缩力增强，心跳出量增多，肾血流量和尿量增加。平均剂量10~20μg/（kg·min）。

3）多巴酚丁胺：作用于心肌β₁受体，使心输出量增加，且与剂量成正比，外周动脉收缩作用极微弱。用法：一般用量10μg/（kg·min）。血管活性药物的应用原则是温暖型休克使用血管收缩剂，冷湿型休克使用血管扩张剂，在特定条件下可联合使用。如多巴胺与间羟胺、酚妥拉明与去甲肾上腺素或间羟胺合用。

（3）莨菪类药物：莨菪类药物在国内已广泛应用于感染性休克的急救治疗。该药能阻断M和α受体在应激状态下的全部不利效应，减少细胞耗氧量，节约能量，供给β受体更多的ATP，充分发挥β-受体效应使血管平滑肌舒张，有助于改善微循环和内脏功能。常用药物为阿托品及东莨菪碱，剂量应根据病情酌情调整。

6. 纳洛酮的应用 该药是20世纪80年代推出的试用抗休克的新型药物，主要用于常规综合治疗无效的难治性休克所引起的持久性低血压，可获得显著疗效，特别适用于基层医院。对休克一时不能确定病因又没有更多的治疗措施时，应用纳洛酮可升高患者的血压，增加心肌收缩力，提高患者的生存率。成人初次剂量为10μg/kg，必要时2~3min重复一次，半衰期30~40min，故应重复或持续给药。

7. 肾上腺皮质激素 感染性休克患者应用激素可改善肺、肾功能，对微循环有稳定作用，且能稳定溶酶体膜，保持细胞完整性，亦有抗炎、抗过敏作用，从而提高患者生存率。一般常用氢化可的松（0.2~0.6）g/24h或地塞米松（20~40）mg/24h。皮质激素可引起电解质紊乱、感染扩散、双重感染和溃疡病等，故疗程不宜超过3~5d，休克纠正后应尽早停用。

8. 增加心肌收缩力和心跳量 发现有急性肺水肿或心力衰竭征象时，可选用快速作用的毛花苷C 0.4mg置于20~40mL葡萄糖溶液中静注，同时应用呋塞米20~40mg静注，并减慢输液速度。

9. 自由基清除剂 腺苷脱氨酶抑制剂（EHNA）、别嘌呤醇、甘露醇、辅酶Q₁₀、维生素C和维生素E等均有一定清除自由基的作用，值得注意的是，在中药丹参、川芎、赤芍、红参、山莨菪碱等中发现有清除自由基、保护细胞代谢的作用。

10. 防治DIC 除积极治疗原发病和解除微循环障碍，改善毛细血管灌注量外，应及早应用肝素。一般成人首剂50mg加于5%葡萄糖液100~250mL中静滴，4h滴完，间隔2h再重复应用1次，肝素一般在4~6h内排泄完。肝素与双嘧达莫合用可取得协同作用，双嘧达莫剂量成人为50~150mg，每6h

一次，静脉缓注。当有继发性纤溶发生严重出血时，在使用肝素后可静脉滴入 6 - 氨基己酸每次 4 ~ 6g，6 ~ 8h 一次，或用对羧基苄胺每次 100 ~ 200mg 静推。

（蒲　刚）

第三节　心源性休克

心源性休克（cardiogenic shock）系指由于严重的心脏泵功能衰竭或心功能不全导致心排血量减少，各重要器官和周围组织灌注不足发生的一系列代谢和功能障碍综合征。

一、病因

急性心肌梗死（AMI）为最常见的病因，据报道 AMI 患者中 15% 发生心源性休克。其他少见的原因有严重心律失常、急性心包填塞及肺梗死、心肌炎或心肌病、心房黏液瘤、心脏瓣膜病和恶性高血压等。

二、发病机制

1. 心室肌广泛破坏　使心室搏血功能急性衰减，心输出量和血压随之下降，引起：①冠状动脉灌注压下降；②心率加快，心脏舒张期缩短，冠状动脉灌注时间缩短。因此，冠状动脉灌注量相应降低，严重者梗死区缺血加重，整个心脏供血亦减少，心肌代谢全面恶化导致心肌无力，心输出量进一步下降。据病理学研究，左室心肌体积40% ~ 50%破坏或广泛心内膜下梗死均可发生心源性休克。

2. 心输出量减少　左室残留血量增多，则左心室舒张期压力和容积均增加，左心室壁张力因而增高，导致冠状动脉灌注阻力增加；心肌耗氧量增多。在二者作用下，心肌缺血加重，心肌收缩力进一步减弱，心输出量更趋减少。

3. 兴奋交感 - 肾上腺髓质系统　血中儿茶酚胺水平增高，全身（除脑和心外）小动脉、微动脉、后微动脉和前毛细血管均处于紧缩状态，以维持一定的血压水平，保证心、脑的血供。但随着休克的发展，全身组织毛细血管灌注减少，缺氧代谢产物积聚，以及肥大细胞在缺氧时释出组胺，使前毛细血管及后微动脉转为舒张，但微静脉与小静脉对缺氧及酸中毒的耐受性较强，始终处于紧缩状态，因而出现毛细血管前阻力降低，毛细血管后阻力增高，血液"灌"而不"流"，滞留于真毛细管网内。这样一方面血管容量大大增加，回心血量因而减少；另一方面全身器官组织发生滞留性缺氧，毛细血管内静水压增高，加上缺氧的毛细血管通透性增加，血浆渗出于组织间隙，回心血量更为减少，有效循环血量不足，心输出量乃进一步下降。

4. 肺血管栓塞　当大块栓子堵塞肺动脉主干及其分支，肺血管发生反射性痉挛，使肺动脉阻力和肺循环压力急剧增高，导致右心室无法排出从体循环回流的血液，产生右心室扩张和右心功能不全，继而使心排量急剧下降。由于动脉血氧分压降低，冠状动脉反射性痉挛和右心腔压力增高影响冠脉血流，加重心肌缺血缺氧，进一步加剧心功能不全，导致泵衰竭。一部分伴有左心衰竭的患者，在心输出量下降、左心室舒张末期压力升高后，左心房压力继而升高，肺部淤血，甚至肺水肿，可以严重影响肺部气体交换，导致全身严重缺氧，其结果将加重心肌缺氧、无力，心输出量又将下降。近年来一些学者发现，各类型休克晚期患者，由于缺氧、酸中毒、溶酶体裂解，血浆中出现大量心肌抑制因子和溶酶水解酶。这些物质（尤其是前者）是很强的心肌毒素，各类型休克晚期患者出现心力衰竭，可能与此有关。

在上述一系列的变化中，心肌的缺氧损伤，全身缺氧及因此而引起的酸中毒，心房、心室的扩大和张力增高，血中脂肪酸、儿茶酚胺及其他血管活性物质的增多，水与电解质平衡紊乱等，都可引起心律失常。其中严重的心律失常如果不是迅速致命的话，也往往使输出量进一步下降及心肌耗氧量显著增加，使病情恶化。临床上，一些患者在发病初期一般情况尚好，但是由于上述恶性循环的影响，冠状动脉血供每况愈下，梗死区逐渐扩大，终于导致心源性休克，或者在心源性休克形成后，由于恶性循环，病情不断恶化，终至休克不可逆。

— 22 —

三、临床表现

心源性休克是临床上较为严重的病症，主要表现为动脉血压下降而导致各组织器官血流灌注不足，从而产生相应的症状和体征。临床上，在有原发性心脏病变的基础上，特别是在心肌梗死急性期，出现以下情况，应考虑有心源性休克。

1. 低血压　收缩压 <10.7kPa，或至少比原值低 4.0kPa，原有高血压者，其收缩压要下降 10.7kPa 以上。

2. 组织器官血流量低灌注表现　①尿量减少，<20mL/h；②意识状态改变，如烦躁、淡漠、反应迟钝等；③皮肤湿冷、苍白；④脉搏细数。以上症状，尤其是低血压，应注意排除其他可引起血压降低的情况，如失血、脱水、血管迷走神经反射、药物反应等。这些情况纠正后，血压很快即可恢复正常。

四、治疗

1. 一般治疗

（1）吸氧与对症治疗：病情严重者，应使气道畅通，一般给予鼻导管或面罩吸氧。适当给予镇静剂，疼痛者可给吗啡或哌替啶止痛。消除恶心、呕吐，保持大便通畅，发热者应予物理或药物降温。尽快建立静脉输液通道。

（2）低血压的治疗：严重低血压可迅速引起脑、心肌的不可逆性损害。治疗首先要恢复灌注压，患者取平卧位，稍抬高下肢，同时用多巴胺或去甲肾上腺素等药物迅速增加全身阻力，加强心肌收缩力，提高中心灌注压。

（3）纠正酸碱平衡失调：休克时组织灌注不足和缺氧、无氧代谢，使乳酸堆积引起酸中毒，严重者（pH <7.2）可抑制心肌收缩力，使血管对升压药物不敏感，易诱发心律失常。此时宜用碳酸氢钠纠正，并反复测定动脉血 pH，如有严重的呼吸性碱中毒可用镇静剂。

（4）心律失常的处理：心律失常是心源性休克的附加因素之一，快速性心律失常可使心功能恶化，加重心肌缺血性损害。当血流动力学急剧恶化时宜电击复律，一般可先用抗心律失常药。显著心动过缓伴低血压及低心排出量大多由迷走神经张力增高引起，可用阿托品 1.5～2.0mg 静注，如无反应或出现高度房室传导阻滞伴起搏点较低时，应安置起搏器。

2. 补充血容量　心源性休克患者因微循环障碍、血流淤滞及血浆渗出等，可继发血容量不足，故应予适量补液。补液种类可酌情选用血浆、全血、低分子右旋糖酐。逐步小量地增加液体输入量，对估价容量疗法的效果极为有益，开始在 5～10min 内输入液体 50～100mL，在持续血流动力学监测下，观察组织灌注的改善情况（一般获得最大心排出量须使其 PCWP 在 1.9～2.4kPa），若有效，又无肺水肿迹象方可继续输液。另外，应同时测定血浆胶体渗透压，对调节输液量极有价值，因为肺水肿的发生不单决定于肺静脉压，且与胶体渗透压有密切关系，故一般 PCWP 达到或超过胶体渗透压即可能发生肺水肿，一般输液后 CVP 保持在 0.78～1.18kPa，则可停止补液。

3. 血管活性药物的应用　应在补足血容量的基础上，使用血管活性药物，以维持动脉收缩压在 12kPa 或平均压在 10.6kPa 左右。

（1）先用血管升压药：首选多巴胺从 1μg/（kg·min）静脉滴注开始，以后每 5～10min 增加 1μg/（kg·min），直至升压满意或达 10μg/（kg·min）。多巴胺具有选择性收缩周围（如皮肤、骨骼肌等）血管和扩张重要内脏（如脑、肾、冠状动脉等）血管的作用。本药小剂量［5～10μg/（kg·min）］应用时，主要兴奋 β 肾上腺素能受体，有正性肌力作用，使心排血量增加和心室充盈压降低，平均每分钟可用 300～600μg；大剂量［>20μg/（kg·min）］应用时，主要兴奋 α 肾上腺素能受体，可加强血管收缩和提高灌注压。如多巴胺不能维持足够的灌注压，可给予间羟胺 8～15μg/（kg·min）静脉滴注，或多巴胺与间羟胺并用，如仍无效可给小剂量去甲肾上腺素 1～5μg/min 治疗。去甲肾上腺素小剂量应用时能增加心排血量伴以轻度血管收缩，但较大剂量时，外周阻力明显增加，心排血量减少。多巴酚丁胺是一种具有 α 和 β 肾上腺素能作用的拟交感神经药，对心脏的正性肌力作用较多巴胺强。该药

10～40μg/（kg·min）静滴，能增加心排血量和收缩压，降低肺动脉楔嵌压而不伴有室性早搏或心脏损伤，一般用量5～15μg/（kg·min）。氨力农（氨吡酮）为新型正性肌力药物，具有正性肌力作用及负性扩张血管作用。该药首剂用0.75～1.5mg/kg，3～5min后加量0.75mg/kg。24h最大量达18mg/kg，与多巴胺联用对心源性休克有良效。

（2）扩血管药物：临床出现肺水肿及微循环血管痉挛，左室舒张终末压（前负荷）升高及心室后负荷恶化，心肌耗氧剧增时，应用血管扩张药是有效的。常用于治疗心源性休克的扩血管药物有：①硝酸甘油、异山梨酯扩张小静脉，降低前负荷，对急性肺水肿可获速效，以5～10mg加入5%葡萄糖液250mL中静脉缓慢滴注；②酚妥拉明、酚苄明扩张小动脉，降低后负荷，酚妥拉明以30～50mg加入5%葡萄糖液100mL中静滴，滴速为0.1～1.0mg/min；③硝普钠、哌唑嗪降低心脏的前后负荷，均衡地扩张动静脉。硝普钠：以5～10mg加入5%葡萄糖液100mL中静滴，滴速20～100μg/min。应注意避光静滴。

血管升压药和扩血管药物的选择及配伍原则可概括如下：①一般病例，收缩压≥10.67kPa者，首选多巴胺（轻症亦可试用美芬丁胺），视血压反应再考虑加用去甲肾上腺素或间羟胺；②血压急剧下降至10.67kPa以下时，应首选去甲肾上腺素或间羟胺，使收缩压提升至12.0kPa左右；③有左心衰竭或（及）外周血管阻力明显增高者，应加用苄胺唑啉或硝普钠。扩血管药物亦可与洋地黄及利尿剂同时联用。但必须注意，前述药物特别是硝酸甘油、硝普钠可使血压骤降，需与多巴胺联用。亦有报道单独用酚妥拉明后发生猝死者。使用时，必须在血流动力学严密监测下进行，并在泵衰竭及心源性休克给予一般治疗无效时方予采用，不作首选。

4. 洋地黄类药物的应用　用于心源性休克不仅无益，可能有害。洋地黄静注可使外周血管及冠状动脉发生暂时性收缩，使后负荷增加，冠状动脉供血减少，对急性心肌梗死后头24h，应用洋地黄导致严重心律失常的潜在危险性较大，可能出现冠状动脉及全身小动脉收缩，血压急剧上升，病情迅速恶化。

有肺水肿而无心律失常者，一般主张用毒毛花苷K，首剂0.25mg，加在50%葡萄糖液20～40mL中缓慢静脉注射，每隔2～4h可再用0.125mg，第一天总剂量不宜超过0.5mg。合并阵发性室上性心动过速或房性早搏，多主张用毛花苷C，首剂0.4mg，每4～6h可再用0.2mg，第一天总量不宜超过0.8mg。有人认为，要扭转心肌梗死并发的室上性阵速，洋地黄用量往往较大，故主张先用电转复，再用洋地黄维持量控制发作，用洋地黄后再做电转复则属禁忌。

5. 高血糖素的应用　高血糖素具有增强心肌收缩力、加快心率的作用，虽然这种作用不很强，但它不增加心肌应激性，不诱发心律失常，在洋地黄中毒时仍可应用，β受体阻断剂过量者，高血糖素最适宜。因此，心肌应激性增高及洋地黄中毒时亦可用之。高血糖素对肾小管有直接作用，能利尿及利钠，同时给予氨茶碱可增强强心利尿作用，应补充钾盐以防止低血钾。不良反应为恶心、呕吐。用法：高血糖素10mg加5%葡萄糖液100mL静脉滴注，速度4mg/h，如效果欠佳，可临时静脉注射5mg，或增大滴注浓度，最大量为20mg/h。

6. 肾上腺皮质激素　激素通过稳定溶酶体膜及轻度α受体阻滞作用而缩小心肌梗死面积，改善血流动力学异常，并可改善微循环及心脏传导功能，增加心排出量，在严重休克患者可短期大剂量应用。如地塞米松10～20mg或氢化可的松200～300mg静滴，连用3d。

7. 心肌保护药　能量合剂和极化液对心肌具有营养支持和防止严重快速心律失常作用，而1，6-二磷酸果糖（FDP）在心源性休克中具有较好的外源性心肌保护作用。剂量可加大，且无明显不良反应。

8. 辅助循环装置

（1）主动脉内气囊反搏术：在心源性休克应用最多。该方法将一带气囊的导管经股动脉送至降主动脉，气囊与泵相连，用体外控制系统和心电图同步装置控制气囊的启闭，于心脏舒张期向气囊内充气30～40mL，左室射血前放出气体。气囊充气时提高舒张期灌注压，增加冠状动脉血流量；气囊放气时降低后负荷，增加心排出量。目前认为，该方法可获得暂时的血流动力效应，但对患者的长期存活影响甚微。

（2）体外反搏：最大优点是非侵入性，但一般认为其疗效较主动脉内气囊反搏差，目前国内较少应用。

（3）转流术：全心肺转流用于治疗心源性休克，但细胞破坏和非搏动性血流灌注，限制了该法的应用；部分转流术包括左房－动脉转流和左室－动脉转流。但因技术复杂，并发症多和价格昂贵而未广泛开展。

9. 急症外科手术　外科手术包括心肌血管的重建、左室室壁瘤的切除、二尖瓣置换以及室间隔穿孔的修补。其目的在于纠治心脏的机械性损害，增加缺血心肌的血流量。

（蒲　刚）

第四节　神经源性休克

神经源性休克是中枢神经系统功能障碍所致的低血压。常见于创伤后的患者，可伴有低血容量、张力性气胸或心脏压塞等其他问题。主要机制是交感神经系统功能障碍，结果血管广泛扩张，血容量相对不足。

一、病因

常见病因有脊髓麻醉、脊髓损伤、过敏性休克和晕厥（血管－迷走神经反应）。严重大脑、脑干或脊髓的损伤，是血管扩张与收缩之间的平衡障碍引起的低血压。与低血容量性休克不同，神经源性休克者血容量正常。

二、临床表现

皮肤色泽和温度几乎无变化，毛细血管再充盈正常，精神状态表现不一，但一般正常。

三、治疗

要排除其他原因所致的休克。必要时补充容量，用血管收缩剂。一般不需手术处理。可将患者置于 Trendelenburg 体位，补液，给予拟交感药物。

（蒲　刚）

第五节　低血容量性休克

低血容量性休克（hypovolemic shock）是指体内或血管内大量丢失血液、血浆或细胞外液，引起血容量减少，血流动力学失衡，组织灌注不足而发生的休克。

一、病因

低血容量性休克多为大量出血（内出血或外出血）、失水（如呕吐、腹泻、糖尿病、尿崩症、肾上腺皮质功能不全、肠梗阻、胃肠瘘管）、失血浆（如大面积烧伤、腹膜炎、创伤及炎症）等原因使血容量突然减少所致。此时静脉压降低，回心血量减少，心排血量降低，周围血管呈收缩状态。

二、发病机制

低血容量性休克，由于有大量出血和血浆丢失，使血容量丧失，组织破坏，分解产物释放和吸收，损伤部位出血、水肿和渗出，使有效血循环量大为减少。这种从血管内渗到组织间隙的体液，虽然在体内，并不能参加到有效循环中去，等于血容量的损失。同时，受伤组织逐渐坏死和分解，代谢产物产生，使儿茶酚胺、肾素－血管紧张素、组胺、激肽及各种蛋白酶的释放增多，引起微血管扩张和管壁通透性增加，使有效血容量进一步减少，组织更加缺血、缺氧，从而产生更多代谢性血管抑制物质，如乳酸、丙酮酸等，形成恶性循环，而加重休克的发展。

三、临床表现

按休克的严重程度，一般可分以下三种，但其间无明确分界线。

1. 轻度休克　表现为苍白，皮肤冷湿，先自四肢开始，然后遍及全身，口唇和指甲床略带青紫。患者发冷和口渴，尿少而浓，收缩压偏低，脉压减小。这主要是皮肤、脂肪、骨骼肌等非生命器官和组织灌注减少所致，相当于 10% ~20% 的血容量丢失。

2. 中度休克　上述情况加重，血压下降，收缩压可为 8~10.6kPa，脉压小，尿量 <0.5mL/（kg·h），提示患者有显著肾血流量不足。此时肝、肾、胃肠道等生命器官血流灌注减少，相当于 20% ~40% 的血容量丢失。

3. 重度休克　病情更重，血压显著下降，收缩压 <8kPa，无尿，此时由于心、脑灌注减少，出现烦躁不安、易激动，以后可昏迷、呼吸急促、心律失常，以至心脏骤停，相当于 40% ~50% 以上的血容量丢失。

四、治疗

低血容量性休克的关键治疗是充分补液，输液的快慢、多少直接影响治疗效果及成败。同时根据输液对象年龄，即青年、成年或老年，是否有潜在性心、肝、肺、肾等疾患，决定补充血液、血浆扩张剂及电解质。

1. 补液

（1）输血：低血容量性休克，以失血性休克最常见，输血前应先估计失血量。可先触摸颈动脉搏动，如能触及，则收缩压不低于 8kPa，股动脉搏动为 9.33kPa，肱动脉为 10.66kPa，动脉压为 12kPa 及脉率 >120~140 次/min，则提示有较大量出血。血红蛋白 <60g/L 时，要尽可能迅速充分输血，以利止血和纠正休克。大量失血者尽量输全血，常需 1 000mL 或更多。严重失血经输血无效或动脉失血者，可先动脉输血，输血量在 2 500mL 以内，可采用血库储存的枸橼酸血，每输完 1 000mL，静注 10% 葡萄糖酸钙 10mL 和枸橼酸，超过 2 500mL 时，应改用新鲜肝素血。

（2）补晶体溶液：低血容量性休克多数提倡用晶体溶液如生理盐水、复方氯化钠溶液、5% 葡萄糖盐水或盐平衡液。使用晶体液不仅补充血容量，且补充组织间液的缺失。近年来多应用高张盐液作容量复苏或补充急性创伤和术中出血，一般可用 7.5% 盐液或以 6% 右旋糖酐 -70 制备的 7.5% 盐液 3~4mL/kg，有良好的效果。

但补液时要根据病情注意以下情况：①高热 >39℃持续 24h 无汗者，大量水分从肺呼出，水分丧失达 2 000mL，而无电解质丧失，适当补充葡萄糖液即可；②患者出大汗时，24h 盐类损失约相当于 500mL 生理盐水的盐量，应加 10% 氯化钾 5mL；③患者呕吐时，平均每吐出 1 000mL 呕吐物补充 5% 葡萄糖液、生理盐水各 500mL，另加 10% 氯化钾 20mL；④患者腹泻时，平均每排出 1 000mL，补 10% 氯化钾 20mL。

（3）补多糖类血浆代用品：早期扩容、快速输入、容量补充是治疗低血容量性休克的重要环节。在紧急情况下，如暂无血源，可迅速选用以下液体。

1）低分子右旋糖酐：是休克早期扩容的良好溶液。可第一小时快速输入 100~150mL，以后缓慢输注，24h 维持总量在 10~15mL/kg，最好不超过 1 000mL/d。

2）血浆代用品：以 706 羧甲淀粉为临床常用，409、403、404 羧甲淀粉及海藻酸钠均有扩容作用，对出血性及创伤性休克疗效均较好。但应用时需做过敏试验。

3）人血胶体物质及水解蛋白：血浆、冻干血浆、人血清蛋白等是生理胶体液，能提高血浆渗透压而起到扩容作用，能有效和相当持久地维持血容量，又能补充蛋白质，故适用于各型休克、血浆蛋白过低及营养不良者。另外，对休克患者禁食已超过 3d，休克基本缓解，用水解蛋白每日从静脉输入 500~

1 000mL，可供蛋白代谢，并在体内参与氨基酸代谢，直接产生能量。

2. 补充电解质及纠正酸中毒　由于输液量过大致电解质紊乱时，应根据实验检查输入钾、钠、氯、镁及氯化物等。若测定二氧化碳结合力较低，出现酸中毒时，可同时输入5%的碳酸氢钠，其原则是少量多次给予。

3. 血管活性药物的应用　如血容量已补足，血压不回升，特别是出现少尿或无尿时，可选用多巴胺或异丙肾上腺素静脉滴注，以加强心肌收缩力，降低外周阻力，增加心排血量和微循环血流量。但对于低血容量性休克早期不宜使用血管活性药物。

4. 纠治诱发因素　应及时治疗导致低血容量性休克的诱发因素，根据不同的病因，作出相应的处理。

（1）抗休克裤：抗休克裤目前广泛应用于创伤、出血性休克的急救转运。通常认为对头、胸部外伤引起的出血性休克不宜使用，对心包填塞和张力性气胸等则禁忌使用。

（2）氧自由基清除剂：休克时组织缺氧可产生大量氧自由基（OFR），它作用于细胞膜的类脂，使其过氧化而改变细胞膜的功能，并能使中性粒细胞凝聚造成微血管的损害。血管内皮细胞、线粒体膜的损害以及溶酶体膜的溶解都与 OFR 有关。在实验性休克中使用的 OFR 清除剂有：超氧化物歧化酶（SOD）、过氧化氢酶（CAT）、维生素 C 和维生素 E、谷胱甘肽等。

（3）激素：肾上腺上皮质激素可改善微循环，保护亚细胞结构，增强溶酶体膜的稳定性，并有抗心肌抑制因子的作用。对重度休克可静滴氢化可的松 50～100mL/kg 或地塞米松 1～3mg/kg。

（4）ATP – MgC/Z：应用 ATP – MgC/Z 能提高实验动物的生存率。其抗休克作用在于直接为细胞提供能量。两者合用可防止 ATP 被血中二价离子螯合，降低 ATP 降解速率而防止单独应用 ATP 引起的降压反应。

（5）其他：前列环素（PGI_2）具有扩张血管和抑制血小板凝集作用，故可用来辅助抗休克。内源性鸦片物质如内啡肽有降血压作用，纳洛酮有拮抗作用，也可用于抗休克，剂量 0.06mg/kg，可增加心排血量30%。

必须强调指出，上述一些综合治疗的原则，应根据具体情况灵活运用，一些客观检查的结果，需正确地加以解释，做到治疗及时、正确而有效。

（蒲　刚）

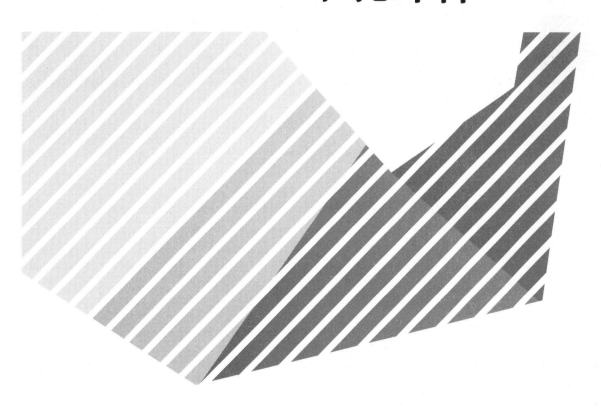

第二篇

甲乳外科

第三章

甲状腺炎

甲状腺炎（Thyroiditis）是指发生在甲状腺组织中的各种炎症改变引起的临床表现，包括了不同的病因、病理变化、临床特点和预后。各种病变相互之间没有内在的联系，命名和分类也很混乱，以下分类供参考（表3-1）。本章节重点讨论急性化脓性甲状腺炎、亚急性肉芽肿性甲状腺炎、自身免疫性甲状腺炎。

表3-1　甲状腺炎的分类

<u>感染性甲状腺炎</u>
急性甲状腺炎
急性化脓性甲状腺炎
急性病毒性甲状腺炎（如猫抓热病毒感染）
亚急性甲状腺炎
亚急性肉芽肿性甲状腺炎（De Quervain thyroiditis）
慢性甲状腺炎
结核性、梅毒性、真菌性、布氏杆菌性和寄生虫性甲状腺炎
<u>自身免疫性甲状腺炎</u>
慢性淋巴细胞性甲状腺炎
桥本甲状腺炎（Hashimoto thyroiditis）
慢性萎缩性甲状腺炎（Atrophic thyroiditis）
产后甲状腺炎（Postpartum thyroiditis，PPT）
<u>特发性甲状腺炎</u>
慢性侵袭性纤维性甲状腺炎（Riedel's thyroiditis）
<u>放射性甲状腺炎</u>
<u>药物及化学物诱导的甲状腺炎</u>
干扰素诱导的甲状腺炎
胺碘酮诱导的甲状腺炎
碘诱导的甲状腺炎
<u>其他甲状腺炎</u>
结节病、淀粉样变引起的甲状腺炎

第一节　急性化脓性甲状腺炎

一、病因学

化脓性甲状腺炎（Suppurative thyroiditis）是由于细菌或真菌感染引起。可表现为急性、亚急性或为慢性甲状腺感染。少见，但具有潜在的严重性。引起急性化脓性甲状腺炎的细菌多为葡萄球菌、溶血性链球菌，大肠埃希菌、肺炎球菌、沙门菌。类杆菌属也可见到，其他厌氧菌偶尔也可致病。

通常，甲状腺急性炎性病变是由附近感染的组织直接侵犯引起，也可以从远处部位血行播散而来。还见于淋巴管途径、直接创伤以及通过残留的甲状腺舌管的炎症发生，这是由于梨状隐窝瘘管易发生感染，继而扩散至甲状腺。相反，结核或梅毒感染以及真菌感染，典型的可引起比较慢性的无痛过程。

艾滋病患者中的甲状腺感染可由卡氏肺囊虫引起。此外，在弥漫性球孢子菌病中，由于患者的免疫功能受到抑制，可由于粗球孢子菌感染引起甲状腺炎。说明患有 HIV 和其他免疫力减低的人，可能易患少见的条件致病菌引起的各种甲状腺感染。

二、病理改变

甲状腺组织呈现急性炎症特征性改变。病变可为局限性或广泛性分布。初期大量多形核细胞和淋巴细胞浸润，伴组织坏死和脓肿形成。原有结节性甲状腺肿者易形成脓肿，甲状腺原为正常者，可能见有广泛的化脓灶形成。脓液可以渗入深部组织（如纵隔、破入食管、气管）。后期可见到大量纤维组织增生。脓肿以外的正常甲状腺组织的结构和功能是正常的。

三、临床表现

可发生于任何年龄。20～40 岁女性多见。化脓性甲状腺炎一般表现为甲状腺肿大和颈前部剧烈疼痛、触痛、畏寒、发热、心动过速、吞咽困难和吞咽时颈痛加重。甲状腺疼痛可放射至两侧枕部、耳部和下颌部。体检：甲状腺肿大可为单侧或双侧，质地很硬，触痛明显，结节部位发红，局部温度升高，颈部淋巴结肿大。脓肿形成时，甲状腺局部可有波动感。但是，由于抗生素的广泛使用，以上典型的甲状腺化脓性病变过程现已少见。结核性甲状腺炎可以引起甲状腺肿大，但可无明显疼痛及触痛。

四、辅助检查

化脓性甲状腺炎时，血清甲状腺素水平正常，极少情况下可出现暂时性的甲状腺毒血症，这是由于甲状腺组织坏死，大量甲状腺激素释放到血循环中引起。

甲状腺穿刺活检对诊断有帮助，如果在感染部位穿刺找到致病微生物就可获得特异性诊断。

WBC 升高，以中性粒细胞为主；血培养可能为阳性；ESR 加快。感染部位局限时，甲状腺摄^{131}I 率可在正常范围内；核素扫描可见局部有放射性减低区。反复发生本病者，可行食管吞钡或 CT 检查，以明确是否有来源于梨状隐窝窦道瘘。

五、诊断及鉴别诊断

根据临床表现及实验室检查一般可做出诊断。其依据主要为：急性起病，畏寒发热，白细胞计数及中性白细胞数增高，颈部可有化脓病灶，甲状腺肿大、局部皮温升高、红肿、疼痛、自痛或压痛。有时症状不典型，需要与亚甲炎相鉴别。

亚甲炎起病相对较缓，先前可有上感样症状。可有一过性甲状腺功能亢进症状及 T_3、T_4 升高表现，而甲状腺摄^{131}I 率减低。ESR 显著加快。甲状腺活检可见多核巨细胞形成或肉芽肿形成。糖皮质类固醇治疗可在数小时内迅速有效缓解症状。化脓性甲状腺炎用糖皮质类固醇治疗则不能有效缓解症状。使用有效抗生素，在 3～5d 内病情可缓解。

进行性甲状腺恶性肿瘤也可有局部坏死，有时表现类似化脓性甲状腺炎。对年龄较大、声音嘶哑、抗生素治疗无效者，伴贫血、甲状腺穿刺培养无细菌生长者要怀疑之。

六、治疗

卧床休息，局部热敷。部分患者使用抗生素治疗有效。最好根据甲状腺穿刺液培养的结果来选择抗生素。如单用抗生素无效，就需要外科治疗。一般做脓肿部位的切开引流。如果是在甲状腺瘤的基础上出现的炎症，可在炎症控制后行甲状腺部分切除。有梨状隐窝窦道瘘者，应行手术切除。

（伍隽华）

第二节　亚急性甲状腺炎

亚急性甲状腺炎（Subacute thyroiditis），又称 De Quervain 甲状腺炎，肉芽肿性甲状腺炎，巨细胞性甲状腺炎。

一、病因学

一般认为亚急性甲状腺炎是由病毒感染引起的甲状腺炎性病变。提示病毒感染的依据有：①常在上呼吸道感染后或是在病毒流行期间发生；②患者血中病毒抗体的效价滴度增高，最常见的是柯萨奇病毒抗体，其次是腺病毒抗体，腮腺炎病毒抗体，流感病毒抗体等；③少数患者的甲状腺组织中培养出腮腺炎病毒；④感染期间，血中无白细胞增高；⑤疾病过程呈自限性。

现有证据多提示亚急性甲状腺炎不是自身免疫性疾病。但是，在疾病过程中可以出现一过性抗甲状腺抗体，只是其抗体的滴度水平低于在其他自身免疫性甲状腺炎时所见到的。在患者中还检出了 TSH－R 抗体和针对甲状腺抗原的致敏 T 淋巴细胞。该病是否为自身免疫性疾病，目前尚无定论。

此外，在中国人和日本人等的亚急性甲状腺炎，HLA－BW35 频率较高。提示对病毒感染有遗传易感性。但是，并非所有的该病患者都与 HLA－BW35 有关。

二、病理改变

甲状腺常为中度肿大，也可轻度肿大，明显肿大者少见。呈结节状，质地较硬，常不对称，病变可累及甲状腺的一侧或两侧，累及到两侧时可先后或同时发生。病变也可局限于甲状腺的一部分。切面仍然可见透明胶质，其中可见散在灰色病灶，边界清楚，包膜纤维组织增生，与周围组织有粘连。

显微镜下可见呈灶性分布的多个病灶，大小不一，而且各部分病灶处于不同的炎症阶段。早期可见滤泡结构、上皮细胞及基底膜破坏，类胶质减少甚至消失。滤泡内中性粒细胞浸润，约有一半的亚甲炎可以见到有微小脓肿形成。中期为组织细胞和多形核巨细胞进入滤泡内，围绕胶质形成肉芽肿。甲状腺滤泡组织为肉芽肿组织所替代，其中有大量慢性炎症细胞、组织细胞和吞有胶质颗粒的多形核巨细胞，表现与结核结节相似，因而有假性结核性甲状腺炎或肉芽肿性或巨细胞性甲状腺炎之称。间质水肿，有淋巴细胞、浆细胞以及嗜酸性粒细胞浸润。后期为纤维细胞增生所致的纤维化而痊愈。

近年来对亚急性甲状腺炎免疫组化的研究发现，肉芽肿形成可能与单核－巨噬细胞分泌的细胞因子有关，如血管内皮细胞生长因子（VEGF），碱性成纤维细胞生长因子（bFGF），血小板衍生生长因子（PDGF），转化生长因子－β（TGF－β）和上皮细胞生长因子（EGF）等。恢复期滤泡形成与 EGF 增加、TGF－β 减少、血管形成与 VEGF，bFGF 升高有关。

三、临床表现

多见于中年女性，发病有季节性。夏季常是其发病的高峰。起病时常有上呼吸道感染，也有人将上呼吸道感染视为该病的前驱症状。在典型病例，整个病期可分为三期：早期伴甲状腺功能亢进症，中期伴甲状腺功能减退症和恢复期。

1. 早期　起病急，有发热、畏冷、寒战、乏力和食欲缺乏。前颈部疼痛和甲状腺部位触痛、压痛，并常向耳后、颌下、颈部或枕部放射，吞咽或咀嚼时加重。颈部淋巴结不肿大。甲状腺病变范围不一，受累腺体肿大，质地坚硬，压痛显著。疼痛与腺体肿大程度、质地硬度有一定的关系。可先从一叶开始，以后可扩大或转移到另一叶，局部疼痛可以自发缓解。但是整体甲状腺的疼痛将持续下去，除非药物干预或自然发展到恢复期，疼痛才可以逐渐消失。也有少数无甲状腺疼痛者。表现为无痛性结节、质硬、TSH 被抑制，注意鉴别。由于甲状腺滤泡细胞破坏，甲状腺激素以及非激素碘化蛋白漏出，约在病后 1 周，部分患者还可以出现甲状腺功能亢进症的临床表现。通常持续 2 周后消失。

2. 中期　甲状腺滤泡由于病毒感染而破坏，甲状腺激素因漏出而发生耗竭。甲状腺滤泡细胞尚未修复前，血清甲状腺激素可降至甲状腺功能减退的水平。临床表现转变为甲状腺功能减低。但是，大部分的患者不出现甲状腺功能减低期，而是直接进入恢复期。

3. 恢复期　上述症状逐渐改善，甲状腺肿或结节渐渐消失，有的病例可遗留小结节在以后缓慢吸收。在判断病程时，对原有甲状腺肿大或结节者须注意鉴别。如果治疗及时，大多可完全恢复。个别患者由于甲状腺损害严重，甲状腺功能不能恢复，遗留永久的甲状腺功能减低。

在轻症或不典型病例，甲状腺轻度肿大，疼痛和压痛轻微，无发热及全身不适症状，甲状腺功能亢进或甲状腺功能减低的表现也不一定明显。本病病程一般为 2~3 个月，也可数周至半年以上。

四、辅助检查

1. 一般检查　白细胞计数可轻度升高，中性粒细胞正常或稍高。血沉明显增快（ESR≥40mm/h）见于 97% 以上的患者，是亚甲炎急性期的重要特征之一。血清病毒抗体滴度增高，半年后逐渐消失。TG-Ab 和 TPO-Ab 等抗体滴度一过性轻度升高。甲状腺球蛋白水平显著升高。

2. 甲状腺功能检查　TT_3、TT_4、FT_3、FT_4 在甲状腺功能亢进期升高，TSH 分泌被抑制。甲状腺摄^{131}I 率低（<1%）。呈现出"分离现象"。这是由于甲状腺为炎症所破坏致使摄碘功能降低以及 TSH 分泌被抑制对甲状腺刺激作用减弱所致。此点具有诊断及鉴别诊断意义。甲状腺摄^{131}I 率低也可见于摄入过多甲状腺素片所致甲状腺功能亢进，此时测甲状腺球蛋白水平低下有助于鉴别。在甲状腺功能减低期，血清 TT_3、TT_4、FT_3、FT_4 减低，TSH 升高。而甲状腺摄^{131}I 率反而升高。

3. 超声检查　在早期，超声可见甲状腺肿大，甲状腺呈现典型的片状（局限）或弥漫的回声低减区。彩色多普勒超声还可显示受累甲状腺组织血流减少。中期，可见回声低减区开始缩小。恢复期，回声低减区基本消失，代之以高回声光点。血流轻度增加。动态超声（B 超或彩色多普勒）显示出回声低减区的变化与临床症状变化基本一致，直观反映了病理变化过程，可作为诊疗时无创快捷的检查手段。

4. 甲状腺同位素扫描　甲状腺扫描可见甲状腺病变区呈现放射稀疏区或图像残缺。

5. 甲状腺活检　可见特征性多核巨细胞或肉芽肿样改变。

五、诊断和鉴别诊断

依据典型临床表现和实验室检查，通常可以明确诊断。其依据为：①甲状腺肿大、疼痛及放射痛、质地硬、触压痛，常伴有上呼吸道感染症状和体征；②血沉加快，一过性甲状腺功能亢进；③甲状腺摄^{131}I 率低；④TG-Ab 和 TPO-Ab 等抗甲状腺抗体滴度一过性轻度升高或正常；⑤甲状腺活检见特征性多核巨细胞或肉芽肿样改变。

前颈部肿块伴疼痛见于许多疾病，最常见为亚急性甲状腺炎以及甲状腺囊肿或腺瘤样结节急性出血。二者之和占全部病例的 90% 以上。后者常在用力活动后骤然出现疼痛，以后逐渐缓解。甲状腺质地较韧实，出血量较大时局部可有波动感，血沉和甲状腺功能正常，超声可见肿块内有液性暗区。其他需要鉴别的疾病为：①甲状腺癌急性出血：甲状腺质地坚硬，与亚急性甲状腺炎不易区别。后者疼痛可以自发缓解或向对侧迅速转移。泼尼松治疗可迅速有效地止痛。甲状腺穿刺活检可资鉴别；②桥本甲状腺炎：甲状腺慢性肿大，质地较韧实，甲状腺疼痛、触痛少见且轻微。TG-Ab 和 TPO-Ab 显著升高；③急性化脓性甲状腺炎：典型者甲状腺局部可有红、肿、热、痛，局部可有波动感。周围血象明显增高。抗生素治疗有效。不典型者有时难以鉴别。泼尼松治疗无效以及甲状腺穿刺活检可见有大量中性粒细胞可以鉴别；④侵袭性纤维性甲状腺炎以及甲状腺结核性肉芽肿可以通过病理检查来鉴别。甲状舌骨导管囊肿感染、支气管腮裂囊肿感染、颈前蜂窝织炎等也需要注意鉴别。

六、治疗

亚急性甲状腺炎没有特异性的治疗方法，治疗的目的在于消除症状和纠正甲状腺功能异常状态。因此，症状轻微者不需要特殊处理。症状较重者，适当休息，给予水杨酸类药物或非甾体消炎药口服治疗。阿司匹林 0.5~1.0g 或吲哚美辛（消炎痛）25mg，每日 3~4 次。通常，甲状腺疼痛完全缓解需 3~4 周，甲状腺肿大消失需 7~10 周。疼痛缓解后开始逐渐减量，具体疗程视疼痛和肿大是否缓解而定。在甲状腺触诊转为阴性，超声显示回声低减区基本消失时可以停药。也可以先用阿司匹林 0.5~1.0g，每 4h1 次，常可缓解颈部疼痛和触痛，48h 内无效，可给予非甾体消炎药。尚无证据证明非甾体消炎药的效果一定好于水杨酸。

全身症状较重，持续高热，甲状腺明显肿大，触压痛显著者，经水杨酸制剂或非甾体消炎药治疗 24~48h 无效时，需要用皮质类固醇治疗。这类患者约占亚急性甲状腺炎的 5%。泼尼松每天 20~40mg，视病情和患者体重大小而定。健壮的男性所需要的剂量较大。常可在数小时内缓解疼痛症状。在减量过程中，减量过快常可使疼痛复发。可以按以下方法减少药量：甲状腺疼痛消失、触诊转变为阴性（此时，超声可显示受累甲状腺回声低减区缩小），可开始减少泼尼松 5~10mg。以后如果无病情反复，可每周减少泼尼松 2.5~5mg。维持 2~3 个月。超声复查显示回声低减区基本消失，代之以高回声光点时停药。也可以选择在甲状腺摄^{131}I 率恢复正常时停药。

如果泼尼松治疗无效，就需要重新考虑诊断是否正确。

严重的反复发作疼痛的亚急性甲状腺炎，当其他治疗均无效时，偶尔可以考虑手术切除之。

甲状腺功能亢进症状突出者，应予以 β－阻滞药治疗。此时，抗甲状腺功能亢进药或放射性碘治疗均无效且有可能会加重病情。甲状腺功能减低期短暂而且常无症状，通常不必要使用甲状腺激素替代治疗。此外，在甲状腺功能减低期内 TSH 升高可能有利于甲状腺功能的恢复。因此，除非患者甲状腺功能减低症状十分明显，否则，不应该使用甲状腺激素。也有人认为在甲状腺功能减低期使用甲状腺激素可消除甲状腺肿大和减轻甲状腺包膜张力。因此，关键是掌握好甲状腺激素替代治疗的时机。

七、预后

长期预后良好。复发很少见，每年大约 2%，复发者甲状腺功能正常。甲状腺部位的不适可以持续数月。由亚急性甲状腺炎转变为持续甲状腺功能减低者很少见，在病前曾经做了甲状腺手术者或并存有自身免疫性甲状腺炎者有此种倾向。

（伍隽华）

第三节　自身免疫性甲状腺炎

自身免疫性甲状腺炎是指一组由自身免疫功能紊乱引起的甲状腺疾病，包括桥本甲状腺炎、原发黏液性水肿、Graves 病、产后甲状腺炎等，临床上表现出广泛的免疫功能紊乱，从 TSAb 引起的 Graves 甲状腺毒血症，到自身免疫反应损害甲状腺功能引起的桥本甲状腺炎（有甲状腺肿）和萎缩性淋巴细胞性甲状腺炎（无甲状腺肿，常称为原发性黏液性水肿），形成一系列相关的疾病谱（表 3－2）。临床上看到，Graves 病和桥本病可以在同一个家系里出现，并且有相同的 HLA 易感单倍型。Graves 病可以发展为甲状腺功能减低，而桥本病可出现甲状腺功能亢进。在原发黏液性水肿中，可见到有些甲状腺萎缩的患者的血清中可检出 TSH 受体抗体，推测某种类型的 TSH 受体抗体可能作为阻断药参与了该病的发生。桥本病与 Graves 病患者血清中都存在有 TG－Ab、TPO－Ab 和 TSH 受体抗体。可见这些疾病是密切相关的。其共同的病理生理过程是自身免疫反应引起的甲状腺功能异常。在这些相关疾病中，由于形成了不同类型的抗甲状腺抗体，因而表现出了不同的临床现象，反映出这些疾病的变异性。例如，无甲状腺肿的自身免疫性甲状腺炎可能产生了阻断性抗体，抑制了 TSH 刺激甲状腺组织生长的作用。而在桥本甲状腺炎（有甲状腺肿）中可能缺乏这种抗体。

从病理的角度来看，甲状腺炎（Thyroiditis）是指同时存在淋巴细胞浸润和甲状腺滤泡破坏。然而从上述事实分析，将甲状腺炎定义为甲状腺内淋巴细胞浸润更合适，而不必强调要有甲状腺滤泡破坏。这样就可以把上述疾病都定义为甲状腺炎，从而用更准确的命名"自身免疫性甲状腺炎"（Autoimmune thyroiditis）来取代"自身免疫性甲状腺疾病"（Autoimmune thyroid disease）。

表 3-2　自身免疫性甲状腺炎的分类

---

1 型　自身免疫性甲状腺炎（桥本病 1 型）

　　1A 甲状腺肿大

　　1B 甲状腺不肿大

特征：甲状腺功能与 TSH 水平正常，TG - Ab 和 TPO - Ab 通常阳性

2 型　自身免疫性甲状腺炎（桥本病 2 型）

　　2A 甲状腺肿大（典型的桥本病）

　　2B 甲状腺不肿大（原发黏液水肿，萎缩性甲状腺炎）

特征：持久性甲状腺功能减低伴 TSH 水平升高，TG - Ab 和 TPO - Ab 通常阳性

部分 2B 型伴阻断型 TSHR 抗体

　　2C 暂时加重的甲状腺炎

特征：病初暂时甲状腺功能亢进（甲状腺激素升高，甲状腺摄 ^{131}I 率减低）。常伴随暂时性甲状腺功能减低

也可直接表现暂时性甲状腺功能减低。TG - Ab、TPO - Ab 阳性。例如：产后甲状腺炎

3 型　自身免疫性甲状腺炎（Graves 病）

　　3A　甲状腺功能亢进 Graves 病

　　3B　甲状腺功能正常 Graves 病

特征：甲状腺功能亢进或甲状腺功能正常伴 TSH 减低。TR - Ab 阳性。TG - Ab、TPO - Ab 通常阳性

　　3C　甲状腺功能减低 Graves 病

特征：眼眶病变伴甲状腺功能减低。有诊断意义的阻断性或刺激性 TRAb。TG - Ab、TPO - Ab 通常阳性

一、桥本甲状腺炎（Hashimoto's thyroiditis）

　　桥本甲状腺炎（hashimoto thyroiditis, HT），又称为桥本病，近年来多使用慢性淋巴细胞性甲状腺炎（Chronic lymphocytic thyroiditis），是比较常见的自身免疫性甲状腺疾病，也是非缺碘地区引起甲状腺肿的甲状腺功能减低的最常见原因。确切的发病率还不清楚。据部分统计，该病在人群中的发病率从 0.3% ~ 10% 不等。女性发病率约为每年 3.5‰，男性约为 0.8‰。可见于任何年龄段。好发于 30 ~ 50 岁。发病年龄 3 ~ 75 岁。中年人多见，40 ~ 60 岁约占 56%，95% 见于女性。

（一）病因及发病机制

　　本病是由遗传因素与环境因素相互作用形成。有家族聚集性，在女性中多见，因而女性激素可能与该病的发生有关。桥本甲状腺炎具有多种临床特征，可能有多种基因参与了甲状腺自身免疫过程。血清中抗甲状腺过氧化物酶抗体（TPO - Ab）和抗甲状腺球蛋白抗体（TG - Ab）滴度升高。TPO（甲状腺过氧化物酶）是甲状腺激素合成过程中的关键酶，是胞泌囊（Exocytosis vesicle）上的囊壁成分。囊内含有新合成的 TG。囊与腔面胞膜融合，TG 与 TPO 一起排泌到滤泡胶质中。TPO 将 TG 的酪氨酸碘化，合成 T_3 和 T_4。TPO - Ab 主要的目标是直接针对甲状腺过氧化物酶（TPO）。TPO - Ab 抑制 TPO 酶可能与甲状腺功能减低的出现有关。有人认为 TPO - Ab 和 TG - Ab 可能只是桥本甲状腺炎的一种血清标志物，对甲状腺结构的破坏并无重要的作用。患者及其亲属中可见到其他自身免疫性疾病，如阿迪森病、糖尿病、恶性贫血和重症肌无力等。随着年龄的增加，在一个个体身上可能相继出现一种或数种疾病的临床表现。

　　桥本甲状腺炎可能是以细胞介导为主的自身免疫性疾病，表现为抑制性 T 细胞功能的遗传性缺陷。由于抑制性 T 细胞缺陷，辅助 T 细胞（CD4$^+$）失去适当的抑制而被激活，并与某种 B 淋巴细胞协作。此外，CD4$^+$ 产生各种细胞因子，包括 INF - γ，可以诱导甲状腺滤泡细胞的表面表达 HLA - DR 抗原，并使之处于易感状态，容易受到免疫攻击。激活的 B 淋巴细胞产生抗体与甲状腺抗原起反应。此外，桥本甲状腺炎时还可能产生了一种阻断抗体，阻断了 TSH 依赖的环腺苷酸的产生，从而抑制甲状腺激素的产生。一项研究表明，桥本甲状腺炎引起的显著甲状腺功能减退中，阻断抗体的发现率高于亚临床甲状腺功能减低者。细胞毒 T 淋巴细胞也显示出变异性，可能参与了与桥本甲状腺炎有关的免疫杀伤过程。这些细胞与补体和杀伤（K）淋巴细胞一起行动导致淋巴细胞性甲状腺炎。

除自身免疫机制外，还有各种环境因素参与了甲状腺细胞的破坏。例如，碘摄入可能启动了自身免疫性甲状腺炎的发生。动物实验证实饮食中的碘化物和病毒感染是导致甲状腺炎发生的两个环境因素。流行病学研究发现过量投入碘化物可致甲状腺炎。使用粒细胞巨噬细胞集落刺激因子（CM－CSF）或IL－2治疗可能诱导出暂时性甲状腺自身抗体形成和可逆性甲状腺功能减低。提示使用造血生长因子或细胞因子时应监测自身免疫性甲状腺炎或甲状腺功能减低的形成。

细胞凋亡（程序性细胞死亡）在桥本甲状腺炎大面积甲状腺细胞破坏中起了主要的作用。由于甲状腺细胞程序性死亡使激素合成障碍，通过高氯酸盐释放试验阳性，可见异常细胞表现出甲状腺碘化物有机结合缺陷。桥本甲状腺炎的组织免疫染色显示甲状腺滤泡上Fas（CD95）表达增多，Bcl－2蛋白减少。可能是甲状腺内浸润的T细胞在接触甲状腺抗原（TSHR、TPO、TG）时，释放出各种细胞因子，使甲状腺细胞上表达Fas，T细胞带有Fas配体（FasL或CD95L），Fas受体与FasL交叉连接诱导细胞凋亡，该过程可被原癌基因Bcl－2抑制。也可能是被带有FasL的Th1细胞攻击而凋亡。其结果是甲状腺滤泡细胞破坏和T细胞增生。桥本炎患者的克隆T细胞能特异性的溶解自身的同源甲状腺细胞。

HLA系统在桥本甲状腺炎发病机制中的作用仍然有争议。HLA基因仅仅在一定程度上决定遗传易感性。在正常甲状腺细胞上并无HLA－DR抗原的表达。而在桥本甲状腺炎甲状腺滤泡细胞表面却可见有HLA－DR抗原的表达，可能是这些HLA－DR抗原的表达启动了自身免疫过程。桥本甲状腺炎伴有甲状腺肿者与HLA－DR$_5$明显相关，原发性黏液水肿者与HLA－DR$_3$明显相关，同时存在GD和桥本甲状腺炎的患者与HLA－AW30有关联，GD多见为HLA－DR$_3$而非DR$_5$。提示自身免疫性甲状腺炎的遗传基础是不一样的。甲状腺自身抗体的形成具有孟德尔显性遗传特征，即与常染色体显性遗传有关，而不是原发于HLA相关的基因系统。

（二）病理改变

甲状腺多呈弥漫性肿大，包膜完整而增厚，质地坚韧，表面苍白，无坏死。切面均匀呈分叶状，灰白或灰黄色。也可形成结节，质坚硬。可见有滤泡破裂、缩小和纤维化，滤泡细胞及基底膜破坏，胶质减少，同时有淋巴滤泡及生发中心形成。成人甲状腺内可见特征性的大嗜酸性上皮细胞，称为Hurthle细胞或Askanazy细胞，为残存滤泡上皮细胞的胞浆嗜酸性变。该细胞对桥本甲状腺炎具有诊断意义。

甲状腺组织广泛淋巴细胞和浆细胞浸润为特征。在典型的桥本甲状腺炎可见到甲状腺中有2种形式的淋巴细胞浸润：①结构破坏性的淋巴细胞浸润：完整结构消失，代之以CD4和CD8 T淋巴细胞、巨噬细胞、NK细胞和一些B淋巴细胞组成的混合结构。在淋巴细胞浸润的破坏区可见Fas及其配体FasL阳性。FasL是甲状腺细胞的组成部分，桥本甲状腺炎时，由于自身免疫性T淋巴细胞和B淋巴细胞的炎性反应，使Fas表达，导致淋巴细胞自杀或相互残杀；②局部淋巴细胞浸润：甲状腺组织结构基本完好，又称局部甲状腺炎。Graves病也可见到这种现象。淋巴细胞的浸润表现为甲状腺内形成了类似于黏膜相关性淋巴样组织的结构。黏膜相关性淋巴样组织由T细胞带、B细胞滤泡和浆细胞组成。可能与急性甲状腺自身免疫反应以及自身抗体的产生有关。

在桥本甲状腺炎的诊断中并不十分强调病理分型，以下病理分型有助于认识该病的主要特点（表3－3）。

除了表3－3的病理分型外，也可按以下分型：①局灶型桥本甲状腺炎：局部有明显的淋巴细胞浸润区，病变周围或病变之间有成片正常甲状腺滤泡或甲状腺小叶结构。这种状况可能是桥本甲状腺炎的早期阶段。此时的淋巴细胞浸润程度与血清TPO－Ab和TG－Ab的水平有一定的相关性。也可称之为"结节性桥本甲状腺炎"；②青少年型桥本甲状腺炎：甲状腺中通常没有淋巴样滤泡形成，病变发展很快；③萎缩型桥本甲状腺炎或纤维化型：主要见于成年人的甲状腺功能减低，以显著纤维化为主。浆细胞浸润明显。萎缩性甲状腺炎是甲状腺自身免疫性破坏的最终结果，但是，从甲状腺肿大型桥本甲状腺炎发展成为甲状腺不肿大型的萎缩性甲状腺炎的情况并不常见。

表 3-3　桥本甲状腺炎病理分型

	淋巴细胞型（lymphocytic type）	嗜酸细胞型（oxyphilic type）	纤维化型（fibrous type）
病理	中度淋巴细胞浸润	致密淋巴细胞浸润	浆细胞浸润
	显著的胶质吞噬	显著嗜酸性粒细胞	可见嗜酸性粒细胞
	无嗜酸性粒细胞	轻度纤维化	显著的纤维化
	灶性上皮增生	生发中心形成	
年龄	儿童、青少年	中年	中年、老年
功能	正常	正常或有甲状腺功能减低	常有甲状腺功能减低
抗体	微量、低或中滴度	中到高滴度	高滴度
外形	轻度肿大	中度肿大、形成速度快	中度肿大、质坚硬
	质软	中度硬、不规则	不对称或有结节

（三）临床表现

多见于中年女性，病程长，发病缓慢，甲状腺呈弥漫性、轻至中度肿大，质地坚韧，多无症状，疼痛少见，偶尔也可有轻度疼痛或触痛，见于甲状腺肿生长形成快、抗甲状腺抗体滴度明显升高者。可有咽部不适，甲状腺肿大引起的局部症状很少见，如颈部压迫感、吞咽困难等等。无颈部淋巴结肿大。

甲状腺肿大具有特征性：弥漫性甲状腺肿大，或为多结节性甲状腺肿大，罕见单结节。如果甲状腺表现为单结节，则是由于甲状腺组织大部破坏而仅剩的甲状腺组织，并非真正的单结节。可以不对称，质地硬韧，表面常不光滑，有圆形突起状感，常可触及锥体叶为其特点之一。可随吞咽上下活动。

大多数的桥本甲状腺炎（75%~80%）的患者，甲状腺肿大而甲状腺功能正常。约25%表现为甲状腺萎缩，可有明显的临床甲状腺功能减退或表现为亚临床甲状腺功能减退。根据一项20年的随访观察，甲状腺抗体阳性和TSH升高者，每年分别有2.6%和2.1%进展为临床甲状腺功能减退。女性桥本甲状腺炎进展为临床甲状腺功能减退的速度是男性的5倍；年龄超过45岁以后以及病初期甲状腺抗体阳性和TSH升高者，进展到临床甲状腺功能减退的速度也比较快。

TSH轻度升高，T_3、T_4在正常范围内者，甲状腺功能可能在以后恢复正常，但是也可能此时为疾病早期阶段，以后进展到明显临床甲状腺功能减退伴T_3、T_4减低，需要用甲状腺激素替代治疗。表现为甲状腺功能亢进的患者不到5%。

桥本甲状腺炎可以有以下特殊临床表现。

桥本甲状腺功能亢进（Hashitoxicosis）：是指桥本甲状腺炎与GD并发存在，甲状腺同时有桥本甲状腺炎和GD的组织学改变。甲状腺毒血症与单纯GD时表现出的甲状腺功能亢进的临床症状和体征以及实验室检查特点一样。详见甲状腺功能亢进症。桥本甲状腺功能亢进可能源于两种原因：一是甲状腺激素因为甲状腺组织自身免疫性破坏而释放增多；二是因为存在TSAb（TSI）对甲状腺组织的刺激使得甲状腺激素增加。但是，由于甲状腺腺体存在不断地自身免疫性破坏以及可能有TSAb的影响，使甲状腺功能亢进自发缓解机会增加，也使得形成自发甲状腺功能减低的倾向加大。桥本甲状腺功能亢进一旦确诊，常需要使用抗甲状腺药物，但是与单纯GD的甲状腺功能亢进治疗相比，用药剂量宜小，定期观察的时间和疗程要适当缩短。如果出现甲状腺肿大加重，应及时加用甲状腺激素。

桥本甲状腺炎一过性甲状腺功能亢进：指桥本甲状腺炎发生早期出现的短时期甲状腺毒血症的表现，与单纯GD时的甲状腺功能亢进的临床症状相似，但是，甲状腺的肿大常表现出桥本甲状腺炎的特征，实验室检查：TSAb阴性，甲状腺^{131}I摄取率正常或减低。甲状腺活检时无GD组织学表现。一般在数周或数月内消失，不需要抗甲状腺药物治疗，或者给予小剂量普萘洛尔对症处理即可。桥本甲状腺炎一过性甲状腺功能亢进可能是由于甲状腺组织滤泡自身免疫性破坏，使得原来储存在滤泡腔内的甲状腺激素释放入血循环增多引起。

儿童桥本甲状腺炎：在儿童甲状腺肿大中约40%为桥本甲状腺炎所致。甲状腺质地坚硬度不如成人明显，结节性肿大较为少见。血清TPO-Ab和TG-Ab滴度较低，TPO-Ab和TG-Ab阴性者较多见。病理类型以淋巴细胞浸润型为主。儿童桥本甲状腺炎常在甲状腺明显肿大时才引起注意，而且容易误诊为单纯性甲状腺肿。甲状腺功能减退常导致儿童生长发育迟缓，甲状腺功能减低也可在数年后转变成甲状腺功能亢进。

桥本病并发甲状腺癌：桥本甲状腺炎可并发甲状腺乳头状癌、滤泡状癌、间变癌以及非霍奇金淋巴瘤。甲状腺髓样癌少见。桥本病时，甲状腺癌的发生率并不增加，但是，甲状腺淋巴瘤的发生率是增加的。国内一组 95 例经手术治疗的 HT 中发现同时并存甲状腺癌的 6 例（6.3%），本院 45 例 HT 手术中发现有 5 例并发甲状腺癌。这种现象提示可能是由于 HT 与肿瘤的发生均与免疫缺陷有关。在以下情况要提高警惕：①甲状腺肿大明显增快或甲状腺激素治疗后甲状腺不缩小甚至增大者；②局部淋巴结肿大或有压迫症状；③声音嘶哑；④甲状腺疼痛较明显而且持续存在，经治疗无效者；⑤甲状腺内有单个结节，质硬，扫描可见冷结节。

我们在临床上曾经发现有 2 例甲状腺显著肿大伴中度发热的患者，后经手术病检证实为桥本甲状腺炎。

此外，桥本甲状腺炎还可并发寂静性甲状腺炎、局限性胫前黏液性水肿、浸润性突眼或为自身免疫性多内分泌腺病综合征 Ⅱ 型（Addison 病、AITD、Ⅰ 型糖尿病、性腺功能减退症）的表现之一。

（四）辅助检查

血清 T_3、T_4 以及 TSH 变化与临床甲状腺的功能状态有关。详见甲状腺实验室检查。

95% 以上桥本甲状腺炎患者的血清中 TPO - Ab 为阳性，50% ~80% 的患者 TG - Ab 呈阳性。因此，测定血清中 TPO - Ab 和 TG - Ab 可对桥本甲状腺炎做出免疫学诊断。尤其是 TPO 抗体对诊断桥本甲状腺炎最有价值。基因重组 TPO 及 TPO - Ab 分析提高了桥本甲状腺炎的血清诊断敏感性。TPO - Ab 的滴度与甲状腺内的淋巴细胞数量呈正相关，抗体滴度越高甲状腺自身免疫破坏越严重。北京协和医院采用放射免疫双抗体测定法，TPO - Ab 和 TG - Ab 滴度同时 >50% 有诊断意义。TPO - Ab 滴度 >60% 也有诊断意义。主要见于桥本甲状腺炎。TPO - Ab 和 TG - Ab 也可见于大多数特发性甲状腺功能减低、GD 患者以及产后甲状腺炎和非甲状腺疾病者，例如，在甲状腺癌，但是血清中自身抗体的水平较低。低滴度抗体也可能是一种对甲状腺组织损伤的非特异性反应。低滴度的甲状腺自身抗体也可见于在桥本甲状腺炎的早期阶段，此时尚未形成甲状腺肿或甲状腺功能的异常。TPO - Ab 和 TG - Ab 在血清中可以存在数年甚至十多年的时间。在许多老年患者中，可发现抗体却无该病的其他临床表现。抗体阴性并不能排除任何亚型的自身免疫性甲状腺炎。

桥本甲状腺炎时血清中甲状腺自身抗体也可为阴性，可能与其自身免疫疾病的器官限制性形成有关。此外，甲状腺自身抗体的形成还具有常染色体显性遗传的特征。

甲状腺核素扫描对诊疗并非是重要的检查项目。核素扫描表现为分布不规则的稀疏与浓集区，边界不清。桥本甲状腺炎中甲状腺结节的发生率约为 29%。甲状腺扫描可表现为温结节、冷结节或热结节，后者很少见。如见到冷结节，其恶性的可能性很大。

桥本甲状腺炎在超声检查上可见甲状腺回声减低。因而超声可能有助于预测甲状腺自身免疫性疾病。详见甲状腺超声检查。

甲状腺核素扫描和超声检查可了解甲状腺形态学改变，但是不能作定性描述，对诊断 HT 没有特异性。

甲状腺 ^{131}I 摄取率正常或减低。极少见到甲状腺 ^{131}I 摄取率升高。

FNAB 并非常规检查方法。甲状腺自身抗体阴性时 FNAB 有助于诊断。对单个结节 FNAB 有助于排除甲状腺恶性肿瘤。通过 FNAB 可看到甲状腺内有大量的淋巴细胞，滤泡上皮细胞多形性以及 Askanazy 细胞。

60% 高氯酸盐试验为阳性。但是 GD 者 ^{131}I 治疗后该试验也可为阳性。

（五）诊断

根据临床表现结合血清中高滴度甲状腺自身抗体水平可对典型病例作出诊断。近年来采用了以高纯度制剂代替过去不敏感的半定量方法测定甲状腺自身抗体水平，但是目前还没有看到用新方法测定甲状腺自身抗体诊断桥本炎的定量标准。北京协和医院结合病理和临床表现，利用放射免疫法测定法提出抗体检测对诊断的认识：①具有典型的临床表现，血清中 TPO－Ab 或 TG－Ab 阳性或升高就可以诊断；②临床表现不典型者，需要有高滴度的抗甲状腺抗体测定结果才能诊断，即两种抗体用放射免疫法测定，结果连续 2 次≥60％以上；③同时有甲状腺功能亢进表现者，上述高滴度的抗体中至少有一种持续存在半年以上；④如临床疑有本病，而血中抗体滴度不高或阴性者，必要时应做组织病理学（针吸或活检）诊断。

有部分患者需要多次检查才能检出抗体滴度增高。对于血清抗体滴度始终不高又怀疑为本病者，需要考虑做细针穿刺或手术活检病理检查。本病与 Graves 病易于同时发生以下的自身免疫疾病，但有区别（表 3－4）。

表 3－4　桥本甲状腺炎与 Graves 病的区别

桥本甲状腺炎	Graves 病
肾上腺功能减退、糖尿病、恶性贫血、	重症肌无力、恶性贫血、白癜风、
重症肌无力、慢性活动性肝炎、	Addison 病、糖尿病、斑秃、
进行性系统硬皮病、干燥综合征、斑秃、	类风湿关节炎、肾小球肾炎、
胆汁性肝硬化、甲状旁腺功能减退、	腹腔疾病、硬皮病、红斑狼疮、
类风湿关节炎、红斑狼疮、肾小管酸中毒	干燥综合征、特发性血小板减少性紫癜

（六）鉴别诊断

根据高滴度的甲状腺自身抗体，桥本甲状腺炎与其他甲状腺疾病的鉴别一般不困难。①非毒性甲状腺肿以及甲状腺肿瘤，甲状腺功能一般正常，而桥本病常有甲状腺功能减低；②弥漫性毒性甲状腺肿，有时甲状腺自身抗体的滴度也较高，鉴别常较为困难。Graves 病甲状腺肿大但质地较软，随着甲状腺功能亢进治疗好转，甲状腺自身抗体的水平逐渐下降。而桥本甲状腺炎的抗体水平持续升高，至少持续 6个月以上。鉴别有困难时可做穿刺活检；③年轻的桥本患者与弥漫性非毒性甲状腺肿的鉴别十分困难，因为甲状腺的质地较软而且血清中是否有甲状腺自身抗体存在是未知的，甲状腺自身抗体的滴度也不像在成人中所见到的那样高；④桥本甲状腺炎可伴有淋巴瘤及乳头状癌，应注意鉴别。

（七）治疗

桥本甲状腺炎没有特异性治疗方法。多数患者不需要治疗。确诊后可以随访观察。有临床型或亚临床甲状腺功能减低者，主要针对甲状腺功能减低使用激素替代治疗，$L-T_4$ 片 50～100μg/d。老年患者或有慢性心功能不全者酌情减量。有学者认为仅有甲状腺肿大者，也可采用甲状腺激素替代治疗，这是由于甲状腺激素可减少甲状腺肿大或至少限制其生长。对于有局部压迫症状，如吞咽困难者可以改善其症状。其次，桥本甲状腺炎最终大多数发展成甲状腺功能减低，早期使用甲状腺激素是合理的。在临床上何时使用甲状腺素治疗可以根据具体情况来定，出现甲状腺功能减低时再用甲状腺激素也是合理的。

以往认为桥本甲状腺炎所致甲状腺功能减低是终身的，近来有证据表明，有些桥本甲状腺炎引起的甲状腺功能减低也可以是暂时性的。有近 20％的桥本甲状腺炎的甲状腺功能减低，在使用甲状腺激素替代治疗期间，甲状腺功能自发恢复。其恢复机制可能是 TSH 阻断抗体的消失，或是细胞毒作用停止，或是锂盐、胺碘酮以及其他含碘物质的消失有关。

在少见的典型病例，甲状腺迅速增长而疼痛者，可用糖皮质类固醇以减轻症状。起始用量为泼尼松20～30mg/d，症状缓解后逐渐减量，持续 4～6 周。

桥本甲状腺炎很少用外科治疗，如压迫症状重，或者使用甲状腺激素替代治疗后甲状腺肿大仍然明显者，可考虑手术治疗。

二、产后甲状腺炎（Postpartum thyroiditis）

产后甲状腺炎（postpartum thyroiditis，PPT），是产后一年所发生的甲状腺功能异常综合征，可以为暂时性的也可以是永久性的。其病理基础是甲状腺自身免疫性炎症，是最常见而又最具有特征的产后自身免疫性甲状腺炎。妊娠 5~20 周流产后也可发生该病。产后甲状腺炎与产后甲状腺综合征是两种不同的概念。后者指原有或正在发生甲状腺疾病而在产后出现的甲状腺功能紊乱。

产后甲状腺炎曾有多种命名，这是与该病具有多种甲状腺疾病的特征有关。例如，产后无痛性甲状腺炎（postpartum painless thyroiditis，PPT）、寂静性甲状腺炎（silent thyroiditis，ST），即无疼痛的甲状腺炎、甲状腺功能亢进性甲状腺炎、无痛性亚急性甲状腺炎或不典型亚甲炎、淋巴细胞性甲状腺炎伴自发缓解的甲状腺功能亢进等。目前倾向于使用亚急性淋巴细胞性甲状腺炎（Subacute lymphocytic thyroiditis）。亚急性淋巴细胞性甲状腺炎有两种发病形式：散发型和产后发病型。

（一）病因及发病机制

根据比较系统的调查（调查覆盖率为 70%），产后甲状腺炎的发病率占分娩后妇女的 6.5%~7.2%。1 型 DM 妇女尤其有出现产后甲状腺炎的倾向，患病率至少为 15%。在 30~50 岁年龄段的妊娠妇女中有 5%~10% 可发生产后甲状腺炎。在碘供应充足地区，产后甲状腺炎发病率为 5%~7%。

这些现象提示产后甲状腺炎的形成与自身免疫反应有关。因为在妊娠期存在有正常的免疫抑制作用，即妊娠期间免疫耐受性处于增强状态，使现存的甲状腺自身免疫反应得以改善。分娩后这种正常的免疫抑制作用消失。产后 1~2 个月是产后甲状腺炎好发时间，也正是产后自身免疫反应加重的反跳阶段，因而出现有明显临床症状的产后甲状腺炎。因此，认为产后甲状腺炎是指已现存的或正在发生的自身免疫性甲状腺炎在妊娠期得以缓解，而在产后出现的急性期表现。

甲状腺发生自身免疫反应是由于遗传易感性和环境因素造成的。产后甲状腺炎与 HLA－DR_3 和 HLA－DR_5 表达有关联。

产后甲状腺炎和 TPO－Ab 之间有密切的联系。在妊娠早期（前 3 个月），甲状腺自身抗体（TPO－Ab）阳性者，发生产后甲状腺炎的可能性为 33%~70%（平均约为 50%）。50%~70% 的产后甲状腺炎妇女血清中的 TPO－Ab 阳性。TPO－Ab 阳性妇女再次妊娠并发产后甲状腺炎的机会是 70%。无甲状腺功能异常史的 TPO－Ab 阳性妇女发生产后甲状腺炎的机会是 25%。TPO－Ab 和 TG－Ab 都存在阳性时，TPO－Ab 滴度要高于 TG－Ab。在产后甲状腺炎妇女中几乎未发现单独 TG－Ab 阳性者。这可能与发病机制有关，即只有 TPO－Ab 才可结合补体从而引起炎症反应。产后甲状腺炎的严重程度与 TPO－Ab 结合激活的补体系统的能力以及相互作用有关。有报道称：IgG1 TPO－Ab 滴度高的妇女可出现甲状腺功能减低。IgG2 TPO－Ab 和 IgG3 TPO－Ab 阳性者可能出现甲状腺功能减低或甲状腺功能亢进。有关结论尚未明确。

TPO－Ab 在产后甲状腺炎发病机制中的具体作用不清，因为：①TPO 仅在甲状腺滤泡细胞的顶端表达，如果滤泡完整，该部位是难以接触到循环抗体的；②连接补体的甲状腺细胞毒抗体与甲状腺功能减低之间没有明显关联；③母亲有慢性自身免疫性甲状腺炎及 TPO－Ab，而其婴儿甲状腺功能正常；④相当部分的老年妇女 TPO－Ab 阳性。

推测产后甲状腺炎的自身免疫发病机制：TPO－Ab 识别甲状腺细胞表面的靶抗原，通过 FC 受体激活补体或 NK 细胞。CD8$^+$ 细胞毒 T 细胞或 CD4$^+$ 辅助 T 细胞也可能参与识别靶抗原。CD4$^+$/CD8$^+$ 比例增高对产后甲状腺炎的形成可能起着关键作用，产生的 IFN－γ 和 IL－2 可直接影响甲状腺细胞，IFN－γ 还可以激活巨噬细胞杀伤甲状腺细胞或产生 IL－1 和 IL－6 影响甲状腺细胞的生长代谢。TSH 受体抗体刺激或阻断 TSH 受体并且激活受体后第 2 信使系统。

如果将 TPO－Ab、补体、激活 T 细胞、细胞凋亡以及产后甲状腺炎的组织学改变结合起来看，至少部分产后甲状腺炎应该认为是正在进行的甲状腺自身免疫性反应加重，导致甲状腺的完整性破坏。至少存在两种形式的产后甲状腺炎：自身免疫型和非自身免疫型。自身免疫型发病率较低，具有 TPO－Ab 阳性和各种细胞介导的免疫功能紊乱的特征。非自身免疫型缺乏免疫学表现，而且甲状腺毒血症轻而短暂。

产后甲状腺炎甲状腺滤泡迅速破坏后常常又伴随甲状腺功能的恢复。其机制尚不清楚。自身免疫性甲状腺炎的发病机制是多基因、多因素疾病。产后甲状腺炎的恢复是否也有多种因素参与尚不清楚。

（二）病理改变

产后甲状腺炎的甲状腺组织学表现完全符合自身免疫性甲状腺炎的特征。产后甲状腺炎的组织学特征：甲状腺组织局部或弥漫性破坏，有广泛淋巴细胞浸润，滤泡溶解和破裂，与桥本甲状腺炎很相似，但是罕见多核巨细胞和特征性的生发中心；未见 Hurthle 细胞，偶可有淋巴样滤泡，局部淋巴细胞浸润时，只存在局部甲状腺炎而无甲状腺滤泡破坏，完整的滤泡显示轻度上皮细胞增生。组织化学发现甲状腺滤泡细胞上 MHC－Ⅱ抗原表达明显增加，可能与局部炎性 T 细胞浸润并产生细胞因子 IFN－γ 上调了 MHC－Ⅱ抗原的表达有关。

（三）临床表现

病前通常没有病毒感染史，主要表现为甲状腺功能异常。

症状：典型的产后甲状腺炎有 2 期经过：甲状腺功能亢进期和甲状腺功能减低期，也可以只出现甲状腺功能亢进或甲状腺功能减低的症状，有甲状腺功能亢进者较早出现甲状腺功能减低，只有甲状腺功能减低者其甲状腺功能减低的症状出现较晚。甲状腺功能亢进期可在产后的第一个月至第六个月发生，持续 1～2 个月，极少数患者的症状可持续 12 个月，症状较 Graves 病轻。与产后甲状腺功能正常的妇女比较，疲劳、心悸、体重下降、怕热及易激动更为常见，也可有精神异常、震颤和精神紧张。甲状腺功能减低期约在产后的第 4～8 个月发生，持续 4～6 个月。主要症状是疲劳、注意力不集中和便秘，此外，肌肉、关节的疼痛和僵硬也很常见。甲状腺功能减低发生率约为 6%。产后抑郁症是常见的严重并发症，可能导致产妇因情绪低落而自杀。产后抑郁症主要与产后甲状腺功能紊乱有关，包括甲状腺功能亢进和甲状腺功能减低。其机制可能与中枢神经系统 5－羟色胺的变化有关。产后甲状腺炎与 TPO－Ab 无关联。TPO－Ab 升高明显者，偶可发展成为持续性甲状腺功能减低。

体征：甲状腺肿大是否是产后甲状腺炎的体征尚有疑问，甲状腺肿大也并非常见，但是有关甲状腺肿大的报道却很多。据有的报道认为约 50% 的患者甲状腺肿大，甲状腺可正常大小，也可为轻度肿大，对称，质地硬韧，无结节。无疼痛和触痛。可出现 Graves 病时所见到的良性突眼征，如凝视和眼裂增宽，但是无浸润性突眼及局限性皮肤黏液水肿。

该病可与干燥综合征、系统性红斑狼疮、自身免疫性 Addison 病共同发生。50% 产后甲状腺炎有 AITD 家族史。有些患者以前曾有 Graves 病或者桥本甲状腺炎的病史。

（四）辅助检查

WBC 正常，ESR 正常或轻度升高。

甲状腺功能亢进期间血清 T_3、T_4 增高，TSH 减低。TSH 抑制到可检出的最低限范围。TSH 刺激也不能使其增加。甲状腺摄 [131]I 率减低，对鉴别 GD 和 Plummer 病以及治疗有参考价值。

血清 TG 升高。血清 TPO－Ab 水平升高，但是其滴度相对于桥本甲状腺炎来说较低。

甲状腺穿刺活检：由于产后甲状腺炎时甲状腺仅轻度增大，穿刺操作有困难，一般不做甲状腺穿刺活检。必要时做出的结果有利于诊断和鉴别诊断。

（五）诊断

诊断产后甲状腺炎，关键是要提高对该病的临床警惕性。在产后第一年里，对有疲劳、心悸、情绪波动等非特异性症状或有甲状腺肿大体征者，都需要检查甲状腺功能。鉴别诊断主要与 Graves 病、亚急性肉芽肿性甲状腺炎等鉴别，参见相关章节。根据各自的临床特征一般可做出正确的诊断。

甲状腺穿刺活检具有诊断和鉴别诊断价值。鉴别有困难时可测甲状腺摄 [131]I 率来确定是否产后甲状腺炎，应该注意的是测定甲状腺摄 [131]I 率 3d 后才可哺乳；[99m]Tc（锝－99m）闪烁扫描后须停止哺乳 24h。甲状腺摄 [131]I 率低下还可见于亚甲炎、Graves 病近期摄入碘化物、毒性多结节甲状腺肿或毒性腺瘤、异位甲状腺功能亢进（卵巢甲状腺肿或功能性转移性甲状腺癌），分析结果时注意鉴别。

甲状腺 B 超在诊断产后甲状腺炎时有一定的作用。

（六）治疗

产后甲状腺功能异常多半是暂时的，但是自身免疫反应可以使胎儿自发性流产的可能性增加、甲状腺储备功能低下。妊娠期和产后出现的甲状腺功能减退会造成胎儿显著的神经精神发育障碍。可以使孕妇在分娩时感到疲乏无力、产后不能照顾婴儿甚至卧床不起。亚临床甲状腺功能减低还可导致心血管疾病。因此，尽管产后甲状腺炎症状轻或持续时间短，仍然需要治疗。

筛查产后甲状腺功能异常并加以克服可有助于改善产妇的生活质量。轻至中度的甲状腺功能异常只需要家庭的细心关照就可以，不必要用药物治疗。中度以上甲状腺功能异常，可用糖皮质类固醇 20 ~ 30mg/d 治疗，在 1 个月内减量并停药，可减少甲状腺功能的波动，使之基本稳定在正常范围。

产后甲状腺炎的甲状腺功能亢进期，可用普萘洛尔 10 ~ 40mg/d，分 3 ~ 4 次口服。有 10% ~ 20% 的产后甲状腺炎患者用普萘洛尔治疗无效。在这种情况下可用泼尼松 20 ~ 40mg/d，起效后逐步减量，于 4 周内减完。胺碘苯丙酸钠每日 500mg 可减少 T_4 向 T_3 的转换。胺碘苯丙酸钠可迅速有效地消除症状以及减低 T_3 水平。使用期为 2 ~ 6 周直至症状缓解。产后甲状腺炎偶有严重甲状腺功能亢进反复发作时，也可采用手术治疗。

甲状腺功能减低期如果维持时间短暂而且症状轻微，不需用 T_4 片，因为 TSH 升高有助于促进甲状腺功能恢复。如甲状腺功能减低症状重而且持续时间长需要治疗者，可用低于常规剂量的 T_4，让 TSH 仍然有轻度的升高，以利于甲状腺功能的恢复。$L-T_4$ 持续使用 6 个月左右（3 ~ 9 个月），然后逐步减量并确定甲状腺功能是否恢复。持续的 T_4 减低、TSH 升高、甲状腺功能减低症状持续 4 ~ 9 个月的患者有可能成为持续甲状腺功能减低，应考虑长期 T_4 治疗。

在非碘缺乏区应避免过多摄入含碘多的食物。

（七）预后

大多数产后甲状腺炎患者甲状腺功能可在数月内恢复正常，对其自然病程的观察发现约有 11% 的患者可复发。TPO - Ab 滴度持续升高者，有形成持续性甲状腺功能减低的倾向。TPO - Ab 阳性者，持续性甲状腺功能减低发病率为 12% ~ 30%。TPO - Ab 阴性者，约有 1.4% 发展为持续性甲状腺功能减低。

（伍隽华）

第四章

单纯性甲状腺肿

单纯性甲状腺肿是一类仅有甲状腺肿大而无甲状腺功能改变的非炎症、非肿瘤性疾病，又称为无毒性甲状腺肿。其发病原因系体内碘含量异常或碘代谢异常所致。按其流行特点，通常可分为地方性和散发性两种。

一、病因

1. 碘缺乏　居住环境中碘缺乏是引起地方性甲状腺肿的主要原因。地方性甲状腺肿，又称缺碘性甲状腺肿，是由于居民居住的环境中缺碘，饮食中摄入的碘不足而使体内碘含量下降所致。世界上约三分之一的人口受到该病的威胁，尤其是不发达国家可能更为严重，而该病患者可能超过 2 亿。根据 WHO 的标准，弥漫性或局限性甲状腺肿大的人数超过总人口数 10% 的地区称为地方性甲状腺肿流行区。流行区大多远离河海，以山区、丘陵地带为主。东南亚地区中以印度、印尼、中国比较严重。欧洲国家中以意大利、西班牙、波兰、匈牙利和前南联盟国家为主。我国地方性甲状腺肿的流行范围比较广泛，在高原地区和各省的山区如云南、贵州、广西、四川、山西、河南、河北、陕西、青海和甘肃，甚至山东、浙江、福建等都有流行。

碘是合成甲状腺激素的主要原料，主要来源于饮水和膳食中。在缺碘地区，土壤、饮水和食物中碘含量很低，碘摄入量不足，使甲状腺激素合成减少，出现甲状腺功能低下。机体通过反馈机制使脑垂体促甲状腺激素（TSH）分泌增加，促使甲状腺滤泡上皮增生，甲状腺代偿性肿大，以加强其摄碘功能，甲状腺合成和分泌甲状腺激素的能力则得以提高，使血中激素的水平达到正常状态。这种代偿是由垂体－甲状腺轴系统的自身调节来实现的。此时若能供应充分的碘，甲状腺肿则会逐渐消退，甲状腺滤泡复原。如果长期缺碘，甲状腺将进一步增生，甲状腺不同部位的摄碘功能及其分泌速率出现差异，而且各滤泡的增生和复原也因不均衡而出现结节。

2. 生理因素　青春发育期、妊娠期和绝经期的妇女对甲状腺激素的需求量增加，也可发生弥漫性甲状腺肿，但程度较轻，多可自行消退。

3. 致甲状腺肿物质　流行区的食物中含有的致甲状腺肿物质，也是造成地方性甲状腺肿的原因，如萝卜、木薯、卷心菜等。如摄入过多，也可产生地方性甲状腺肿。

4. 水污染　水中的含硫物质、农药和废水污染等也可引起甲状腺肿大。饮水中锰、钙、镁、氟含量增高或钴含量缺乏时可引起甲状腺肿。钙和镁可以抑制碘的吸收。氟和碘在人体中有拮抗作用，锰可抑制碘在甲状腺中的蓄积，故上述元素均能促发甲状腺肿大。铜、铁、铝和锂也是致甲状腺肿物质，可能与抑制甲状腺激素分泌有关。

5. 药物　长期服用硫尿嘧啶、硫氰酸盐、对氨基水杨酸钠、维生素 B_1、过氯酸钾等也可能是发生甲状腺肿的原因。

6. 高碘　长期饮用含碘高的水或使用含碘高的食物可引起血碘升高，也可以出现甲状腺肿，如日本的海岸性甲状腺肿和中国沿海高碘地区的甲状腺肿。其原因一是过氧化物功能基被过多占用，影响酪氨酸氧化，使碘有机化受阻；二是甲状腺吸碘量过多，类胶质产生过多而使甲状腺滤泡增多和滤泡腔扩大。

二、病理

无论地方性或散发性甲状腺肿，其发展过程的病理变化均分为三个时相，早期为弥漫性滤泡上皮增生，中期为甲状腺滤泡内类胶质积聚，后期为滤泡间纤维化结节形成。病灶往往呈多源性，且同一甲状腺内可同时有不同时相的变化。

1. 弥漫增生性甲状腺肿　甲状腺呈弥漫性、对称性肿大，质软，饱满感，边界不清，表面光滑。镜检下见甲状腺上皮细胞由扁平变为立方形，或呈低柱形、圆形或类圆形滤泡样排列。新生的滤泡排列紧密，可见小乳头突入滤泡腔，腔内胶质少。滤泡间血管增多，纤维组织增多不明显。

2. 弥漫胶样甲状腺肿　该阶段主要是因为缺碘时间较长，代偿性增生的滤泡上皮不能持续维持增生，进而发生复旧和退化，而滤泡内胶质在上皮复退后不能吸收而潴留积聚。甲状腺弥漫性肿大更加明显，表面可有轻度隆起和粘连，切面可见腺肿区与正常甲状腺分界清晰，成棕黄色或棕褐色，甚至为半透明胶冻样，这是胶性甲状腺肿名称的由来。腺肿滤泡高度扩大，呈细小蜂房样，有些滤泡则扩大呈囊性，囊腔内充满胶质。无明显的结节形成。镜检下见滤泡普遍性扩大，滤泡腔内充满类胶质，腺上皮变得扁平。细胞核变小而深染，位于基底部。囊腔壁上可见幼稚立方上皮，有时还可见乳头样生长。间质内血管明显增多，扩张和充血，纤维组织增生明显。

3. 结节性甲状腺肿　是病变继续发展的结果。扩张的滤泡相互聚集，形成大小不一的结节。这些结节进一步压迫结节间血管，使结节血供不足而发生变性、坏死、出血囊性变。肉眼观甲状腺增大呈不对称性，表面结节样。质地软硬不一，剖面上可见大小不一的结节和囊肿。结节无完整包膜，可见灰白色纤维分割带，可有钙化和骨化。显微镜下呈大小不一的结节样结构，不同结节内滤泡密度、发育成熟度、胶质含量很不一致。而同一结节内差异不大。滤泡上皮可呈立方样、扁平样或柱状，滤泡内含类胶质潴留物，有些滤泡内有出血、泡沫细胞、含铁血黄素等。滤泡腔内还可以见到小乳头结构。滤泡之间可以看到宽窄不同纤维组织增生。除上述变化外，结节性甲状腺肿可以并发淋巴细胞性甲状腺炎，可伴有甲亢，还可伴有腺瘤形成。以前的研究认为，甲状腺肿可以癌变。近年有研究认为，结节性甲状腺肿为多克隆性质，属于瘤样增生性疾病，与癌肿的发生无关。而腺瘤为单克隆性质，与滤泡性腺癌在分子遗传谱学表型上有一致性。这种观点尚需进一步研究证实。

三、临床表现

单纯性甲状腺肿除了甲状腺肿大以及由此产生的症状外，多无甲状腺功能方面的改变。甲状腺不同程度的肿大和肿大的结节对周围器官的压迫是主要症状。国际上通常将甲状腺肿大的程度分为四度：Ⅰ度是头部正常位时可看到甲状腺肿大；Ⅱ度是颈部肿块使颈部明显变粗（脖根粗）；Ⅲ度是甲状腺失去正常形态，凸起或凹陷（颈变形），并伴结节形成；Ⅳ度是甲状腺大于本人一拳头，有多个结节。早期甲状腺为弥漫性肿大，随病情发展，可变为结节性增大。此时甲状腺表面可高低不平，可触及大小不等的结节，软硬度也不一致。结节可随吞咽动作而上下活动。囊性变的结节如果囊内出血，短期内可迅速增大。有些患者的甲状腺巨大，可如儿头样大小，悬垂于颈部前方。可向胸骨后延伸，形成胸骨后甲状腺肿。过大的甲状腺压迫周围器官组织，可出现压迫症状。气管受压，可出现呼吸困难，胸骨后甲状腺肿更易导致压迫，长期压迫可使气管弯曲、软化、狭窄、移位。食管受压可以出现吞咽困难。胸骨后甲状腺肿可以压迫颈静脉和上腔静脉，使静脉回流障碍，出现头面部及上肢瘀血水肿。少数患者压迫喉返神经引起声音嘶哑，压迫颈交感神经引起霍纳综合征（Horner syndrome）等。

影像学检查方面，对弥漫性甲状腺肿 B 超和 CT 检查均显示甲状腺弥漫性增大。而对有结节样改变者，B 超检查显示甲状腺两叶内有多发性结节，大小不等，数毫米至数厘米不等，结节呈实质性、囊性和混合性，可有钙化。血管阻力指数 RI 可无明显变化。CT 检查可见甲状腺外形增大变形，其内有多个大小不等的低密度结节病灶，增强扫描无强化。病灶为实质性、囊性和混合性。可有钙化或骨化。严重患者可以看到气管受压，推移、狭窄。还可看到胸骨后甲状腺肿以及异位甲状腺肿。

四、诊断

单纯性甲状腺肿的临床特点是早期除了甲状腺肿大外多无其他症状，开始为弥漫性肿大，以后可以发展为结节性肿大，部分患者后期甲状腺可以变得巨大，出现邻近器官组织受压的现象。根据上述特点诊断多无困难。当患者的甲状腺肿大具有地方流行性、双侧性、结节为多发性、结节性质不均一性等特点，可以做出临床诊断，进而选择一些辅助检查以帮助确诊。对于结节性甲状腺肿，影像学检查往往提示甲状腺内多发低密度病灶，呈实性、囊性和混合性等不均一改变。甲状腺功能检查多数正常。早期可有 T_4 下降，但 T_3 正常或有升高，TSH 升高。后期 T_3、T_4 和 TSH 值都降低。核素扫描示甲状腺增大、变形，甲状腺内有多个大小不等、功能状况不一的结节。在诊断时除与其他甲状腺疾病如甲状腺腺瘤、甲状腺癌、淋巴细胞性甲状腺炎鉴别外，还要注意与上述疾病并发存在的可能。甲状腺结节细针穿刺细胞学检查对甲状腺肿的诊断价值可能不是很大，但对于排除其他疾病则有实际意义。

五、防治

流行地区的居民长期补充碘剂能预防地方性甲状腺肿的发生。一般可采取两种方法：一是补充加碘的盐，每 10～20kg 食盐中加入碘化钾或碘化钠 1g，可满足每日需求量；二是肌内注射碘油。碘油吸收缓慢，在体内形成一个碘库，可以根据身体需碘情况随时调节，一般每 3～5 年肌内注射 1mL。但对碘过敏者应列为禁忌，操作时碘油不能注射到血管内。

已经诊断为甲状腺肿的患者应根据病因采取不同的治疗方法。对于生理性的甲状腺肿大，可以多食含碘丰富的食物，如海带、紫菜等。对于青少年单纯甲状腺肿、成人的弥漫性甲状腺肿以及无并发症的结节性甲状腺肿可以口服甲状腺制剂，以抑制腺垂体 TSH 的分泌，减少其对甲状腺的刺激作用。常用药物为甲状腺干燥片，每天 40～80mg。另一常用药物为左甲状腺素片，每天口服 50～100μg。治疗期间定期复查甲状腺功能，根据 T_3、T_4 和 TSH 的浓度调整用药剂量。对于因摄入过多致甲状腺肿物质、药物、膳食、高碘饮食的患者应限制其摄入量。对于结节性甲状腺肿出现下列情况时应列为手术适应证：

（1）伴有气管、食管或喉返神经压迫症状。

（2）胸骨后甲状腺肿。

（3）巨大的甲状腺肿影响生活、工作和美观。

（4）继发甲状腺功能亢进。

（5）疑为恶性或已经证实为恶性病变。

手术患者要做好充分术前准备，尤其是并发甲亢者更应按要求进行准备。至于采取何种手术方式，目前并无统一模式，每种方式都有其优势和不足。根据不同情况可以选择下列手术方式：

（1）两叶大部切除术：该术式由于保留了甲状腺背侧部分，因此喉返神经损伤和甲状旁腺功能低下的并发症较少。但对于保留多少甲状腺很难掌握，切除过多容易造成甲状腺功能低下，切除过少又容易造成结节残留。将来一旦复发，再手术致喉返神经损伤和甲状旁腺功能低下的机会大大增加。

（2）单侧腺叶切除和对侧大部切除：由于单侧腺体切除，杜绝了本侧病灶残留的机会和复发的机会。对侧部分腺体保留，有利于保护甲状旁腺，从而减少了甲状旁腺全切的可能。手术中先行双侧叶探查，将病变较严重的一侧腺叶切除，保留对侧相对正常的甲状腺。

（3）甲状腺全切或近全切术：本术式的优点是治疗的彻底性和不存在将来复发的可能。但喉返神经损伤，尤其是甲状旁腺功能低下的发生率较高。因此该术式仅在特定情况下采用，操作时应仔细解剖，正确辨认甲状旁腺并对其确切保护十分重要。术中如发现甲状旁腺血供不良应先将其切除，然后切成细小颗粒状，种植到同侧胸锁乳突肌内。切除的甲状腺应当被仔细检查，如有甲状旁腺被误切，也应按前述方法处理。

选择保留部分甲状腺的术式时，切除的标本应当送冰冻切片检查，以排除恶性病变。一旦证实为恶性，应切除残留的甲状腺并按甲状腺癌的治疗原则处理。

对于甲状腺全切的患者，尤其是巨大甲状腺肿，应注意是否有气管软化，必要是做预防性气管切开，以免发生术后窒息。

对于术后出现暂时性手脚和口唇麻木甚至抽搐的患者，应及时补充维生素 D 和钙剂，并监测血钙浓度和甲状旁腺激素浓度。多数患者在 1~2 周内症状缓解。不能缓解者需终身服用维生素 D 和钙制剂。甲状旁腺移植是最好的解决方法。

术后患者甲状腺功能多有不足，即使双侧大部切除也会如此。因此应服用甲状腺制剂，其目的一是激素替代治疗，二是抑制腺垂体 TSH 的分泌。服用剂量应根据甲状腺功能进行调节。

（李　伟）

第五章

甲状腺肿瘤

第一节　甲状腺腺瘤

甲状腺腺瘤是最常见的甲状腺良性肿瘤。各个年龄段都可发生，但多发生于 30～45 岁，以女性为多，男女之比为 1：（2～6）。多数为单发性，有时为多发性，可累及两叶。右叶稍多于左叶，下极最多。

一、病理

传统上将甲状腺腺瘤分为滤泡性腺瘤和乳头状腺瘤。2004 年 WHO 的肿瘤分类及诊断标准中已经取消了乳头状腺瘤这一类别。多数人认为，真正的乳头状腺瘤不存在，如果肿瘤滤泡中有乳头状增生形态者多称为"伴有乳头状增生的滤泡性腺瘤"，这种情况主要发生在儿童。常伴出血囊性变。组织学特征为包膜完整、由滤泡组成、伴有宽大乳头状结构、细胞核深染且不具备诸如毛玻璃样核、核沟、核内假包涵体等乳头状癌的特征。

滤泡性腺瘤是甲状腺腺瘤的主要组织学类型。肉眼观肿瘤呈圆形或椭圆形，大多为实质性肿块，表面光滑，质韧，有完整包膜，大小为数毫米至数厘米不等。如果发生退行性变，可变为囊性，并可有出血，囊腔内可有暗红色或咖啡色液体，完全囊性变的腺瘤仅为一纤维性囊壁。除了囊性变外，肿瘤还可以纤维化、钙化、甚至骨化。显微镜下观察，其组织学结构和细胞学特征与周围腺体不同，整个肿瘤的结构呈一致性。滤泡性腺瘤有一些亚型，它们分别是嗜酸细胞型、乳头状增生的滤泡型、胎儿型、印戒样细胞型、黏液细胞型、透明细胞型、毒性（高功能型）和不典型等。这些腺瘤共有的特征是：①具有完整的包膜；②肿瘤和甲状腺组织结构不同；③肿瘤组织结构相对一致；④肿瘤组织压迫包膜外的甲状腺组织。

二、临床表现

多数患者往往无意中或健康体检时发现颈前肿物，一般无明显自觉症状。肿瘤生长缓慢，可保持多年无变化。但如肿瘤内突然出血，肿块可迅速增大，并可伴局部疼痛和压痛。体积较大的肿瘤可引起气管压迫和移位，局部可有压迫或哽噎感。多数肿瘤为无功能性，不合成和分泌甲状腺激素。少数肿瘤为功能自主性，能够合成和分泌甲状腺素，并且不受垂体 TSH 的制约，因此又称高功能性腺瘤或甲状腺毒性腺瘤，此型患者可出现甲亢症状。体检时直径大于 1cm 的肿瘤多可扪及，多为单发性肿块，呈圆形或椭圆形，表面光滑，质韧，边界清楚，无压痛，可随吞咽而活动。如果肿瘤质变硬，活动受限或固定，出现声音嘶哑、呼吸困难等压迫症状，要考虑肿瘤发生恶变的可能。B 超检查可见甲状腺内有圆形或类圆形低回声结节，有完整包膜，周围甲状腺有晕环，并可鉴别肿瘤为囊性或是实性。如肿瘤内有细小钙化，应警惕恶变的可能。颈部薄层增强 CT 检查可见甲状腺内有包膜完整的低密度圆形或类圆形占位病灶，并可观察有无颈部淋巴结肿大。[131]I 核素扫描可见肿瘤呈温结节，囊性变者为冷结节，高功能腺瘤表现为热结节，周围甲状腺组织显影或不显影。无功能性腺瘤甲状腺功能多数正常，而高功能性腺

瘤 T_3、T_4 水平可以升高，TSH 水平下降。

三、诊断

20～45 岁青壮年尤其是女性患者出现的颈前无症状肿块，应首先考虑甲状腺腺瘤的可能性。根据肿块的临床特点和必要的辅助检查如 B 超等，多数能做出诊断。细针穿刺细胞学检查对甲状腺腺瘤的诊断价值不大，但有助于排除恶性肿瘤。而 ^{131}I 扫描有助于高功能性腺瘤的诊断。该病应当注意与结节性甲状腺肿、慢性甲状腺炎和甲状腺腺癌鉴别。结节性甲状腺肿多为双侧性、多发性和结节性质不均一性，无包膜，可有地方流行性。而慢性甲状腺炎细针穿刺可见到大量的淋巴细胞，且抗甲状腺球蛋白抗体和微粒体抗体多数升高。与早期的甲状腺乳头状癌术前鉴别比较困难，如果肿瘤质地坚硬、形状不规则，颈部可及肿大淋巴结、肿瘤内有细小钙化，应考虑恶性的可能。应当注意的是甲状腺腺瘤有恶变倾向，癌变率可达 10% 左右。故对甲状腺"结节"的诊断应予全面分析，治疗上要采取积极态度。

四、治疗

甲状腺腺瘤虽然为良性肿瘤，但约有 10% 左右腺瘤可发生恶变，且与早期甲状腺癌术前鉴别比较困难，因此一旦诊断，即应采取积极态度，尽早行手术治疗。对局限于一叶的肿瘤最合理的手术方法是甲状腺腺叶切除术。切除的标本即刻行冰冻切片病理检查，一旦诊断为甲状腺癌，应当按照其处理原则进一步治疗。虽然术前检查多可明确肿瘤的部位和病灶数目，但术中仍应当仔细探查对侧腺体，以免遗漏。必要时还要探查同侧腺叶周围的淋巴结，发现异常时需作病理切片检查，以防遗漏转移性淋巴结。目前临床上腺瘤摘除或部分腺叶切除术，仍被广泛采用。但常常遇到两个问题，一是术中冰冻病理切片虽然是良性，而随后的石蜡切片结果可能为癌；二是残余的甲状腺存在腺瘤复发的可能。上述两种情况都需要进行再次手术，而再次手术所引起的并发症尤其是喉返神经损伤的机会大大增加。鉴于此，除非有特殊禁忌证，甲状腺腺瘤的术式原则上应考虑行患侧腺叶切除术。而对于涉及两叶的多发性腺瘤，处理意见尚不统一。有下列几种方法：①行双侧腺叶大部切除；②对主要病变侧行腺叶切除术，对侧作腺瘤摘除或大部切除；③行甲状腺全切术。凡保留部分甲状腺者，都需对切除的标本做冰冻病理切片检查，排除恶性肿瘤。对甲状腺全切术要采取谨慎态度，术中应当尽力保护甲状旁腺和喉返神经。超过一叶范围的切除术可能会造成术后甲状腺功能低下，应当给予甲状腺激素替代治疗，并根据甲状腺功能测定情况调整用药剂量。

对于伴有甲亢症状的功能自主性甲状腺腺瘤应给予适当术前准备，以防术后甲状腺危象的发生。手术方式为腺叶切除术。对于呈热结节而周围甲状腺组织不显影的功能自主性甲状腺腺瘤，有人主张放射性碘治疗，可望破坏瘤体组织，但治疗效果无手术治疗确切。

（邱国军）

第二节　甲状腺癌

甲状腺癌约占全部甲状腺肿瘤的 10%，但它是人体内分泌系统最常见的恶性肿瘤，在美国是女性排位第七的恶性肿瘤，在亚太地区也已排入女性最常见十大肿瘤之列，应当引起临床医师的重视。

一、甲状腺癌的流行病学

随着人们生活水平的提高，医学知识的普及，甲状腺癌的发病率不断提高，根据上海市疾病控制中心的资料提示：上海市居民甲状腺癌年发病率 1987 年男性为 1.0/10 万，女性 2.9/10 万；2004 年男性为 3.71/10 万，女性 10.49/10 万。夏威夷 Filipino 族人是世界上发病率最高的，男性 6.6/10 万，女性 24.2/10 万；希腊人发病率是最低的，男性仅 0.4/10 万，女性 1.5/10 万。由于大多数甲状腺癌是分化性甲状腺癌，即乳头状癌与滤泡样癌，其恶性程度低，发展较慢，甚至可以在死亡前仍未出现任何甲状腺的异常表现，Harach 报道一组芬兰尸检结果，其甲状腺隐癌的发生率高达 34.5%，同样日本组报道甲状腺隐癌的尸检检出率28%。甲状腺癌好发于女性，通常男女的比例为1：（3~4），不同类型的甲状腺癌发病年龄不同，乳头状癌多见于30~39岁，滤泡样癌多见于30~49岁，而未分化癌多见于60岁以上的老年患者。甲状腺癌的死亡率较之其他恶性肿瘤是比较低的，在美国占全部恶性肿瘤死亡率的0.2%。上海20世纪90年代甲状腺的死亡率为；男性0.4/10万，女性0.9/10万，甲状腺癌的死亡率与年龄有关，年龄越大死亡率越高，病理类型也是影响死亡率的重要因素之一，其中致死性最大的是未分化癌，一旦明确诊断后，大多数患者一年内死亡，其次为髓样癌。

二、病因学

甲状腺癌的病因至今尚不明确，已知有些髓样癌有家庭遗传史，部分未分化癌可能来自分化性甲状腺癌，有些甲状腺淋巴瘤可能是淋巴细胞性甲状腺炎（桥本甲状腺炎）恶变。

1. 电离辐射　早在1950年Doniach实验发现用放射线诱发鼠甲状腺癌，小剂量（5uci）即可促使癌的发生，最大剂量为30uci，再大剂量100uci则抑制。儿童期有头颈部接受放射治疗史的患者所诱发的甲状腺癌的发病率更高。提示儿童甲状腺对放射线更敏感，乌克兰·契尔诺贝利核泄漏所造成的核污染，该地区儿童甲状腺癌发生率高于污染前15倍，放射线所诱发的甲状腺肿瘤常见双侧性的，一般潜伏期为10~15年。

2. 缺碘与高碘　20世纪初，即有人提出有关缺碘可致甲状腺肿瘤的发生，在芬兰地方性甲状腺肿流行区，甲状腺癌的发病率为2.8/10万，而非流行区为0.9/10万。其致病原因可能是缺碘引发甲状腺滤泡的过度增生而致癌变，其所诱发的甲状腺癌以滤泡样癌和未分化癌为主。从流行病学研究发现，高碘饮食亦是甲状腺癌的高发诱因。我国东部沿海地区是高碘饮食地区，是我国甲状腺癌高发地区，高碘所诱发的甲状腺癌主要以乳头状癌为主，它的致病原因可能是长期高碘刺激甲状腺滤泡上皮而致突变所产生癌变。

3. 癌基因与生长因子　许多人类肿瘤的发生与原来基因序列的过度表达，突变或缺失有关，目前有关甲状腺癌的分子病理学研究重点有癌基因与抑癌基因，在报道从甲状腺乳头状癌细胞中分离出RET/PTC癌基因，认为是序列的突变。H-ras、K-ras及N-ras等癌基因的突变形式已被发现在多种甲状腺肿瘤中。此外，也发现c-myc及c-fos癌基因的异常表现在各种甲状腺癌组织中，c-erb-B癌基因过度表达在甲状腺乳头状癌中被检出，P^{53}是一种典型的抑癌基因，突变的P^{53}不仅失去了正常野生型P^{53}的生长抑制作用，而且能刺激细胞生长，促进肿瘤发展，分化性甲状腺癌组织中P^{53}基因蛋白也呈高表达现象。近年来认为至少50%的甲状腺乳头状癌发生染色体结构异常，多为10号染色体长臂受累，其中大多为原癌基因RET的染色体内反转。癌基因常因ras变异和错位而被激活，约40%可见此种现象。

4. 性别与女性激素　甲状腺癌发病性别差异较大，女性明显高于男性。近年研究显示，雌激素可影响甲状腺的生长，主要是促进垂体释放TSH而作用于甲状腺，因而当血清雌激素水平升高时，TSH水平也升高。采用PCR方法检测各类甲状腺疾病中雌激素受体及孕激素受体，结果以乳头状癌组织中ER及PRT阳性率最高，表明甲状腺癌组织对女性激素具有较活跃的亲和性。

5. 遗传因素　在一些甲状腺癌患者中，常可见到一个家族中一个以上成员同患甲状腺癌，文献报道家族性甲状腺乳头状癌发生率在5%~10%。10%的甲状腺髓样癌有明显家族史，其10号染色体RET突变的基因检测有助于家族中基因携带者的诊断。

三、病理

甲状腺癌主要由四个病理类型组成；即乳头状癌、滤泡样癌（两者又称分化性甲状腺癌）、髓样癌和未分化癌。

1. 乳头状癌　属于微小癌，指肿瘤最大直径≤1cm，分为腺内型、腺外型，是临床最常见的病理类型，约占全部甲状腺癌的75%~85%，病灶可以单发，也可多发，可发生在一侧叶，亦可发生在两叶、峡部或锥体叶。近年，对甲状腺乳头状癌的病理组织学诊断标准，大多学者已逐步取得较为一致的意见，即乳头状癌的病理组织中，虽常伴有滤泡样癌成份，有时甚至占较大比重，但只要查见浸润性生长且具有磨砂玻璃样的乳头状癌结构，不论其所占成分多少，均应诊断为乳头状癌。因本病的生物学行为特性，主要取决于是否有乳头状癌成分的存在，甲状腺乳头状癌主要通过区域淋巴结转移，其颈淋巴结转移率可高达60%以上。

2. 滤泡样癌（包括 Hurthle 细胞癌） 是另一种分化好的甲状腺癌，约占甲状腺癌的10%，根据 WHO 组织病理分类，将嗜酸细胞癌（Hurthle cell carcinoma）归入滤泡样癌，其占滤泡样癌的15% ~ 20%，可以单发，少数可多灶性或双侧病变，较少发生淋巴道转移，一般仅20% ~ 30%，主要通过血道转移，大多转移至肺、骨。

3. 髓样癌 髓样癌为发自甲状腺滤泡旁细胞，亦称 C 细胞的恶性肿瘤，属中等恶性肿瘤，C 细胞为神经内分泌细胞，该细胞的主要特征分泌降钙素以及多种物质，包括癌胚抗原，并产生淀粉样物，本病占甲状腺癌的3% ~ 10%，临床分散发型与家族型，国内主要以散发型为主，约占80%以上，家族型髓样癌根据临床特征又分为3型即：①多发内分泌瘤2A 型（MEN 2A），本征较多并发嗜铬细胞瘤及甲旁亢；②多发内分泌瘤2B 型（MEN 2B），本征多含嗜铬细胞瘤及多发神经节瘤综合征，包括舌背或眼结膜神经瘤及胃肠道多发神经节瘤；③不伴内分泌征的家族型髓样癌，甲状腺髓样癌易发生淋巴道转移，尤其在前上纵隔。

4. 未分化癌 是一种临床高度恶性的肿瘤。大多数患者首次就诊时病灶已广泛浸润或远处转移，大多不宜手术治疗，此类癌约占甲状腺癌的3% ~ 5%。好发老年患者，病程可快速进展，绝大多数甲状腺未分化癌首次就诊时已失去了治愈机会。

四、临床分期

根据 UICC（世界抗癌联盟）第六版（2002 年）修订的 TNM 分期

1. 分类

T 原发肿瘤

T_x 无法对原发肿瘤做出估计

T_0 未发现原发病灶

T_1 肿瘤限于甲状腺内，最大直径 $\leq 2cm$

T_2 肿瘤限于甲状腺内，最大直径 $>2cm$，$\leq 4cm$

T_3 肿瘤限于甲状腺内，最大直径 $>4cm$ 或者微小甲状腺外侵犯（如胸骨甲状腺肌，甲状腺周围组织）

T_{4a} 肿瘤已侵犯甲状腺包膜外，肿瘤侵犯皮下软组织、喉、气管、食管、喉返神经

T_{4b} 肿瘤侵犯椎前筋膜、纵隔血管或颈总动脉〔注：以上各项可再分为：①孤立性肿瘤；②多灶性肿瘤〕

N 区域淋巴结

N_x 未确定有无淋巴结转移

N_0 未发现区域淋巴结转移

N_{1a} 肿瘤转移至Ⅵ区淋巴结（气管前、食管前、喉前及 Delphian 淋巴结）

N_{1b} 肿瘤转移至一侧、双侧或对侧淋巴结及纵隔淋巴结

M 远处转移

M_0 无远处转移

M_1 有远处转移

2. 分期

乳头状癌或滤泡样癌

<45 岁　　≥45 岁

Ⅰ期　　任何 T 和 NM_0　　$T_1N_0M_0$

Ⅱ期　　任何 T 和 NM_1　　$T_2N_0M_0$

Ⅲ期　　$T_3 N_0 M_0$
　　　　$T_{1.2.3} N_{1a} M_0$
Ⅳ期 A　$T_{1.2.3} N_{1b} M_0$
　　　　$T_{4a} N_{0.1} M_0$
Ⅳ期 B　T_{4b}任何 NM_0
Ⅳ期 C　任何 T 任何 NM_1

髓样癌
Ⅰ期　　$T_1 N_0 M_0$
Ⅱ期　　$T_2 N_0 M_0$
Ⅲ期　　$T_3 N_0 M_0$
　　　　$T_{1.2.3} N_{1a} M_0$
Ⅳ期 A　$T_{1.2.3} N_{1b} M_0$
　　　　$T_{4a} N_{0.1} M_0$
Ⅳ期 B　T_{4b}任何 NM_0
Ⅳ期 C　任何 T 任何 NM_1

未分化癌（任何未分化癌均为Ⅳ期）
Ⅳ期 A　T_{4a}任何 NM_0
Ⅳ期 B　T_{4b}任何 NM_0
Ⅳ期 C　任何 T 任何 NM_1

五、诊断

1. 病史与体检　病史与体检是临床诊断最基础的工作，通过病史的询问，认真的体检可以得出初步的诊断，当患者主诉；颈前区肿块，伴有声音嘶哑、进食梗阻或呼吸困难，体检发现肿块边界不清，活动度差，肿块质硬，颈侧区有异常肿大淋巴结时，则需要考虑甲状腺癌的可能。

2. 超声波检查　超声检查是甲状腺肿瘤辅助诊断最有用的方法之一，通过超声诊断可以了解肿瘤的大小、多少、部位、囊实性、有无包膜、形态是否规则、有无细小钙化、血供情况，当肿瘤出现无包膜、形态不规则、血供丰富伴细小钙化时，应考虑癌症可能性大。

3. 细针穿刺检查　是一项较成熟的诊断技术，操作简单，损伤小，诊断率高，价格低廉，其准确率可高达 90%，对颈部转移淋巴结的诊断也有很高的价值。但此技术有一定的局限性，对较小的肿瘤不易取到标本，对滤泡样癌无法做出正确诊断。

4. 实验室检查　对临床鉴别诊断和术后随访有重要意义，通过 T_3，T_4，TSH 的检查可以了解甲状腺功能，当全甲状腺切除后，TG 的持续性升高，应怀疑肿瘤有复发与转移的可能，同样，降钙素的异常升高，应考虑甲状腺髓样癌的可能，术后降钙素的持续性升高也是髓样癌转移的佐证。

5. 同位素核素检查　可以了解甲状腺功能。^{99m}Tc（V）– DMSA 是目前公认最好的甲状腺髓样癌显像剂，其灵敏度，特异性分别达 84%~100%。同样根据甲状腺对放射线同位素摄取的情况可分为热结节、温结节、凉结节与冷结节。后者有癌变的可能。

6. 影像学检查　目前主要的影像学检查有 X 线、CT、MRI、PET – CT 等。通过这些检查，可以了解肿瘤的部位、外侵情况、有无气管、食管的侵犯、气管是否有狭窄或移位、颈侧部淋巴结是否有转移及可以了解转移淋巴结与周围组织的关系。

六、治疗

甲状腺癌的治疗以手术为主，一旦诊断明确，如无手术禁忌证应及时手术，对原发病灶和颈淋巴结的清扫术，目前仍有不同处理意见。

1. 原发病灶的切除范围　行甲状腺全切除术还是行腺叶切除术至今仍有不同意见，欧美、日本主张采用全甲状腺切除术或近全甲状腺切除术，其理论基础是：①甲状腺癌常表现为多灶性，尤其是乳头状癌，所以只有切除全部甲状腺，才能保证肿瘤的彻底清除；②残留在腺体内的微小病变可以转化成低分化癌，造成临床处理的困难或成为转移病灶的源泉；③有利于监控肿瘤的复发与转移，主要通过对甲状腺球蛋白（TG）的检测，可以预测肿瘤的复发与转移；④有利于术后核素的治疗。由于全甲状腺切除术容易产生较多的手术并发症，除了甲减之外，主要是低钙血症及增大了喉返神经损伤的概率，所以目前国内外有不少学者主张对原发病灶行甲状腺腺叶切除＋峡部切除术，其理论基础是：①在残留的甲状腺中，真正有临床意义的复发率远低于病理检测出的微小癌，国内报道仅 3% ~4%；②分化性甲状腺癌转移成低分化癌的概率极低；③大多回顾性研究证实，全甲状腺切除术与腺叶切除＋峡部切除术的 10 年生存率相似，差异无统计学意义，但腺叶切除＋峡部切除术的生存质量明显好于全甲切除术者；④在随访期间，如残留甲状腺出现肿瘤，再行手术并不增加手术的难度与手术并发症，复旦大学附属肿瘤医院对 T_1 ~ T_3 的甲状腺癌行腺叶切除＋峡部切除术，其 10 年生存率达 91.9%，对 T_4 的患者由于肿瘤已侵犯邻近器官，外科手术往往不能彻底清除病灶，常需术后进一步治疗，如同位素[131]I 或外放疗。为了有利于进一步治疗，我们主张全甲状腺切除术，有远处转移者应行全甲状腺切除术，为[131]I 治疗创造条件，位于峡部的甲状腺癌可行峡部切除＋双侧甲状腺次全切除术，双侧甲状腺癌则应行全甲状腺切除术。

2. 颈淋巴结清除术的指征　甲状腺癌治疗的另一个热点是颈淋巴结清扫术的指征，对临床颈侧区淋巴结阳性的患者应根据颈淋巴结的状况行根治性、改良性，或功能性颈淋巴结清扫术，对临床颈淋巴结阴性的患者是否行选择性颈淋巴结清扫术目前意见尚不一致，坚持做选择性颈淋巴结清扫术者认为：①甲状腺癌，尤其是乳头状癌其颈淋巴结的转移率可高达 60%，故应行颈清扫术；②淋巴结转移是影响预后的主要因素之一；③功能性颈清扫术对患者破坏较小。而不做颈清扫术者认为：①滤泡样癌主要以血道转移为主，无须行颈清扫术；②乳头状癌虽然有较高的颈转移率，但真正有临床意义的仅 10%，可以长期观察，在随访期间，一旦出现颈淋巴结转移，再行颈清扫术，并不影响预后，也不增加手术危险性，复旦大学附属肿瘤医院的经验是：对临床颈淋巴结阴性的患者，不行选择性颈清扫术，可以长期随访，但在处理甲状腺原发病灶时应同时清扫中央区淋巴结。因甲状腺癌淋巴结转移第一站往往在中央区，所以中央区淋巴结清扫术对甲状腺癌的治疗显得尤为重要。该手术的特点是：既可保留颈部的功能与外形，又可达到根治疾病的目的。即使在随访期间出现了颈淋巴结转移，再实施手术，也可避免再次行中央区淋巴结清除术时因组织反应而致喉返神经损伤。由于甲状腺髓样癌属中度恶性肿瘤，颈淋巴结阴性的患者选择性颈清除术指征可以适度放宽，同时要注意对气管前，前上纵隔淋巴结的清扫。

3. 甲状腺癌的综合治疗　甲状腺癌对放、化疗均不敏感，故术后常规无须放疗或化疗，对术中有肿瘤残留的患者可行外放疗，仅对无法手术或未分化癌患者可行化疗，常用药物为阿霉素，5 – Fu 等，对有远处转移者可行同位素[131]I 治疗。

七、预后

大多数分化性甲状腺癌预后良好，10 年生存率可高达 92%，髓样癌的 10 年生存率为 60%，而未分化癌，一旦诊断明确绝大多数一年内死亡。

八、术后随访

由于甲状腺癌术后大多能长期生存，术后定期随访非常重要，通过随访，可以了解患者术后有无复发，转移，药物使用剂量是否合适，以往认为术后甲状腺素的使用应达到临床轻度甲亢的标准，而现在我们认为由于甲状腺素对心脏有毒性作用，并且会造成脱钙现象，甲状腺癌大多发生在中青年，长期处于甲亢状况会影响患者的生存质量，故我们提倡甲状腺素服用的剂量使 TSH 值处于正常范围的下限即可，术后第一年，每 3 个月随访一次，术后第二年起可以每 6 个月随访一次，随访的主要内容是：体检、超声检查、甲状腺功能每 6 个月检查一次，每年应作一次 X 线胸部检查，必要时可行全身骨扫描，排除远处转移的可能。

（邱国军）

第六章

乳腺增生性疾病

乳腺增生症（Mazoplasia）又称乳腺结构不良症（Mammary dysplasia），是妇女常见的一组既非炎症也非肿瘤的乳腺疾病。常有以下特点：在临床上表现为乳房周期性或非周期性疼痛及不同表现的乳房肿块。组织学表现为乳腺组织实质成分的细胞在数量上的增多，在组织形态上，诸结构出现不同程度的紊乱。本病好发于30~45岁的中年妇女，而且有一定的恶变率。

本病与内分泌失衡有着密切关系。多数学者同意称本病为乳腺结构不良症，也是世界卫生组织（WHO）所提倡的名称。从临床习惯上，一些学者称"乳腺增生症"或"纤维性囊性乳腺病"。文献中名称繁多，很不统一，造成临床诊断标准的不一致，临床医师对恶变尚缺乏统一诊断标准。尤其是临床表现，尚没有一个明确指征为诊断依据。因此，在治疗中所用方法也较混乱，治疗效果也欠满意，故对预防早期癌变，尚没一个可靠的措施。本病在不同发展阶段有一定癌变率，如何预防癌变或早期发现癌变而进行早期治疗，尚待进一步研究。

一、发病率

Haagen Sen报道，本病占乳腺各种疾病的首位。Frantz等（1951）在225例生前无乳腺病史的女尸中取材检查，镜下53%有囊性病。蚌埠医学院（1979）报道2 581例乳房肿块的病理学检查，发现该病636例，占全部的25.85%。北京中医学院（1980）报道519例乳腺病中，该病有249例，占48%。河南医学院附一院（1981）门诊活检1 100例各种乳房疾病中，乳腺结构不良症260例，占26%。栾同芳等（1997）报道的3 361例乳房病中，乳腺增生及囊性乳房病600例，分别占全部病例的17%和9%。足以证明，该病是妇女乳房疾病中的常见病。因本病有一定癌变率，因此应引起医师的注意。近些年来，随着人们的物质及文化生活水平的提高，患者逐年增多，且发病年龄有向年轻化发展趋势。有人称其为妇女的"现代病"，是中年妇女最常见的乳腺疾病，30~50岁达最高峰，青春期及绝经后则少见。欧美等西方国家，有1/4~1/3的妇女一生中曾患此病。从文献报告的尸检中，有乳腺增生的妇女占58%~89%。在乳腺病变的活检中，乳腺增生症占60%。我国报道的患病率因资料的来源不同，>30岁妇女的发生率为30%~50%。有临床症状者占50%。河南医科大学附一院近5年间（1991—1996），从门诊248例乳痛及乳房肿块患者中（仅占乳房疾病就诊者的1/20）做病理学检查，其中151例有乳腺不同程度的增生，有12例不典型增生至癌变。发病率为58%，较之前（1981）有明显的上升，是原来的2倍左右。尽管这种诊断方法是全部乳腺疾病患者的一部分，但也说明了一个问题，从病理学检查中已有半数患者患此病。城市妇女的发病率较农村高，可能与文化知识及对疾病的重视程度乃至生活压力有关。这些也引起医师对该病的重视。

二、病因和发病机制

本病的病因虽不完全明了，但目前从一些临床现象的解析认为与内分泌的失衡有密切关系，或者说有着直接关系。

1. 内分泌失衡　尽管乳腺增生症的病因尚未完全探明，但可以肯定，与卵巢内分泌激素水平失衡有关是个事实，其原因如下。

（1）乳房的症状同步于乳腺组织变化，即随月经周期（卵巢功能）的变化而变化。也即随体内雌激素、孕激素水平的周期变化，发生周而复始的增生与复旧。乳腺增生症的主要组织学变化就是乳腺本质的增生过度和复原不全。这种现象必然是由于雌激素、孕激素比例失衡的结果。

（2）从发病年龄看，患者多系性激素分泌旺盛期，该病在青春前期少见，绝经后下降，与卵巢功能的兴衰相一致。

（3）从乳腺病变在乳房上不规律的表现，也说明是受内分泌影响引起。乳腺组织内的激素受体分布不均衡，而乳腺增生在同一侧乳房上的不同部位可表现为程度上的不一致，病变位置每个人也不相同。主要表现了激素水平的波动后乳腺组织对激素敏感性的差异，决定着增生结节的状态及疼痛的程度。生理性反应和病理性结构不良的分界，取决于临床上的结节范围、严重性和体征的相对固定程度。然而两者往往很难鉴别，也往往要靠活检来鉴别。

（4）切除实验动物的卵巢，乳房发育停止，而给动物注射雌激素可诱发乳腺增生，目前无可靠依据来说明乳腺增生症患者体内雌、孕激素的绝对值或相对值比正常女性为高。

性激素对引起本病的生理机制主要表现在性激素对乳腺发育及病理变化均起主导作用。雌激素促进乳管及管周纤维组织生长，黄体酮促进乳腺小叶及腺泡组织发育。正常的乳腺组织结构，随着月经周期激素水平变化，而发生着生理性增生 - 复旧这种周期性的变化。如雌激素水平正常或过高而黄体酮分泌过少或两者之间不平衡，便可引起乳腺的复旧不完全，组织结构发生紊乱，乳腺导管上皮和纤维组织不同程度的增生和末梢腺管或腺泡形成囊肿。也有人认为，雌激素分泌过高而孕激素相对减少时，不仅刺激乳腺实质增生，而且使末梢导管不规则出芽，上皮增生，引起小管扩张和囊肿形成。也因失去孕激素对雌激素的抑制性影响而导致间质结缔组织过度增生与胶原化及淋巴细胞浸润，并认为这种增生与复旧的紊乱，就是该病的基础。另外，近年来许多学者注意到催乳素、甲基嘌呤物与乳腺增生症的关系。因此，目前认为这种组织形态上的变化，并非一种激素的效应所为而是多种内分泌激素的不平衡所引起。

2. 与妊娠和哺乳的关系

（1）多数乳腺增生症患者发生在未哺乳侧，或不哺乳侧症状偏重。

（2）未婚未育患者的乳腺增生症（尤其是乳痛症），在怀孕、分娩、哺乳后，病症多可缓解或自愈。

3. 精神因素　此类患者往往以性格抑郁内向或偏激者为多。部分患者诉说，每遇生气乳房就感到疼痛且有硬块出现，心情好时症状减轻，局部肿块变软。这也说明本症与精神情绪改变有关。

三、病理

由于本病组织形态改变较为复杂，病理分类意见纷纭，迄今尚未统一。

正常时，乳腺组织随卵巢周期性活动而有周期性变化，经前期表现为乳腺上皮增生，小管或腺泡形成、增多或管腔扩张，有些上皮呈空泡状，小叶间质水肿、疏松。月经期表现为管泡上皮细胞萎缩脱落，小管变小乃至消失，间质致密化并伴有淋巴细胞浸润。月经结束后，乳腺组织又进入新的周期性变化。如果雌激素分泌过多或孕激素水平低下而使雌激素相对过多时，则刺激乳腺实质过度增生，表现为导管不规则出芽，上皮增生，引起小导管扩张而囊肿形成，同时间质结缔组织增生、胶原化和炎性细胞浸润等。上述病理变化常同时存在，但由于在不同个体、不同病期，这些病变的构成比例不同而有不同的病理阶段和病理改变。

（一）王德修分类

乳腺增生症是有着不同组织学表现的一组病变，尽管其病理分型不同，病因都与卵巢功能失调有关，各型都存在着以管泡及间质的不同程度的增生为病理特点。各型之间都有不同程度的移行性病理改变，此点亦被多数医师认为是癌前病变。为了临床分类及诊断有一明确概念，按王德修分类意见，使临床与病理更为密切结合，可将本病分为乳腺腺病期和乳腺囊肿期两期，对临床诊治实属有利。

1. 乳腺腺病（Adenosis）　是乳腺增生症的早期，本期主要改变是乳腺的腺泡和小导管明显的局灶性增生，并有不同程度的结缔组织增生，小叶结构基本失去正常形态，甚者腺泡上皮细胞散居于纤维基质中。Foote、Urball 和 Dawson 称"硬化性腺病"，Bonser 等称"小叶硬化病"。根据病变的发展可分 3 期：即小叶增生、纤维腺病和硬化性腺病。有文献报道，除小叶增生未发现癌变外，后两期均有癌变存在，该现象有重要临床意义。

（1）乳腺小叶增生：小叶增生（或乳腺组织增生）是腺病的早期。该期与内分泌有密切关系，是增生症的早期表现。主要表现为小叶增生，小叶内腺管数目增多，因而体积变大，但小叶间质变化不明显。镜下所见：主要表现为小叶数目增多（每低倍视野包括 5 个以上小叶），小叶变大，腺泡数目增多（每小叶含腺泡 30 个以上）。小导管可见扩张。小叶境界仍保持，小叶不规则，互相靠近。小叶内纤维组织细胞活跃，为成纤维细胞所构成。小叶内或周围可见少数淋巴细胞浸润，使乳房变硬或呈结节状。临床特点是乳腺周期性疼痛，病变部触之有弥漫性颗粒状感，但无明显硬结。此是由于在月经周期中，乳腺结缔组织水肿，周期性乳腺小叶的发育与轻度增生所引起，是乳腺组织在月经期、受雌激素的影响而出现的增生与复旧的一个生理过程，纯属功能性，也可称生理性，可恢复正常。因此，临床上肿块不明显，仅表现为周期性乳痛。甚者，随月经周期的变化，乳房内的结节出现或消失。本期无发生恶变者，但仍有少数发展为纤维腺病。

（2）乳腺纤维腺病（乳腺病的中期变化）：小叶内腺管和间质纤维组织皆增生，并有不同程度的淋巴细胞浸润，当腺管和纤维组织进一步灶性增生时，可有形成纤维瘤的倾向。早期小管上皮增生，层次增多呈 2~3 层细胞甚至呈实性增生。同时伴随不同程度的纤维化。小管继续增多而使小叶增大，结构形态不整，以致小叶结构紊乱。在管泡增生过程中，由于纤维组织增生，小管彼此分开，不向小叶内管泡的正常形态分化。形成似囊样圆腔盲端者，称"盲管腺病"（Blunt ductal adenosis）。此期的后期表现是以小叶内结缔组织增生为主，小管受压变形分散。管泡萎缩，甚至消失，称"硬化性腺病"。在纤维组织增生的同时，伴有管泡上皮增生活跃，形成旺炽性硬化性腺病（florid sclerosing adenosis）。另有一种硬化性腺病是由增生的管泡和纤维化共同组成界线稍分明的实性肿块，称"乳腺腺瘤"（Adenosis tumor of breast）。发病率低，约占所有乳腺病变的 2%。因此，临床上常见此型腺病同时伴发纤维腺瘤存在。

（3）硬化性腺病（又称纤维化期）：乳腺腺病的晚期变化，由于纤维组织增生超过腺管增生，使腺管上皮受挤压而扭曲变形，管泡萎缩消失，小叶轮廓逐渐缩小，乃至结构消失。而仅残留萎缩的导管，上皮细胞体积变小，深染严重者细胞彼此分离，很似硬癌，尤其冷冻切片时，不易与癌区分。本病早期有些经过一定时期可以消失，有些可发展成纤维化，某些则伴有上皮明显增生呈乳头状，后者病理改变尤其值得注意，多数医师视此为癌前期病变。

纤维腺病与纤维腺瘤病理上的区别点是：后者有包膜，小叶结构消失，呈瘤样增生。与硬癌的区别点是：硬癌表现小叶结构消失，癌细胞体积较大，形态不规则，有间变核分裂易见，两者较易区别。有学者（1998）从 176 例乳腺结构不良中发现，乳腺腺病期的中期（纤维性腺病）及晚期（硬化性腺病），均有不同程度癌变（其癌变率为 17%）。

2. 乳腺囊性增生病（Cystic hyperplasia）　与前述的乳腺组织增生在性质上有所不同，前者是生理性改变，后者是病理性而且是一种癌前状态。根据 Stout 的 1 000 例材料总结，本病的基本病变和诊断标准是：导管或腺泡上皮增生扩张成大小不等的囊或有上皮化生。本期可见肿瘤切面为边界不清或不整的硬结区。硬结区质硬韧，稍固定，切面呈灰白色伴不规则条索状区。突出的特点是囊肿形成。囊肿小者直径在 2mm 以下，大者 1~4cm 不等，有光滑而薄的囊壁，囊内充满透明液体或暗蓝色、棕色黏稠的液体。后者称为蓝顶囊肿（所谓 Bloodgood cyst 蓝顶盖囊肿），镜下可见囊肿由中小导管扩张而来。上皮增生发生于扩张的小囊内，也可发生于一般的导管内。为实体性增生（乳头状增生），导管或扩张的小囊上皮细胞可化生。显微镜下，囊性上皮增生的病理表现如下。

（1）囊肿的形成：主要是由末梢导管高度扩张而成。仅是小导管囊性扩张，而囊壁内衬上皮无增生者，称"单纯性囊肿"。巨大囊肿因其囊内压力升高而使内衬上皮变扁，甚至全部萎缩消失，以致囊壁仅由拉长的肌上皮和胶原纤维构成。若囊肿内衬上皮显示乳头状增生，称乳头状囊肿。增生的乳头可无间质，有时乳头上皮可呈大汗腺样化生，末端小腺管和腺泡形成囊状的原因可能有以下两种说法：①因管腔发炎，致管周围结缔组织增生，管腔上皮脱落阻塞乳管所致；②乳管及腺泡本身在孕激素作用下上皮增生而未复原所致。但多数认为囊性病变可能是乳管和腺泡上皮细胞增生的结果。

（2）导管扩张：小导管上皮异常增生，囊壁上皮细胞通常增生成多层，也可从管壁多处做乳头状突向腔内，形成乳头状瘤病（Papillomatosis），也可从管壁一处呈蕈状增生。

（3）上皮瘤样增生：扩张导管或囊肿上皮可有不同程度的增生，但其上皮细胞均无间变现象，同时伴有肌上皮增生。上皮增生有以下表现。

1）轻度增生者上皮细胞层次增多，较大导管和囊肿内衬上皮都有乳头状增生时，称"乳头状瘤"。

2）若囊腔内充满多分支的乳头状瘤，称"腺瘤样乳头状瘤"。

3）复杂多分支乳头的顶部相互吻合后，形成大小不一的网状间隙，称"网状增生"或"桥接状增生"。

4）若上皮细胞进一步增生，拥挤于囊腔内致无囊腔可见时，称"腺瘤样增生"。

5）增生上皮围成孔状时，称"筛状增生"。

6）上皮细胞再进一步增生而成实体状时，称"实性增生"。

上皮瘤样增生的病理生理变化：雌激素异常刺激→乳腺末梢导管和腺泡增生成囊肿→囊内液体因流通不畅→淤滞于囊肿内，囊液中的刺激物→先引起上皮的脱落性增生→再促使增生的上皮发生瘤化→进一步可演变为管内型乳癌（原位癌）→癌由管内浸及管周围组织→浸润性癌。

乳头状瘤可分为：①带蒂型（细胞多为柱状，排列整齐）：多系良性，但也有可能恶变；②无蒂型（细胞分化较差，排列不整齐）：多有恶变倾向。

有人认为小囊肿易恶变，而大囊肿却不易。可能是因为大囊肿内压力较高，上皮细胞常挤压而萎缩，再生力较差之故。但事实上在大囊肿周围常伴有小囊肿。故除临床上不能触及的小囊肿以外，一切能触及的乳腺囊性增生病，都有恶变可能，对可疑的病变应行活检。

（4）大汗腺样化生：大汗腺细胞样的化生，也是囊性病的一种特征。一般末端导管的上皮是低立方状，一旦化生为汗腺核细胞，其上皮呈高柱状，胞体大，小而规则的圆形核位于基底部，细胞质丰富，嗜酸性，伴有小球形隆出物的游离缘（Knobby free margins），称"粉红细胞"（Dink cell），这些细胞有强烈的氧化酶活性和大量的线粒体，是由正常乳腺上皮衍生的，而且具有分泌增生能力。不同于大汗腺细胞。大汗腺细胞核化生的原因不明，生化的意义也不了解。Speet（1942）动物实验研究认为此种化生似与癌变无关。乳腺囊性增生病中的乳头状增生与管内乳头状瘤的增生不同之处是，前者发生于中小导管内，而后者则是发生在大导管内，且多为单发性。

根据王德修的病理分类，将分类、病理、临床表现作对照分析（表6-1）。

表6-1　乳腺增生症分类、病理与临床特点

分类分期		主要病理改变	主要临床表现	与恶变关系
乳腺腺病早期	（腺病小叶增生）	1. 小叶数目增多，小叶管泡增生，小叶增大，小叶形状稍不规则 2. 小叶内结缔组织不增多或只有轻度增多 3. 小叶内或小叶周围淋巴细胞浸润	平均年龄为33.6岁，主要以27岁以前，周期性乳痛，肿块随月经周期出没，软，非固定性，痛为主诉，双侧乳房	目前未见恶变报道
乳腺腺病期	纤维腺病期（腺病中期）	1. 在小叶增生基础上，小叶管泡继续增生，以结缔组织增生最明显 2. 小叶增大，形态不规则，小叶轮廓不清 3. 纤维腺病的晚期阶段，小叶内的结缔组织增生更为明显 4. 小叶内的淋巴细胞的浸润程度不一	平均年龄为37.2岁，乳痛存在，为周期性肿块，中硬，有立体感，条索状，双侧乳房或一侧，表现轻重不一，多在外上象限，月经后肿块软而小，但仍在	有不同程度的恶变（有学者报道的176例中，中期和晚期各1例恶变）

分类分期	主要病理改变	主要临床表现	与恶变关系
纤维化期（腺病晚期）	此期由纤维病变发展而来，其主要形态是纤维化管泡萎缩，小叶的轮廓有时存在，有时消失，管及管泡大部分消失或完全消失，仅残存一些萎缩的导管	平均年龄40.1岁，乳痛不显著，周期性乳房变化不明显，肿块较硬，为三角形、条索状的片状或颗粒结节，常为一侧，有较硬结节位于肿块之中	
乳腺囊肿期	1. 主要病变在小导管，尤其靠近小叶的末梢导管，来自大导管的极少见 2. 也有管泡形成囊肿 3. 也有来自大汗腺化生的导管形成囊肿（又称盲端导管） 4. 囊肿的上皮可呈增生萎缩、大汗腺样化生或泡沫状改变，囊肿周围的小导管可呈各种类型的上皮增生，有的甚至发展成癌	以肿块为主，病史长，肿块硬、突出、界清、有孤立灶性结节，多在外上象限，年龄多在40岁以上	有人总结176例乳腺结构不良中，囊性增生病9例，由增生间变过渡为癌，占5.1%（9/176）

（二）根据病史及病理切片分类

阚秀等对乳腺增生症的病理组织形态及其分类进行长期研究认为：乳腺增生症是乳腺组织多种既有联系又各具特征的一组病变。有学者根据300例乳腺增生症的病史及病理切片的复习结果，将乳腺增生症分为单纯性增生和非典型增生两大类。

1. 单纯性增生病变 又分为4组病变，即囊肿病、腺病、一般性增生及高度增生。

（1）囊肿病：囊肿病不包括乳头下大中型导管扩张及积乳囊肿。仅指肉眼囊肿，囊肿肉眼可见，直径>0.3cm。显微囊肿，指在小叶内发生的腺泡导管化并扩张形成的微小囊肿，囊壁被覆低立方上皮，囊内充以淡粉色蛋白液体。有的形成大汗腺囊肿或乳头囊肿。还有的囊内充以大量泡沫细胞或脂性物质为脂性囊肿。

（2）腺病：分5种形式。

1）旺炽型腺病：小叶在高度增生的基础上，相互融合，界限不清，形态不一。肌上皮细胞增生明显。

2）硬化型腺病：在旺炽型腺病的基础上，纤维组织增生，腺体变硬。

3）纤维硬化病：在硬化型腺病的基础上进一步发展，腺体萎缩变小，甚或大部分消失。肌上皮细胞可残存甚或增生。纤维组织高度增生玻璃样变，也可形成一团局限性硬结。

4）结节性腺病：在增生扩大的小叶基础上，腺上皮及肌上皮细胞明显增生，纤维间质明显减少，形成一团细胞密集结节。主要成分为肌上皮细胞，腺体可完整或残缺不全。

5）腺管腺病（又称盲管腺病）：小叶腺泡导管化、扩大、增生，形成一团小导管。被覆的立方上皮、肌上皮细胞明显增生。常有向囊肿或纤维腺瘤转化的趋势。有的高度增生呈现搭桥倾向。

（3）一般性增生：包括下列病变。

1）小导管扩张或轻度增生，多为老年人，乳腺萎缩，仅表现为小导管轻度增生及扩张，细胞层次增多。

2）小叶增生症：小叶变大，每1小叶腺泡数目可>30个；小叶数目增多，有时数目不多，但腺上皮细胞增生活跃，细胞变大，数目增多，核深染。此类病变最为多见。

3）大汗腺样化生：多是数个小导管或腺泡大汗腺样化生。细胞大，细胞质呈红色颗粒状。细胞质游离面可见顶浆分泌小突起。

4）肌上皮增生症：大部分腺泡或导管肌上皮细胞增生明显。增生的肌上皮细胞体积大。细胞质透明，核小、染色深。

5）泌乳腺结节：腺体呈哺乳期或妊娠期形态。腺体增生扩大，间质极少，腺体呈背靠背状。上皮细胞立方状，细胞质富于脂性分泌物呈泡沫状或透明。

6）纤维腺瘤变：在小叶增生或腺病的基础上，局部小叶增生、伸长、分支及出现分节现象。似管内纤维腺瘤的表现。

（4）高度增生：包括下列两种形式。

1）搭桥现象：小导管或腺泡导管化生，上皮增生，部分上皮层次增多向管腔内乳头状伸出，互相连接形成搭桥状，致使导管腔隙变小变窄，但不形成真正的实性及筛孔。

2）导管内乳头状瘤病：多数小叶内导管上皮增生卷曲、弯折，间质伸入，形成典型的导管内乳头状瘤（但上皮层次不增多）。

2. 非典型增生 分轻（Ⅰ级）、中（Ⅱ级）、重（Ⅲ级）3级。表现为4种形式，4种病变，出现2种特殊细胞。

（1）4种形式：实性、筛状、乳头状、腺管样。

（2）4种病变

1）导管扩张变大。

2）细胞增大可有一定的异型性。

3）细胞极性紊乱但仍可辨认出排列秩序。

4）肌上皮细胞显示减少但总会有残留。

（3）2种细胞

1）淡细胞：体积大，细胞质呈粉红色，核圆，核膜清楚染色质细，染色淡，可见核仁。

2）暗细胞：体积小，细胞质较窄，核小圆形，染色质粗，染色深，核仁十分明显。

关于非典型增生的处理原则：可看出非典型增生Ⅰ级实为单纯性向非典型增生的过渡形式，无明显临床意义，良性增生症中发生率亦达16%，因此切除活检后，无须临床再做特殊处理。Ⅱ级为临界性病变，需密切随访，可3~6个月检查1次，必要时行X线摄片，超声波断层及针吸细胞学等进一步检查。Ⅲ级与原位癌有移行。不可避免会包括一部分原位癌，尽管有人主张，以往所谓原位癌不是癌，是一种良性小叶新生的增生病变。有人认为，仍以乳腺单纯切除较为稳妥。以癌前病变的观点，慎重地对待非典型增生患者，尤其高危人群更应慎重。

四、乳腺组织增生症

乳腺组织增生症（Mazoplasia）又称乳痛症（Mastodynia），是乳腺结构不良症的早期阶段，是一种因内分泌失衡引起的乳腺组织增生与复旧不良的生理性改变。临床表现以乳痛为主，病理改变主要是末端乳管和腺泡上皮的增生与脱落，目前未发现有癌变的报道。

（一）发病率

本病为妇女常见病，发病年龄多为30~50岁，青少年及绝经后妇女少见。男性极少见。近期文献报道有乳腺增生的妇女为58%~89%。城市患病率高于农村。

（二）临床表现

本病系乳腺结构不良症的早期阶段，主要是乳腺组织增生，如小叶间质中度增生，如小叶发育不规则、腺泡或末端乳管上皮轻度增生。

1. 好发年龄 多见于中年妇女（30~40岁），少数在20~30岁之间，并伴有乳房发育不全现象。青春期前和闭经期少见。发病缓慢，多在发病1~2年后开始就医。

2. 本病与月经和生育的关系 此类患者月经多不规则，经潮期短，月经量少或经间期短等。多发生于未婚或未育及生育而从未哺乳者。

3. 周期性乳痛 周期性乳痛及乳胀是本病的特点。

（1）疼痛出现的时间：乳痛为本病的主要症状，乳痛多在月经来潮前1周左右出现且渐加重，月经来潮后渐缓解至消失，此乃本病的特点。少数患者也有不规律的疼痛。

（2）疼痛的性质：多为间歇性、弥漫性钝痛或针刺样痛，亦有表现为串痛或隐痛，甚者有刀割样痛。有些表现为自觉痛，亦有表现为触痛或走路衣服摩擦时疼痛。乳房也可以有压痛，或上肢过劳后疼痛加重现象。

（3）乳痛的部位：多位于一侧乳房的外上象限及乳尾区，甚至全乳痛。单侧或双侧，以双侧为多见，有时也可伴患侧胸部疼痛且疼痛常放射到同侧上肢、颈部、背部及腋窝处。其疼痛程度不一致。疼痛发生前乳房无肿块及结节。

（4）乳痛的原因：在月经周期中，乳腺小叶受性激素影响，在月经前乳腺小叶的发育和轻度增生，乳腺结缔组织水肿，腺泡上皮的脱落导致乳腺管扩张而引起疼痛，纯属生理性，可以恢复正常。此种现象在哺乳期、妊娠期或绝经后减轻或消失。

4. 乳痛与情绪改变的关系　本病的症状及乳房肿块，多随月经周期、精神情绪改变而改变。如随愁怒、忧思、工作过度疲劳，甚至刮风、下雨、天阴、暑湿等气候改变而加重；经期或心情舒畅以及风和日暖气候则症状减轻或消失。此乃本病的特点。

5. 乳房检查

（1）乳头溢液：有些患者偶尔可见乳头溢出浆液性或牙膏样分泌物。

（2）乳房的检查：乳房外形无特殊变化，在不同部位可触及乳腺组织增厚，呈颗粒状，多个不平滑的结节，质韧软，边界不清，触不到具体肿块。增厚组织呈条索状、三角形或片状，非实性，月经来前7d以内胀硬较明显，月经后渐软而触摸不清。有时月经来前出现疼痛时，多伴有乳房肿胀而较前坚挺，触诊乳房皮温可略高。乳房触痛明显，乳腺内密布颗粒状结节，以触痛明显区（多为外上象限）最为典型，但无明显的肿块可触及，故有人称"肿胀颗粒状乳腺"（Swollen granular breast）、"小颗粒状乳腺"（Small granular breast）。月经来潮后，症状逐渐消失，待月经结束后，多数患者症状完全消失。

6. 乳痛症的相关特点

（1）疼痛原因：与性激素有直接关系。

（2）好发年龄：30～40岁妇女。

（3）疼痛出现时间：月经前7d左右。

（4）疼痛性质：慢性钝痛及刺痛。

（5）疼痛部位：乳房上部或外侧，一侧或双侧。

（6）疼痛、触痛及可变的乳房结节为本病三大主要表现。

（三）诊断

1. 症状和体征　周期变化的疼痛、触痛及结节性肿块。

2. 辅助检查

（1）B超检查：乳痛症者多无明显改变。

（2）X线检查：乳痛症乳腺钼靶摄片常无明显改变，在腺病期、囊性增生症期，增生的乳腺组织呈现边缘分界不清的棉絮状或毛玻璃状改变的密度增高影。伴有囊肿时，可见不规则增强阴影中有圆形透亮阴影。也可行B超定位下的囊内注气造影。乳腺钼靶摄片检查的诊断正确率达80%～90%。

（3）红外线透照检查：由于乳腺组织对红外光的吸收程度不同，透照时可见黄、橙、红、棕和黑各种颜色。乳腺腺病一般情况下透光无异常，增生严重者可有透光度减低，但血管正常，无局限性暗影。

（4）液晶热图检查：该检查操作简便、直观、无创伤性，诊断符合率可达到80%～95%，尤适用于进行乳腺疾病的普查工作。

（5）乳腺导管造影：主要适用于乳头溢液患者的病因诊断。

（6）细胞学检查：细针穿刺细胞学检查对病变性质的鉴别诊断有较大的价值，诊断符合率可达80%～90%。对有乳头溢液的病例，行乳头溢液涂片细胞学检查有助于确定溢液的性质。

（7）切取或切除活体组织检查：对于经上述检查仍诊断不清的病例，可做病变切取或切除行组织学检查。乳腺增生症大体标本中：质韧感，体积较小，切面常呈棕色，肿块无包膜亦无浸润性生长及坏死出血。

有下列情况者应行病变切取或切除活体组织检查，以确定疾病性质：①35岁以上，属乳腺癌高危人群者；②乳腺内已形成边界清的片块肿物者；③细胞学检查（穿刺物、乳头溢液等）查见不典型增生的细胞。

此外，CT、MRI等方法可用于乳腺增生症的检查，有些因为可靠性未肯定，尤其CT价值不大，以B超及红外线透照作为乳腺增生症的首选检查方法为妥。除少数怀疑有恶性倾向的病例外，35岁以下的病例钼靶摄影一般不做常规应用。对临床诊断为乳腺增生症的患者，应嘱患者2~3个月复查1次，最好教会患者自我检查乳房的方法。

（四）治疗

1. 内科治疗　迄今为止，对本病仍没有一种特别有效的治疗方法。根据性激素紊乱的病因学理论，国外一直采用抑制雌激素类药物的治疗方案。目前对本病的治疗方法都只是缓解或改善症状，很难使乳腺增生后的组织学改变得到复原。

（1）性激素类：以往对乳腺增生症多采用内分泌药物治疗，尽管激素治疗开始阶段多会有较好的效果，但由于乳腺增生症患者多有内分泌激素水平失衡，现投入激素，应用时间及剂量很难恰如其分适合本病需要，往往有矫枉过正之弊。应用不当，势必会更加重这种已失衡的状态，效果必然不甚满意。同时乳腺癌的发生与女性激素有肯定关系，甚至增加乳腺癌发生机会。因此，目前已很少应用激素类药物治疗本病。

此类药物应用主要机制是利用雄激素或孕激素对抗增高了的雌激素。以调节体内的激素维持平衡减轻疼痛，软化结节。该类药物早在1939年Spence就试用雄性激素（睾酮），Atkins也报道了本药作用。因恐导致乳腺癌的发生，临床应用应谨慎。下面介绍常用药物：

1）黄体酮：一般在月经前2周用，每周注射2次，5mg/次，总量20~40mg。疗程不少于6个月。然而目前有报道，认为此药对本病治疗无效且不能过量治疗，否则会引起乳房发育不良，甚至引起乳腺上皮恶变。

孕激素应用的不良反应可见恶心、呕吐、胃痛、头痛、眩晕等，停药后消失。

2）甲睾酮（甲睾素）：甲睾酮5mg或10mg，1次/日，肌内注射，月经来潮前第14d开始用，月经来潮停用。每次月经期间用药总量不超100mg。

3）丙酸睾酮：丙酸睾酮25mg，月经来前1周肌内注射，1次/日。连用3~4d。睾丸素药膏局部涂抹亦有一定作用。

以上2种雄激素的不良反应，有女性男性化多毛、阴蒂肥大、音变、痤疮、肝脏损害、黄疸、头晕和恶心。

4）达那唑（Danazol）：是17-己炔睾（Ethisterone）衍生来的合成激素，其作用机制是抑制促性腺激素，从而减少了雌激素对乳腺组织的刺激。Creenbiall等在治疗子宫内膜异位症时，发现该药治疗的病例所伴有的良性乳腺疾病同时得到缓解。达那唑不能改变绝经前妇女的促性腺激素水平，其机制可能是抑制卵巢合成激素所需要的酶，从而调整激素水平，此药治疗效果显著。症状消失及结节消失较为明显，有效率达到90%~98%。但不良反应大，尤其月经紊乱发生率高，因此仅对用其他药物治疗无效、症状严重、结节多者，才选用此药。用药剂量越大，不良反应出现的也越多，且有停药复发问题。用法为：达那唑100~200mg，1次/日，月经第2d开始服用，3~6个月为1个疗程。

5）他莫昔芬（Tamoxifen）：本品主要是与雌激素竞争结合靶细胞的雌激素受体，直接封闭雌激素受体，阻断雌激素效应，是一种雌激素拮抗药。1980年有人开始用本品治疗本病，国内报道治疗本病的缓解率为96.3%，乳腺结节缩小率为97.8%，停药后有反跳作用。不良反应主要为月经推迟或停经以及白带增多等。Femtinen认为治疗乳痛效果好。用法10mg，2次/日，持续2~3个月。但也有报道长年服用可引起子宫内膜癌的危险。

（2）维生素类药物：维生素A、维生素B、维生素C、维生素E等能改善肝功能、调节性激素的代谢，同时还能改善自主神经的功能，可作为乳腺增生症的辅助用药。Abrams（1965）首先报道用维生素 E 治疗本病，随后的研究发现其有效率为 75% ~ 85%。机制系血中维生素 E 值上升，可使血清黄体酮/雌二醇比值上升；另一方面可使脂质代谢改善，总胆固醇 - 脂蛋白胆固醇的比值下降，α - 脂蛋白 - 游离胆固醇上升。维生素 E 可使乳房在月经前疼痛减轻或缓解，部分病例可使乳房结节缩小、消散，又可调节卵巢功能，防治流产和不孕症，维生素 E 是一种氧化剂还可抑制细胞的间变，可以降低低密度脂蛋白（LDL）增加孕激素，故鼓励患者用维生素 E 以弥补孕激素治疗的不足。其优点是无不良反应，服药方便，价格低廉，易于推广使用，但疼痛复发率高。维生素 B_6 与维生素 A 对调节性激素的平衡有一定的意义，维生素 A 可促进无活性的雄烯酮及孕烯酮转变为活性的雄烯酮及孕酮，后两者均有拮抗雌激素作用。可以试用。具体用法为：维生素 B_6 20mg，3 次/日。维生素 E 100mg，3 次/日，维生素 A 1 500 万 U，3 次/日，每次月经结束后连用 2 周。

（3）5% 碘化钾溶液：小量碘剂可刺激腺垂体产生促黄体素（LH），促进卵巢滤泡黄体化，从而使雌激素水平降低，恢复卵巢的正常功能，并有软坚散结和缓解疼痛的作用。有效率为 65% ~ 70%。碘制剂的治疗效果往往也是暂时的，有停药后反跳现象。由于可影响甲状腺功能，因此应慎重应用。常用的是复方碘溶液（卢戈液每 100mL 含碘 50g、碘化钾 100g），0.1 ~ 0.5mL/次（3 ~ 5 滴），口服，3 次/日。可将药滴在固体型食物上，以防止药物对口腔黏膜的刺激。5% 碘化钾溶液 10mL，口服，3 次/日。碘化钾片 0.5g，3 次/日，口服。

（4）甲状腺素片：由于近年来认为本病可能与甲状腺功能失调有关，因此有人试用甲状腺素片治疗乳腺增生症获得一定的效果。用甲状腺浸出物或左甲状腺素（Synthroid）治疗，0.1mg/d，2 个月为 1 个疗程。

（5）溴隐亭（Bromocriptine）：本品属于多巴胺受体的长效激活剂，它通过作用在垂体催乳细胞上多巴胺受体，释放多巴胺来直接抑制催乳腺细胞对催乳素的合成和释放。同时也减少了催乳素对促卵泡成熟激素的拮抗，促进排卵及月经的恢复，调整激素的平衡，使临床症状得以好转，有效率达 75% ~ 98%。本品的不良反应是头晕困倦、胃肠道刺激（恶心甚至腹痛、腹泻）、面部瘙痒、幻觉、运动障碍等。具体用法为：溴隐亭 5mg/d，3 个月为 1 个疗程。连续应用不宜超过 6 个月。

（6）其他

1）夜樱草油：本品是一种前列腺受体拮抗药，用药后可致某些前列腺素（PGE）增加并降低催乳素活性，3g/d。效果不肯定，临床不常应用。

2）催乳素类药物：正处于临床试验阶段，其效果尚难肯定。

3）利尿药：有学者认为乳房疼痛与乳房的充血水肿有关，用利尿药可以缓解症状。常用螺内酯（安体舒通）和氢氯噻嗪短期应用。

2. 手术治疗

（1）适应证：乳腺增生症本身无手术治疗的指征，手术治疗的主要目的是避免误诊，漏诊乳腺癌。因此，手术治疗必须具备下列适应证：①有肿块存在：重度增生伴有局限性单个或多个纤维瘤样增生结节，有明显片块状肿块，乳头溢液，其他检查不能排除乳腺癌的病例；②药物治疗观察的病例，在弥漫性结节状乳腺或片块状乳腺腺体增厚区的某一局部，出现与周围结节质地不一致的肿块者，长期用药无效而且症状又加重者；③年龄在 40 ~ 60 岁的患者，又具有乳腺癌高危因素者；④长期药物治疗无效，思想负担过于沉重，有严重的精神压力（恐癌症），影响生活和工作的患者。

（2）手术目的和治疗原则：①手术的主要目的是明确诊断，避免乳腺癌的漏诊及延诊。因此，全乳房切除是不可取的也是禁忌的，如果围绝经期患者必须如此，须谨慎应用（仅行保留乳房外形的腺体切除），绝不宜草率进行；②局限性病变范围较小，肿块直径不超过 2.5cm，行包括一部分正常组织在内的肿块切除；③全乳弥漫性病变者，以切取增生的典型部位做病理学检查为宜；④年龄在 50 岁以上，病理证实为乳腺导管及腺泡的高度非典型增生患者可行单纯乳房切除（仅行腺体切除，保留乳房外形）。

3. 其他治疗

（1）中医治疗：中医药在治疗乳腺增生症方面有其独到之处，为目前治疗本病的主要手段（详见乳腺囊性增生病）。

中医治疗时，除口服药物外，不主张在乳房局部针刺治疗（俗称扎火针）且必须强调的是：在诊断不甚明确而又不能除外癌时，局部治疗属于禁忌。在临床实践中，有多例因中药外敷、扎火针而致使误诊为乳腺增生症实为乳腺癌的患者病情迅速恶化的病例，应引以为戒。

（2）饮食治疗：据某些学者认为，此病的发生也与脂肪代谢紊乱有关，因此应适当减少饮食中的脂肪的摄入量，增加糖类的摄入。

（3）心理治疗：乳腺增生症的发生和症状的轻重常与情绪变化有关，多数患者在遇心情不舒畅的情况下及劳累过度时，很快出现症状或使症状加重。因此，给予患者必要的心理护理，对疾病的恢复是有益的，尤其是对乳痛症患者。如果能够帮助患者消除心理障碍，保持良好的心理状态，可完全替代药物治疗。消除恐惧和紧张情绪是心理治疗的关键。必要时可给予地西泮（安定）等镇静药以及维生素类药。

五、乳腺囊性增生病

乳腺囊性增生病（Cystic hyperplasia of breast）属于乳腺结构不良的一个晚期阶段，是一种完全性的病理性变化。临床表现主要是以乳房肿块为特点，同时伴有轻微的乳痛。病理改变除了有小叶增生外，多数中小乳管扩张形成囊状为本病特点。乳管上皮及腺泡上皮的增生，与癌的发生有着一定关系。Warren 等追踪病理证实的乳腺囊性增生病，其后发生癌变者较一般妇女高 4.5 倍，并且乳腺囊性增生病在乳腺癌患者的发生率远高于一般的同龄妇女。本病在临床上极为多见，大约 20 个成年妇女在绝经期前就有 1 个患本病，发病率较乳腺癌高，在尸检资料中如将小叶囊肿一并统计在内，其发病率更明显增高。

本病属于中医的"乳癖"范围，中医学认为"乳癖及乳中结核……随喜怒消长，多由思虑伤脾，恼怒伤肝，气血瘀结而生"。

（一）发病率

乳腺囊性增生病是乳腺各种病变中最常见的一个阶段。即使仅以临床能觉察的较大囊肿为限，乳腺囊性增生病的发病率也较乳腺其他病变的发病率为高。据纽约长老会医院 1941—1950 年共有临床表现明显的乳腺囊性增生病 1 196 例，同时期内的乳腺癌有 991 例、腺纤维瘤有 440 例，可见乳腺囊性增生病之多见。又据 Bmhardt 和 Jaffe（1932）曾报道 100 个 40 岁以上女尸的尸检资料统计，其乳腺囊性增生病的发生率高达 93%。Franas（1936）曾报道 100 个 19~80 岁的女尸，其乳腺中有显微观的小囊肿者占 55%，双侧病变也有 25%。Frantz 等（1951）研究过 225 例并无临床乳腺瘤的女尸，发现 19% 有肉眼可见的乳腺囊性增生病（囊肿大 1~2mm 以上），半数为两侧性。此外。在显微镜下还发现 34% 有各种囊性病变（包括小囊肿、管内上皮增生等），总计半数以上（53%）具有各种表现的乳腺囊性增生病。总之，以这样的估计，一般城市妇女中每 20 个就有 1 个在绝经前可能在临床上发现乳腺囊性增生病，其发病率远较乳癌的发病率高。

乳腺囊性增生病通常最早发生在 30~39 岁，至 40~49 岁其发病率到达高峰，而在绝经后本病即渐减少。据美国纽约长老会医院统计的 454 例临床可见的乳腺囊性增生病也说明了是中年妇女常见病。其发病年龄如以初诊时为准，20~29 岁占 5.2%，30~39 岁占 33.2%，40~49 岁占 49.6%，50~59 岁占 9.4%，60 岁以上的共占 2.6%，其平均发病年龄为 41 岁。我国王德修、胡予（1965）报道的 46 例乳腺囊性增生病，平均年龄为 39.8 岁，天津市人民医院（1974）报道的乳腺囊性增生病 80 例，患者就诊年龄为 14~74 岁，平均为 38.7 岁，可见乳腺囊性增生病主要为中年妇女的疾病。

（二）临床表现

1. 患病年龄　患病年龄多在 40 岁左右的中年妇女，青年及绝经后妇女少见。自发病到就诊时间平均 3 年（数天至 10 余年）。

2. 乳痛　多不显著，与月经周期关系不甚密切，偶尔有同乳腺增生症一样的疼痛，此点可与小叶增生相区别。疼痛可以有多种表现，如隐痛、钝痛或针刺样痛，一侧或双侧，同时伴患侧胸、背及上肢的疼痛。疼痛可以是持续性，也可以是周期性，但不规律的乳痛是本病的特点。乳痛多因早期乳管开始扩张时出现，囊肿发展完全时疼痛消失，疼痛也可能与囊内压力迅速增加有关。

3. 乳头溢液　多为草黄色浆液、棕色、浆液血性甚至纯血液。一般为单侧，未经按压而自行排出。也有经挤压而出。溢液主要是病变与大导管相通之故。有文章报道，762 例乳房肿块病患者，发生排液者 41 例，占 5.4%，其中 63.5% 为乳腺囊性增生病。

4. 乳房肿块　是本病主要诊断依据。但检查该病时，最好在月经后 7～10d 之内。先取坐位后取平卧位，按顺序仔细检查乳房各个象限，检查肥大型或下垂型乳房时，可采用斜卧位，并将上肢高举过头，以便检查乳腺的外上象限。常见肿块有以下几种表现。

（1）单一肿块状：呈厚薄不等的团块状，数目不定，长圆形或不规则形，有立体囊样感，中等硬度有韧性，可自由推动，不粘连，边缘多数清楚，表面光滑或呈颗粒状，软硬不一，是单纯囊肿的特点。有些囊肿较大，一般呈圆球形，表面光滑，边界清楚；囊肿的硬度随囊内容物的张力大小而有差别，张力小的触诊时感觉较软，甚至有波动感，张力大的显得较硬，有时与实质性的腺纤维瘤很难区别。此外，在月经来潮前因囊内张力较大，肿块也会变得较硬。由于囊内容物一般多为澄清的液体，所以大的囊肿大多透光明亮。

如囊肿有外伤出血或感染，则透光试验时囊肿显出暗淡的阴影，在感染的情况下因囊肿与周围组织常有粘连，还可见皮肤或乳头的粘连退缩现象。囊内乳头状瘤存在时，囊液常呈血性或浆液血性，此时透光试验也能显出境界清楚的阴影。

（2）乳腺区段型结节肿块即多数肿块出现：结节的形态按乳管系统分布，近似三角形，底位于乳房边缘，尖朝向乳头，或为不规则团块，或为中心部盘状团块，或为沿乳管走向的条索状，囊肿表现形式可以是单个或多个，呈囊状感，也有为颗粒状边界清楚，活动度大，大小多在 0.5～3cm。大者甚至可达 8cm 左右。文献上有人将直径在 0.5cm 以下，称"沙粒结节"。

（3）肿块分布弥漫型：肿块分布的范围超过 3 个象限或分散于整个或双侧乳腺内。

（4）多形状肿块：同乳腺内，有几种不同形态的肿块（片状、结节、条索、颗粒等），在同一部位或不同部位，甚至散在全乳房。

（5）肿块变化与精神情绪的关系：多数人于月经前愁闷、忧伤、心情不畅以及劳累、天气不好而加重，使肿块变大、变硬，疼痛加重。当月经来潮后或情绪好、心情舒畅时，肿块变软、变小。同时疼痛可减轻或消失。这种因精神、情绪的变化而改变的肿块，是本病的特点，而且多为良性。有人认为，这种表现多在乳腺结构不良的早期，而囊肿期则表现不甚明显，仅表现为肿块的突出特点。各型肿块，与皮肤和深部筋膜不粘连，乳头不内陷。乳房外形不变，同侧腋窝淋巴结不肿大。切开肿块，内有大小不等的囊肿（为扩张的乳管），大如栗子，小如樱桃，多散布在乳房深部。

（三）辅助检查

1. X 线检查　可见多数大小不一的囊腔阴影，为蜂巢状，部分互相融合或重叠，囊腔呈圆形，大囊腔为卵圆形，边缘平滑，周围大或伴有透亮带。牵引乳头摄片，则发现弧形之透亮区易变形，而由于皮下脂肪层变薄，故位于边缘的囊腔呈皱襞状。文献报道钼靶 X 线的诊断正确率达 80%～90%。随着 X 线技术的改进，如与定位穿刺活检相结合，其诊断正确率可进一步提高。近年来磁共振的应用，对诊断本病有一定参考价值，典型的 MRI 表现为乳腺导管扩张，形状不规整，边界不清。因此法不太经济，故临床应用目前未推广。

2. B 超检查　Wild（1951）首先应用超声波检查乳腺的肿块，近年来 B 超发展很快，诊断正确率高达 90% 左右。超声波显示增生部位不均匀的低回声区以及无回声的囊肿。它的诊断在某些方面优于 X 线摄片。X 线片不易将乳腺周围纤维增生明显的孤立性囊肿和边界清楚的癌相鉴别，而 B 超则很容易鉴别。B 超对乳腺增生症患者随访很方便，也无创伤。临床检查应作为首选方法。B 超对囊肿型的乳腺病表现为，光滑完整的乳腺边界，内皮质稍紊乱，回声分布不均，呈粗大光点及光斑。囊肿区可表现出大小不等的无回声区，其后壁回声稍强。

3. 肿块或囊肿穿刺　在乳房肿块上面，行多处细针穿刺并做细胞学检查，对诊断乳腺上皮增生症有较大价值。结合 X 线透视下定位穿刺活检，其诊断正确率较高。需注意的是对怀疑癌变的病例，最后确诊仍有赖于组织切片检查。

4. 透照摄影 乳腺透照法首先由 Curler（1929）提出，Cros 等（1972）做了改进。其生物学基础是短波电磁辐射（蓝光）比长波（红光）更容易透入活组织，短波光在组织内广泛散布，长波光可被部分吸收，并产生热。乳腺各区域的不同吸收质量用黄光透照能更好地显示。Cros 等使用非常强的光源，在半暗环境中进行透照，并用普通彩色胶卷摄影，观察其图谱的变化。有一定的诊断价值，最适宜大面积的普查。由于乳腺组织囊性增生和纤维性变，在浅灰色背影下，可见近圆形深灰色均匀的阴影，周围无特殊血管变化，乳腺浅静脉边界模糊不清。由于含的液体不同，影纹表现各异。清液的囊肿为孤立的中心造光区，形态规则，含浊液则表现为均匀深灰色的阴影，边界清楚。

5. 囊内注气或用造影剂摄像检查 这些方法仅可说明有囊肿，并不能确定其性质，最终还需依靠病理组织学检查。

6. 活检 对诊断不清，特别是难与恶性肿瘤相鉴别者，可行活检，但是应注意。

（1）如果肿块小而局限者，可行包括一部分正常组织在内的全部肿物切除，送病理学检查。

（2）如果肿块大，范围广泛，可在肿块最硬处或肿块中心处取组织做病理学检查。

（四）鉴别诊断

鉴别诊断目的主要在于：①为排除癌变的存在；②了解病变增生程度，以便采取相应措施；③预测疾病的发展与转归；④对一些肿物局限者切除，达治疗目的。

根据病史、体征及一些辅助检查，基本能提示本病存在的可能，但最终仍需病理组织学来确诊，确诊后方可采取治疗措施。

乳腺增生症尚需与乳房内脂肪瘤、乳腺导管内或囊内乳头状瘤、慢性纤维性乳腺炎、导管癌等鉴别。

1. 乳房内脂肪瘤 为局限性肿块，质软有假性波动，无疼痛及乳头溢液，也无随月经周期的变化而出现的乳房疼痛及肿块增大现象。

2. 乳痛症 以乳房疼痛为主，与月经周期有明显关系，每当经潮开始后，疼痛即减轻或消失。乳腺触诊阴性，仅痛症区乳腺腺体增厚，无明显肿块感，或仅有小颗粒状感觉。很少有乳头溢液。

3. 乳腺管内或囊内乳头状瘤 有乳头溢液及乳房肿块，但与乳腺结构不良的乳头溢液及肿块不同。前者为自溢性从乳头排出血性液体，呈粉红色或棕褐色；后者多为挤压而出，非自溢性，且为淡黄色的浆液性液体。前者乳房肿块较小，位居乳晕外，挤压肿块可见有血性分泌物从乳头排出，肿块随之变小或消失；而乳房结构不良症的肿块，常占乳房大部分或布满全乳，一侧或双侧乳房肿块随月经周期而出现疼痛及增大为特点。

4. 慢性纤维性乳腺炎 有乳房感染史及外伤史，往往因炎症的早期治疗不彻底而残留2~3个小的结节。在全身抵抗力降低时，再次发作。反复发作为本病的特点。很易与乳房结构不良相鉴别。

5. 恶性肿瘤 肿块局限、质较硬，无随月经周期变化而出现的乳房变化现象，多需病理协诊（表6-2）。

表6-2 乳腺增生症与乳房恶性肿瘤的临床鉴别

乳腺增生症	乳房恶性肿瘤
1. 肿块常是多数，可在双侧乳房出现	1. 常只有一个肿块，且常在一侧
2. 常伴随月经周期变化而出现乳房的肿胀及疼痛，月经过后而缓解	2. 肿块与月经变化无明显关系
3. 肿块质较软，大小不等，形状不一。有圆形、椭圆形、三角形等，小如樱桃，大如鸡蛋	3. 肿块质坚硬，表面不光滑，常为单发
4. 肿块与周围组织分界不清，与皮肤及胸肌筋膜不粘连，可呈一团块状活动	4. 肿块多与皮肤及胸肌筋膜粘连，表现为乳头抬高及凹陷，肿块不活动
5. 无乳房皮肤淋巴管堵塞表现——"橘皮征"	5. 肿瘤细胞常阻塞乳房表皮淋巴管而出现乳房皮肤的"橘皮征"改变
6. 同侧腋窝淋巴管不肿大	6. 同侧腋窝淋巴结多肿大质坚硬，晚期则呈团块状，不活动

（五）治疗

1. 手术治疗

（1）手术目的：①明确诊断，排除乳房恶性疾病；②切除病变腺体，解除症状；③除去乳腺癌易患因素，预防乳腺癌发生。

（2）手术指征

1）肿块切除：增生病变仅局限乳房一处，经长时间药物治疗而症状不缓解，局部表现无改善或肿块明显增大、变硬和有血性分泌物外溢时，应包括肿块周围正常组织在内的肿块切除病检。如发现上皮细胞不典型增生而年龄＞45岁，又有其他乳腺癌高危因素者，则以单纯乳房切除为妥。在做乳房肿块区段切除时，应做乳房皮肤的梭形（或弧形）切除，但不要损及乳晕，以便在缝合后保持乳房的正常外形。

2）单纯乳房切除：乳房小且增生病变遍及一侧全乳，在非手术治疗后症状不缓解，肿块继续增大，乳头溢血性分泌物，病理诊断为不典型增生，年龄在40岁以上者，有乳腺癌家族史或患侧乳房原有慢性病变存在，可行单纯乳房切除，并做病理学检查。如为恶性，可行根治。年龄＜30岁一侧乳房内多发增生者，可行细胞学检查，也可进行活检（应在肿块最硬的部位取组织）。如为高度增生，也行乳房区段切除。术后可以药物治疗和严密观察。

3）病变弥漫及双侧乳房：经较长时间的药物治疗，症状不好转，肿块有继续长大，溢水样、浆液性或浆液血性及血性分泌物者，多次涂片未发现癌细胞，如年龄＞45岁者，可在肿块最明显处做大区段乳房切除，并送病理学检查。年龄＜35岁，有上述情况者，可将较重的一侧乳房行肿块小区段切除，较轻的一侧在肿块中心切取活体组织检查。如无癌细胞，乳管增生不甚活跃，无上皮细胞间变及化生的，可继续行药物治疗，定期复查。

4）凡为乳腺囊性增生病行肿块切除、区段切除或单纯乳房切除者，术前检查未发现癌细胞，术后一律常规再送病理学检查。发现癌细胞者，均应尽快在短时间内补加根治手术。对于仅行活检或单纯乳房肿块切除患者，术后应继续行中药治疗。

5）乳腺囊性增生病行单纯乳房切除的适应证：凡病理学检查为囊性增生、上皮细胞不典型增生或重度不典型增生，药物治疗效果不佳，年龄＞40岁，可行保留乳头及乳晕的皮下纯乳腺体切除。如年龄＜30岁，可以肿块区段切除。如病理学检查为腺病晚期或囊肿增生期，无论年龄大小，均做肿块切除，并用药物治疗及定期复查。

总之，关于乳腺增生症的治疗问题不能一概而论，应根据年龄、症状、体征以及病理类型、病变进展速度及治疗反应而综合治疗，且不可长期按良性疾病处理，而忽略恶性病变存在的可能，以致贻误治疗时机。也不能因本病是癌前病变就不注意上皮增生情况、年龄大小及病史和治疗反应就一概而论地行区段乳房切除或单纯乳房切除，这些都是不妥的。

2. 化学药物治疗　同乳腺组织增生症。

3. 中医中药的应用

（1）中医治疗的理论：中医认为本病属于乳"癖"，其产生原因系郁怒伤肝，思虑伤脾，气滞血瘀，痰凝成核而引起肿块。从辨证来看，似以肝郁气滞为多，因此在治疗时以疏肝解郁，活血化瘀，软坚散结以及调经通乳为主。

（2）常用方剂及方解

1）乳痛消结汤（乳块消1号）：牡蛎30g，昆布、海藻、鸡血藤、淫羊藿、菟丝子、王不留行、三棱、莪术、皂刺各15g，柴胡、香附、鹿角各9g，通草6g，丹参12g。水煎服，1剂/日，除月经期外，可连续服用，或两次月经之间开始服用至下次月经来前止（此时患者体内雌激素水平最高，症状明显），可连续服用3个月经周期。以巩固疗效。因方中有淫羊藿，故孕妇不宜用。

昆布、海藻、丹参等均为含碘药物，有降低雌激素的作用。

淫羊藿、菟丝子、鹿角均为补肾助阳药，常用治阳痿、遗精，从临床效果来看，似有男性激素样作用，与用男性激素有类似功效。

淫羊藿、丹参等含维生素 E（生育酚），维生素 E 具有黄体素样作用。

柴胡、香附、王不留行、丹参、鸡血藤、赤芍等均有调理经血作用。

根据肝脏的功能，对性腺激素的活性化和失效有重要影响。尤其对正常的生殖生理现象极为重要。而在许多生殖器官（包括乳腺）的功能性疾病，常是由于慢性肝脏失常所引起。例如：肝炎、肝硬化患者因肝功能受损，正常雌激素在肝内的转化发生障碍，致体内雌激素水平相对升高，可使乳腺发育肥大，因此有人用大量维生素 B 或肝制剂等以改善肝脏功能，达到治疗目的。

根据中医经络学说，乳头属肝经，乳腺属胃经，亦认为本病与肝郁气滞有关。所以方中所选用的药多入肝胃两经。例如柴胡有疏肝解郁功能；香附有理气疏肝功能；柴胡含有皂素、植物固醇等，有良好的镇痛作用；三棱、莪术、皂刺均有软坚的作用。

2）乳块消Ⅱ号：丹参、橘叶各 15g，王不留行、川楝子、土鳖虫（广地龙代）、皂刺各 10g。水煎服，1 剂／日。具有疏肝理气、活血化瘀之效。

上述药也可制成浓缩糖衣片 47 片，2.3g／片，含生药 1.5g，12 片／日，分 2 次服，3 个月为 1 个疗程。也可加大剂量，24 片／日。

3）消乳汤：山楂、五味子各 9g，麦芽 30g。水煎服，1 剂／日。

4）乳增平Ⅰ号：广郁金、夏枯草、青皮、乳香、制香附各 6g，焦楂肉、牡蛎各 12g，海藻、昆布各 15g，柴胡、半夏、当归各 9g。水煎服，3 次／日。

5）"419"丸：猪苦胆汁 1 500g，冰片 18g，土鳖虫、金银花各 1 000g，大枣、核桃仁各 500g，马钱子 200g。先将猪苦胆汁煮沸 1h 后加入冰片，搅拌匀，然后把炙好的马钱子同其他药共研为细末，与胆汁混合，蜂蜜为丸。6g／丸，1 丸／次，2 次／日，早、晚温开水送服。1 个月为 1 个疗程。根据情况，可连服 2 个疗程。本方具有清热解毒、散郁火、通经、催乳作用。

6）乳增平Ⅱ号：柴胡、炙甲片、广郁金、三棱、莪术各 5g，当归、白芍、橘核、橘叶、制香附、川楝子、延胡索各 10g。水煎服，1 剂／日。

7）乳康片：柴胡（或青皮）、丝瓜络、当归各 6g，郁金（亦可用三棱代）、橘核、山慈菇、香附、漏芦各 9g，夏枯草、茜草各 12g，赤芍 15g，甘草 3g。水煎服，1 剂／日。

8）加味栝楼神效散：当归 12g，瓜蒌 30g，乳香、没药、甘草各 3g，橘核、荔核各 15g。水煎服，1 剂／日。1 个月为 1 个疗程。疗效不显著，可加昆布、海藻各 15g，经期暂停用。

9）乳癖消：当归、丹参、赤芍、柴胡、郁金、青皮、陈皮、荔核、橘核各 9g，川芎、香附、薄荷各 6g，昆布、海藻各 15g，制没药 4.5g。水煎分 2 次服，1 剂／日。

（3）中成药：乳癖消、乳块消、小金丹、乳康片、乳增平、逍遥舒心丸等。

4. 治疗子宫和附件的慢性炎症　有人认为乳腺小叶增生病患者常伴随有子宫和附件的慢性炎症及神经系统的功能紊乱，因此，在治疗该病时，同时治疗妇科疾病，以调节神经系统功能，使该病的临床症状明显好转。

（杨　斌）

第七章

乳腺癌

乳腺癌是女性中常见的恶性肿瘤，世界上乳腺癌的发病率及死亡率有明显的地区差异。欧美国家高于亚非拉国家。在我国京、津、沪及沿海一些大城市的发病率较高，上海市的发病率居全国之首。1997年上海市女性乳腺癌发病率为 29.8/10 万，为全部恶性肿瘤中的 6.3%，占女性恶性肿瘤中的 14.9%，是女性恶性肿瘤中的第一位。

一、病因

乳腺癌大都发生在 41~60 岁、绝经期前后的妇女，病因尚未完全明了，但与下列因素有关：①内分泌因素：已证实雌激素中雌酮与雌二醇对乳腺癌的发病有明显关系，黄体酮可刺激肿瘤的生长，但亦可抑制脑垂体促性腺激素，因而被认为既有致癌，又有抑癌的作用。催乳素在乳腺癌的发病过程中有促进作用。临床上月经初潮早于 12 岁，停经迟于 55 岁者的发病率较高；第一胎足月生产年龄迟于 35 岁者发病率明显高于初产在 20 岁以前者；未婚、未育者的发病率高于已婚、已育者；②饮食与肥胖：影响组织内脂溶性雌激素的浓度，流行病学研究脂肪的摄取与乳腺癌的死亡率之间有明显的关系，尤其在绝经后的妇女；③放射线照射以及乳汁因子：与乳腺癌的发病率亦有关。此外，直系家属中有绝经前乳腺癌患者，其姐妹及女儿发生乳腺癌的机会较正常人群高 3~8 倍。

二、临床表现

乳腺癌最常见的第一个症状是乳腺内无痛性肿块，大多是患者自己在无意中发现的。10%~15% 的肿块可能伴有疼痛，肿块发生于乳房外上象限较多，其他象限较少，质地较硬，边界不清，肿块逐步增大，侵犯库柏韧带（连接腺体与皮肤间的纤维束）使之收缩，常引起肿块表面皮肤出现凹陷，即称为"酒窝征"。肿块侵犯乳头使之收缩，可引起乳头凹陷，肿块继续增大，与皮肤广泛粘连，皮肤可因皮下淋巴的滞留而引起水肿，由于皮肤毛囊与皮下组织粘连较紧密，在皮肤水肿时毛囊处即形成很多点状小孔，使皮肤呈"橘皮状"。癌细胞沿淋巴网广泛扩散到乳房及其周围皮肤，形成小结节，称为卫星结节。晚期时肿瘤可以浸润胸肌及胸壁，而与其固定，乳房亦因肿块的浸润收缩而变形。肿瘤广泛浸润皮肤后融合成暗红色。

弥漫成片，甚至可蔓延到背部及对侧胸部皮肤，形成"盔甲样"，可引起呼吸困难；皮肤破溃，形成溃疡，常有恶臭，容易出血，或向外生长形成菜花样肿瘤。

有 5%~10% 患者的第一症状是乳头溢液，有少数患者可以先有乳头糜烂，如湿疹样，或先出现乳头凹陷。少数患者在发现原发灶之前先有腋淋巴结转移或其他全身性的血道转移。

癌细胞可沿淋巴管自原发灶转移到同侧腋下淋巴结，堵塞主要淋巴管后可使上臂淋巴回流障碍而引起上肢水肿。肿大淋巴结压迫腋静脉可引起上肢青紫色肿胀。臂丛神经受侵或被肿大淋巴结压迫可引起手臂及肩部酸痛。

锁骨上淋巴结转移可继发于腋淋巴结转移之后或直接自原发灶转移造成。一旦锁骨上淋巴结转移，则癌细胞有可能经胸导管或右侧颈部淋巴管进而侵入静脉，引起血道转移。癌细胞亦可以直接侵犯静脉引起远处转移，常见的有骨、肺、肝等处。骨转移中最常见是脊柱、骨盆及股骨，可引起疼痛或行走障碍；肺转移可引起咳嗽、痰血、胸腔积液；肝转移可引起肝大、黄疸等。

三、临床分期

目前常用的临床分期是按 1959 年国际抗癌联盟建议，并于 1997 年经修改的 TNM 国际分期法。

分类中区域淋巴结包括：①腋淋巴结：指腋静脉及其分支周围的淋巴结及胸大、小肌间的淋巴结，可以分成三组：第 1 组（腋下群）：即胸小肌外缘以下的淋巴结；第 2 组（腋中群）：指胸小肌后方及胸肌间的淋巴结（即 Rotter 淋巴结）；第 3 组（腋上群）：胸小肌内侧缘以上，包括腋顶及锁骨下淋巴结；②内乳淋巴结。

TNM 分期法：

T 原发肿瘤

T_x　原发肿瘤情况不详（已被切除）

T_0　原发肿瘤未扪及

T_{is}　原位癌：指管内癌，小叶原位癌，乳头帕哲病乳管内未扪及肿块者（Pagets 病乳房内扪及肿块者依照肿瘤大小分期）

T_1　肿瘤最大径小于 2cm

T_2　肿瘤最大径 >2cm，<5cm

T_3　肿瘤最大径 > 5cm

T_4　不论肿瘤任何大小，已直接侵犯胸壁或皮肤

T_{4a}　肿瘤直接侵犯皮肤

T_{4b}　乳房表面皮肤水肿（包括橘皮征），乳房皮肤溃疡或卫星结节，限于同侧乳房

T_{4c}　包括 T_{4a} 及 T_{4b}

T_{4d}　炎性乳腺癌

注：①炎性乳腺癌指皮肤广泛浸润、表面红肿，但其下不一定能扪及肿块，如皮肤活检时未发现有癌细胞，则 T 可以定为 PT_x，若活检时发现有癌细胞，临床分期为 T_{4d}；②皮肤粘连，酒窝征、乳头凹陷、皮肤改变，除了 T_{4b} 及 T_{4c} 外可出现于 T_1、T_2、T_3 中，不影响分期；③胸壁指肋骨、肋间肌、前锯肌，不包括胸肌。

N 区域淋巴结

N_x　区域淋巴结情况不详（已被切除）

N_0　无区域淋巴结转移

N_1　同侧腋淋巴结转移，但活动

N_2　同侧腋淋巴结转移，互相融合，或与其他组织粘连

N_3　转移至同侧内乳淋巴结

M 远处转移

M_x　有无远处转移不详

M_0　无远处转移

M_1　有远处转移（包括皮肤浸润超过同侧乳房）

临床检查与病理检查间有一定的假阳性或假阴性，因而术后病理检查时分期较临床分期更为准确。

根据以上不同的 TNM 可以组成临床不同的分期：

0 期　$T_{is}N_0M_0$

Ⅰ 期　$T_1N_0M_0$

Ⅱ 期$_A$　$T_0N_1M_0$

　　　　$T_1N_1M_0$

　　　　$T_2N_0M_0$

— 69 —

Ⅱ期_B　$T_2N_1M_0$

$T_3N_0M_0$

Ⅲ期_A　$T_0N_2M_0$

$T_1N_2M_0$

$T_2N_2M_0$

$T_3N_{1,2}M_0$

Ⅲ期_B　T_4 和任何 NM_0

任何 T 和 N_3M_0

Ⅳ期　任何 T，任何 N，M_1

四、病理分型

国内将乳腺癌的病理分型如下：

1. 非浸润性癌

（1）导管内癌：癌细胞局限于导管内，未突破管壁基底膜。

（2）小叶原位癌：发生于小叶，未突破末梢腺管或腺泡基底膜。

2. 早期浸润性癌

（1）导管癌早期浸润：导管内癌细胞突破管壁基底膜，开始生芽，向间质浸润。

（2）小叶癌早期浸润：癌细胞突破末梢腺管或腺泡壁基底膜，开始向小叶间质浸润，但仍局限于小叶内。

3. 特殊型浸润癌

（1）乳头状癌：癌实质主要呈乳头状结构，其浸润往往出现于乳头增生的基底部。

（2）髓样癌伴大量淋巴细胞增生：癌细胞密集成片，间质少，癌边界清楚，癌巢周围有厚层淋巴细胞浸润。

（3）小管癌：细胞呈立方或柱状，形成比较规则的单层腺管，浸润于基质中，引起纤维组织反应。

（4）腺样囊性癌：由基底细胞样细胞形成大小不一的片状或小梁，中有圆形腔隙。

（5）黏液腺癌：上皮黏液成分占半量以上，黏液大部分在细胞外，偶在细胞内。

（6）大汗腺癌：癌细胞大，呈柱状，可形成小巢、腺泡或小乳头。主、间质常明显分离。

（7）鳞状细胞癌：可见细胞间桥、角化。

（8）乳头湿疹样癌：起源于乳头的大导管，癌细胞呈泡状，在乳头或乳晕表皮内浸润。几乎常伴发导管癌。

4. 非特殊型浸润癌

（1）浸润性小叶癌：小叶癌明显向小叶外浸润，易发生双侧癌。

（2）浸润性导管癌：导管癌明显向实质浸润。

（3）硬癌：癌细胞排列成细条索状，很少形成腺样结构，纤维间质成分占 2/3 以上，致密。

（4）单纯癌：介于硬癌与髓样癌之间，癌实质与纤维间质的比例近似。癌细胞形状呈规则条索或小梁，有腺样结构。

（5）髓样癌：癌细胞排列成片状或巢状，密集，纤维间质成分少于 1/3，无大量淋巴细胞浸润。

（6）腺癌：癌实质中，腺管状结构占半数以上。

5. 其他罕见癌　有分泌型（幼年性）癌、富脂质癌（分泌脂质癌）、纤维腺瘤癌变、乳头状瘤病癌变等。

五、临床检查和诊断

乳腺是浅表的器官，易于检查，检查时置患者于坐位或卧位，应脱去上衣，以便做双侧比较。

1. 视诊　应仔细检查观察：①双侧乳房是否对称、大小、形状，有无块物突出或静脉扩张；②乳头位置有无内陷或抬高，乳房肿块引起乳头抬高，常是良性肿瘤的表现；如伴乳头凹陷则以恶性可能大。此外，观察乳头有无脱屑、糜烂、湿疹样改变；③乳房皮肤的改变，有无红肿、水肿凹陷、酒窝征。嘱患者两手高举过头，凹陷部位可能更明显。

2. 扪诊　由于月经来潮前乳腺组织常肿胀，因而最好在月经来潮后进行检查。乳腺组织的质地与哺乳有关，未经哺乳的乳腺质地如橡皮状，较均匀；曾哺乳过的乳腺常可能触及小结节状腺体组织；停经后乳腺组织萎缩，乳房可被脂肪组织代替，扪诊时呈柔软，均质。

一般在平卧时较易检查，并与坐位时检查做比较。平卧时，肩部略抬高，检查外半侧时应将患者手上举过头，让乳腺组织平坦于胸壁；检查内半侧时手可置于身旁。用手指掌面平坦而轻柔地进行扪诊，不能用手抓捏，以免将正常乳腺组织误认为肿块。应先检查健侧，再检查患侧乳房。检查时应有顺序地扪诊乳腺的各个象限及腋窝突出的乳腺尾部。再检查乳头部有无异常以及有无液体排出。检查动作要轻柔，以防止挤压而引起癌细胞的播散。最后检查腋窝、锁骨下、锁骨上区有无肿大淋巴结。

检查乳房肿块时要注意：①肿块的部位与质地：50%以上的乳腺肿瘤发生在乳腺的外上方；②肿块的形状与活动度；③肿瘤与皮肤有无粘连：可用手托起乳房，有粘连时局部皮肤常随肿瘤移动，或用两手指轻轻夹住肿瘤两侧稍提起，观察皮肤与肿瘤是否有牵连；④肿瘤与胸肌筋膜或胸肌有无粘连：病员先下垂两手，使皮肤松弛，检查肿瘤的活动度。然后嘱两手用力叉腰，使胸肌收缩，作同样检查，比较肿瘤的活动度。如果胸肌收缩时活动减低，说明肿瘤与胸肌筋膜或胸肌有粘连；⑤有乳头排液时应注意排液的性质、色泽。如未能明确扪及乳房内肿块时，应在乳晕部按顺时针方向仔细检查有无结节扪及或乳头排液。排液应作涂片细胞学检查；⑥检查腋淋巴结：检查者的右手前臂托着病员的右前臂，让其右手轻松地放在检查者的前臂上，这样可以完全松弛腋窝。然后检查者用左手检查患者右侧腋部，可以扪及腋窝的最高位淋巴结，然后自上而下检查胸大肌缘及肩胛下区的淋巴结。同法检查对侧腋淋巴结，如果扪及肿大淋巴结时要注意其大小、数目、质地、活动度以及与周围组织粘连等情况；⑦检查锁骨上淋巴结：注意胸锁乳突肌外侧缘及颈后三角有无肿大淋巴结。

3. 其他辅助检查方法　与病理检查比较，临床检查有一定的误差，即使有丰富临床经验的医师对原发灶检查的正确率为70%～80%。临床检查腋窝淋巴结约有30%假阴性和30%～40%假阳性，故尚需其他辅助诊断方法，以提高诊断的正确率。常用的辅助诊断方法有：

（1）乳腺的X线摄片检查：是乳腺疾病诊断的常用方法，有钼靶摄片及干板摄片两种，均适用于观察乳腺及软组织的结构，其中以钼靶摄片最为常见。

乳腺癌X线表现有直接征象或间接征象。直接征象有：①肿块或结节明显：表现为密度高的致密影，边界不清或结节状，典型者周围呈毛刺状，肿瘤周围常有透明晕，X线表现的肿块常较临床触及的为小；②钙化点：有30%～50%的乳腺癌在X线表现中可见有钙化点，其颗粒甚小，密度不一致，呈点状、小分支状或泥沙样，直径5～500μm，良性病变也有钙化点，但常较粗糙，大多圆形，数量较少。乳晕下肿块可引起乳头凹陷，X线片上可表现为漏斗征。间接征有乳房导管影增生，常表现为非对称性，乳腺结构扭曲变形，肿瘤周围结构有改变，肿瘤浸润皮肤或腋淋巴结导致淋巴回流受阻引起皮肤增厚等。

X线检查也用做乳腺癌高发人群中普查，可以查出临床上摸不到肿块的原位癌，表现为导管影增粗及微小钙化点，可经立体定位下插入金属有钩的针，确定部位后切除，切除的标本应做X线检查以观察病灶是否已被切净。

乳腺X线摄片可用以临床鉴别肿块的良、恶性，也可用于作为发现临床不能触及的肿块，临床常用于：①乳腺癌术前检查：明确是否有多发性病灶或对侧乳房有无病灶；②乳腺病变的鉴别诊断；③乳头排液、溃疡、酒窝皮肤增厚和乳头凹陷的辅助诊断；④高危人群的普查应用。

（2）B型超声波检查：可以显示乳腺的各层结构、肿块的形态及其质地。恶性肿瘤的形态不规则，回声不均匀，而良性肿瘤常呈均匀实质改变。复旦大学肿瘤医院应用超声波诊断乳腺恶性肿瘤的正确率达97%。超声波检查对判断肿瘤是实质性还是囊性较X线摄片为好，超声显像对明确肿块大小较准确，可用以比较非手术治疗的疗效。

（3）近红外线检查：近红外线的波长为 $600 \sim 900 \mu m$，易穿透软组织，利用红外线穿过不同密度组织，可显示各种不同灰度，从而显示肿块。此外，红外线对血红蛋白的敏感度强，乳房内血管显示清晰。乳腺癌癌周的血运常较丰富，血管较粗，近红外线对此有较好的图像显示，有助于诊断。

（4）乳管导管镜检查：对有乳头溢液的病例可通过 $0.4 \sim 0.75 mm$ 的乳腺导管管插入溢液的导管进行检查，可在直视下观察到导管内的病变，还可以做脱落细胞学检查，同时可通过导管镜的检查发现一些早期的导管内癌。乳腺导管镜检查便于对病灶的体表定位，以利于手术时正确选择手术切口。

（5）CT 检查：可以作为乳腺摄片的补充，因而不作为常规应用。CT 可用于临床未能扪及的病灶的术前定位，确定肿瘤的术前分期，以及了解乳腺、腋下及内乳淋巴结有无肿大，有助于制订治疗计划。

（6）磁共振检查：可以作为术前诊断及钼靶 X 线摄片的补充。浸润性导管癌的磁共振检查表现为边界不清、不规则毛刺的低信号强度的肿块，但不能显示微小钙化点，但对肿块周围的浸润情况表现较好；有助于保留乳房手术前明确手术切除的范围。

（7）脱落细胞学检查：有乳头排液可做涂片检查，一般用苏木－伊红或巴氏染色。有乳头糜烂或湿疹样改变时，可订印片细胞学检查。

肿瘤性质不能明确时，可用6.5 或 7 号细针穿刺肿块，抽吸组织液，内含有细胞，可做涂片细胞学检查，其正确率可达85% 左右。而细针抽吸引起肿瘤播散的机会不大，但对小于1cm 的肿块，检查成功率较小。

（8）切除活组织检查：病理检查是最可靠的方法，其他检查不能代替。做活检时应将肿块完整切除，并最好在肋间神经阻滞麻醉或硬脊膜外麻醉下进行，避免局部麻醉下手术，以减少肿瘤的播散，同时做冰冻切片检查。如果证实为恶性肿瘤，应及时施行根治性手术。

六、治疗

乳腺癌的治疗方法包括手术、化疗、放疗、内分泌以及近年来的免疫治疗等。

1. 治疗原则　按照临床部位及瘤期，治疗方法的选择大致按如下原则。

（1）临床0 期、Ⅰ期、Ⅱ期及部分Ⅲ$_A$ 期：以手术为首选治疗方法，手术以根治或改良根治术为主，部分病例可行保留乳房的手术方式，术后应用放射治疗。病灶位于内侧及中央时可考虑同时处理内乳淋巴结。术后根据淋巴结转移情况及其他预后指标决定是否需要补充化疗及放疗。

（2）临床Ⅲ期早：以根治性手术为主，手术前、后根据病情应用化疗或放疗。

（3）临床Ⅲ期晚：又称局部晚期乳腺癌，常先应用化疗或同时放疗，根据肿瘤的消退情况，再决定手术方式，手术仅作为综合治疗的一个组成部分。

（4）临床Ⅳ期：以化疗及内分泌等治疗为主。

2. 手术治疗　自从1894 年 Halsted 创立了乳腺癌根治术以来，该术式一向被认为是典型的常规手术。1948 年 Handlev 在第 2 肋间内乳淋巴结的活检手术中，证实该淋巴结亦是乳腺癌的第一站转移途径，从而开展了各种清除内乳淋巴结的扩大根治手术。以后又有人倡立了许多超根治手术，将切除范围扩大到锁骨上及前纵隔淋巴结，但由于其并发症多和疗效未有提高而又放弃应用。1970 年以后较多采用是改良根治术，20 世纪 70 年代后期以来对一些早期的病例采用了缩小手术范围及肿瘤的局部切除合并放疗的方法。缩小手术范围的原因除了发现的病例病期较早外，由于放疗及化疗的进步，应用直线加速器可使到达肿瘤深部的剂量增加，局部得到足够的剂量而减少皮肤反应，术后患者能有较好的外形。同时近 10 多年来对乳腺癌的生物学特性的研究认识到乳腺癌是容易转移的肿瘤，即使手术范围扩大，治疗效果并未明显改变，而治疗的失败原因主要是血道播散，即使临床一期的病例手术治疗后仍有10% ～15% 因血道播散而失败。因而认为乳腺癌一开始就有波及全身的危险，区域淋巴结对肿瘤发展并无屏障作用，而淋巴结转移又与机体免疫功能有关，但是肿瘤的淋巴结与血道转移主要与其病期有关。原位癌的手术治愈率可达100%，随着病期的发展，其区域淋巴结及血道转移的机会也随之增加。清除的淋巴结中有微小转移灶的预后与无转移者相似，但在明显转移时，患者的生存率随淋巴结转移数及转移部位增多而降低。手术的目的是：①控制局部及区域淋巴结，以减少局部复发；②了解原发灶的病理类型、分化程度、激素受体测定结果、淋巴结转移以及其转移部位和程度等，以帮助选用手术后综合治疗的方案。

（1）手术方式

1）乳腺癌根治术：最常用亦是最经典的肿瘤外科治疗的术式。手术一般可在全身麻醉或高位硬脊膜外麻醉下进行，可根据肿瘤的小同部位采用纵形或横形切口，皮肤切除范围可在肿瘤外 3～4cm，皮瓣剥离时在肿瘤周围宜采用薄皮瓣法，将皮下脂肪组织尽量剥除，在此以外可逐渐保留皮下脂肪组织，但不要将乳腺组织保留在皮瓣上。皮瓣剥离范围内侧到胸骨缘，外侧到腋中线。先切断胸大、小肌的附着点，保留胸大肌的锁骨份，这样可以保护腋血管及神经，仔细解剖腋窝及锁骨下区，清除所有脂肪及淋巴组织，尽可能保留胸长及胸背神经，使术后上肢高举及向后运动不受障碍，最后将整个乳房连同周围的脂肪淋巴组织、胸大肌、胸小肌和锁骨下淋巴脂肪组织一并切除。术毕在腋下做小口，置负压引流，以减少积液，使皮片紧贴于创面。

2）乳腺癌改良根治术：本手术的目的是切除乳房及清除腋血管周围淋巴脂肪组织，保留胸肌。使术后胸壁有较好的外形，以便于以后做乳房再造手术。手术方式有：①保留胸大、小肌的改良根治Ⅰ式（Auchincloss 手术）；②保留胸大肌切除胸小肌的改良根治Ⅱ式（Patey 手术）。手术大都采用横切口，皮瓣分离与根治术相似，在改良根治Ⅰ式手术时可用拉钩将胸大小肌拉开，尽量清除腋血管旁淋巴脂肪组织，但清除范围仅能包括腋中、下群淋巴结。而改良根治Ⅱ式，由于切除胸小肌使腋血管周围的解剖能达到更高的位置，一般可以将腋上群淋巴结同时清除。此手术方式适合于微小癌及临床第Ⅰ、Ⅱ期的乳腺癌，然而由于保留了胸肌，使淋巴结的清除不够彻底，因而对临床已有明确淋巴结转移的病例的应用有一定的限制。

3）扩大根治术：Handley 在乳腺癌根治术的同时做第 2 肋间内乳淋巴结的活检，国内李月云等报道根治术时内乳淋巴结活检的阳性率为 19.3%（23/119），证实内乳淋巴结与腋下淋巴结同样是乳腺癌的第一站转移淋巴结。肿瘤医院在 1 242 例乳腺癌扩大根治术病例中，腋淋巴结转移率为 51%，内乳淋巴结转移率为 17.7%。肿瘤位于乳房中央及内侧者转移率为 22.5%，位于外侧者为 12.9%。因而根治术时同时将第 1～4 肋间内乳淋巴结清除，称为扩大根治术。手术方式有：①胸膜内法（Urban 手术）：手术将胸膜连同内乳血管及淋巴结一并切除。胸膜缺损用阔筋膜修补。该方法术后并发症多，现已较少采用；②胸膜外法（Margottini 手术）：切除第 2～4 肋软骨连同第 1～4 肋间乳内血管旁脂肪淋巴结一并切除，该方法的并发症并不比一般根治术多。虽然该手术方式目前已较少应用，但对临床Ⅱ、Ⅲ期尤其病灶位于中央及内侧者其 5 年与 10 年生存率较一般根治术提高 5%～10%，因而在适当的病例还是有一定价值的。

4）肿瘤局部切除合并放射治疗：是近年来报道较多的与根治术概念相反的一种治疗方法，即保留乳房的治疗方法。手术切除肿瘤连同周围部分正常乳腺组织（方式有肿瘤切除、肿瘤广泛切除、四分之一乳腺切除等。然而各种术式的基本要求是手术切缘无残留癌细胞，腋淋巴结清除，术后用超高压放射线照射整个乳腺、锁骨上、下及内乳区淋巴结。该手术方式主要适用于：①临床Ⅰ期、Ⅱ期肿瘤＜4cm；②肿瘤距乳晕外 2～3cm；③肿瘤为单个病灶；④无妊娠或哺乳以及结缔组织病；⑤腋下无明显肿大淋巴结。

5）单纯乳房切除术：切除乳腺组织、乳头及表面皮肤和胸大肌筋膜。此方法适用于非浸润性癌、微小癌、湿疹样癌限于乳头者，亦可用于年老体弱不适合根治手术，或因肿瘤较大或有溃破、出血时配合放射治疗。

根治性手术后，手术侧上肢的功能常受到一定的障碍，上肢常因淋巴回流受障而引起肿胀。术后应用负压吸引，防止腋窝积液。早期开始上肢功能的锻炼，可使功能早日恢复，减少肿胀。术后应避免上肢感染而引起的淋巴管炎。

手术死亡率较低，国内外报道为 0.05%～0.30%，肿瘤医院报道 6 000 余例根治术及扩大根治术无手术死亡率。

治疗失败原因中 2/3 是因血道转移。1/3 为局部复发。复旦大学肿瘤医院各期乳腺癌的局部复发率在根治术为 9%，扩大根治术为 3%。文献报道对Ⅰ、Ⅱ期病例应用保留乳房的手术方式，术后放疗病例中局部复发率为 5%～10%，而未做放疗病例为 20%～30%。复发病例可以再次手术，仍能获得较好疗效。

手术治疗后的预后主要与年龄、月经情况、病理类型、分级、激素受体测定等有关，绝经与有无妊娠也有关，但主要影响预后的因素是手术时的病期及淋巴结有无转移。复旦大学肿瘤医院根治性手术的 10 年生存率在Ⅰ期病例为 85%～88%，Ⅱ期为 65%～70%，Ⅲ期为 35%～45%；淋巴结有转移者为 40%～50%，无转移者为 80%～90%。

（2）手术禁忌证：有以情况之一，不适合手术治疗：①乳房及其周围皮肤有广泛水肿，其范围超过乳房面积的一半以上；②肿块与胸壁（指肋间肌、前锯肌及肋骨）固定；③腋下淋巴结显著肿大，且已与深部组织紧密粘连，或患侧上肢水肿或肩部酸痛；④乳房及其周围皮肤有卫星结节；⑤锁骨上淋巴结转移；⑥炎性乳腺癌；⑦已有远处转移。

3. 放射治疗　与手术相似，也是局部治疗的方法。放射治疗以往常作为根治手术前后综合治疗的一部分，近年来已有作为早期病例局部肿瘤切除后主要的治疗方法。

（1）术后照射：根治术或改良根治术后是否需要放疗，曾是乳腺癌治疗中争议最多的问题。目前，根治术后不做常规放疗；但对有复发可能的病例，选择性地应用放射治疗，可以提高疗效，降低复发率。常用于根治术或改良根治术后腋淋巴结有转移的患者，术后照射内乳及锁骨上区，扩大根治术后若内乳淋巴结有转移病例术后照射锁骨上区。亦有用于肿瘤位于乳房中央或内侧的病例，虽然腋淋巴结无转移，术后照射锁骨上及内乳区。而病灶位于乳房外侧者则不需要照射。术后放疗应尽量采用电子束照射，也可用 ^{60} 钴，一般剂量为 50～60Gy/（5～6）周。术后照射的疗效目前尚难定论，大多报道可以减少局部复发，但生存率的提高尚无定论。

（2）术前放疗：主要用于三期病例、局部病灶较大、有皮肤水肿的病例，照射使局部肿瘤缩小，水肿消退，可以提高手术切除率，降低局部复发及血道播散，但术前放疗不能解决治疗前已存在的亚临床型转移灶，因而近年已有被化疗取代的趋势。术前放疗需采用三野照射法，即二切线野及锁腋部照射野。原发灶照射剂量为 40～50Gy/（4～5）周，锁骨区为 50Gy/5 周，放疗结束后 4～6 周施行手术最为理想。

（3）肿瘤局部切除后的放疗：单行肿瘤局部切除而保留乳房的手术方式，术后的局部复发率可达 20%～30%，术后辅助放射治疗使局部复发率降低到 5%～8% 以下。术后可以用双侧切线野照射乳房及另一野照射锁骨上、下区。乳房及区域淋巴结照射剂量为 50～60Gy/（5～6）周。

炎性乳腺癌在经化疗后尚不适合手术的病例也可以用放射治疗，术后再应用化疗。

（4）复发肿瘤的放射治疗：对手术野内复发结节或淋巴结转移，放射治疗常可取得较好的效果。局限性骨转移病灶应用放射治疗的效果较好，可以减轻疼痛，少数病灶也可以重新钙化。

4. 化学药物治疗　在实体瘤的化学治疗中，乳腺癌的疗效较好，化学药物治疗常用于晚期或复发病例，有较好的效果。化学药物治疗配合术前、术中及术后的综合治疗是近年来发展的方向。常用的化疗药物有环磷酰胺、氟尿嘧啶、氨甲蝶呤、阿霉素及丝裂霉素等，近年来发展的一些药物有紫杉醇、异长春花碱（诺维本）等对乳腺痛亦有较好的疗效。单药的有效率在阿霉素、紫杉醇、诺维本等药物中可达 40%～50%，如果多药联合应用治疗晚期乳腺癌的有效率达 50%～60%。

术前化疗称新辅助化疗，主要用于临床三期及部分娩二期的病例，其优点有：①能使肿瘤缩小，降低分期，提高手术切除率，也可使更多的病例能采用保留乳房的手术；②有助于在体内了解肿瘤对化疗的敏感程度；③有可能防止耐药细胞株的形成；④能防止新转移灶的形成。术前化疗以往采用动脉插管区域性注射抗癌药，目前以全身用药较多，主要的药物以阿霉素为主的方案较为常见。对局部晚期病灶先应用 2～6 个疗程以后再做手术治疗，术后根据病情再予以化疗或放疗。术前化疗的给药途径有经静脉全身用药或动脉插管分次给药，动脉插管的途径可经尺动脉、腹壁上动脉或胸肩峰动脉，所用的药物有噻替派、丝裂霉素、阿霉素等。

术后的化疗称为辅助化疗，目的是杀灭术前已存在的亚临床型转移灶及手术操作所致的肿瘤细胞播散。常用的联合化疗方案有 CMF 方案（环磷酰胺、氨甲蝶呤及氟尿嘧啶三药联合应用）及 CAF 或 CFF 方案（环磷酰胺、阿霉素或表柔比星、氟尿嘧啶），近年亦有用紫杉醇、诺维本等药物用于辅助治疗。术后辅助治疗可以提高生存率，减少复发率，以绝经期前或淋巴结转移的病例疗效较显著，对绝经后、淋巴结无转移的病例则不显著。术后化疗一般于术后 1 个月内开始，用药足量时间为 6 个月至 1 年，长期应用并不提高其疗效，而且可能损伤机体的免疫功能。

对淋巴结无转移的患者是否需要辅助化疗仍有争议，近年来根据各临床因素判断复发的危险性，来决定是否应用辅助治疗（表 7 – 1）。

表 7 – 1　复发危险程度的判断

复发危险程度	低	中	高
年龄（岁）	<35	35 ~ 45	>45
肿瘤大小（cm）	<1	1 ~ 2	>2
核分级	好	中	差
雌激素受体	+	±	−

对危险度中或高的病例。大都主张应用辅助化疗。

5. 内分泌治疗　是治疗乳腺癌的重要方法之一，具体用药机制尚不完全明确。可以根据患者的年龄、月经情况、手术与复发间隔期、转移部位以及雌激素受体和孕激素受体的情况等因素来选择内分泌治疗。内分泌治疗对绝经后、手术到复发间隔时间长的病例，以及软组织、骨、局部、淋巴结转移有较好的疗效。

（1）雌激素受体的作用机制：乳腺细胞内有一种能与雌激素相结合的蛋白质，称为雌激素受体。细胞恶变后，这种雌激素受体蛋白可以继续保留，亦可能丢失。如仍保存时，细胞的生长和分裂仍受体内的内分泌控制，这种细胞称为激素依赖性细胞；如受体丢失，细胞就不再受内分泌控制，称为激素非依赖性细胞或自主细胞。

雌激素对细胞的作用是通过与细胞质内的雌激素受体的结合形成雌激素 – 受体复合物，转向核内而作用于染色体，导致基因转录并形成新的蛋白质，其中包括黄体酮受体，黄体酮受体是雌激素作用的最终产物，黄体酮受体的存在也说明雌激素及其受体确有其活力。

雌激素受体测定阳性的病例应用内分泌治疗的有效率为 50% ~ 60%，如果黄体酮受体亦为阳性者有效率可高达 80%。雌激素受体测定阴性病例的内分泌治疗有效率仅为 8% ~ 10%。

（2）内分泌治疗的方法：有切除内分泌腺体及内分泌药物治疗两种。切除内分泌腺体中最常用的是卵巢切除术或用放射线照射卵巢去势，其目的是去除体内雌激素的主要来源。卵巢去势主要应用于绝经前，尤其对雌激素受体测定阳性的患者，有较好的疗效，亦是晚期病例的首选治疗方法，对骨、软组织及淋巴结转移的效果较好，而对肝、脑等部位转移则基本无效。卵巢切除亦有用于作为术后辅助治疗，主要对绝经前、淋巴结转移较广泛、雌激素受体测定阳性的病例能提高术后的生存率，推迟复发，但对生存期的延长尚无定论。晚期男性乳腺癌病例应睾丸切除术常有较好的效果，尤其雌激素受体阳性的病例，有效率可达 60% ~ 70%，其他切除内分泌腺体的手术有双侧肾上腺切除术、垂体切除术等，目前均已放弃使用。

内分泌药物治疗中，以往应用的雄激素制剂如丙酸睾酮、雌激素制剂如己烯雌酚等，目前已较少应用，然而丙酸睾酮等对绝经前，尤其骨转移的病例还有一定的应用价值。

近年来常用的内分泌治疗药物有抗雌激素药物、抑制雌激素合成药物和黄体酮类药物。抗雌激素药物有三苯氧胺（tamoxifen）及其衍生物：法乐通（toremifene）等，其主要作用机制是与雌激素竞争雌激素受体，从而抑制癌细胞的增生，对雌激素受体阳性患者的有效率约 55%，阴性者则为 5%，三苯氧胺用量为每日 20 ~ 40mg 口服，剂量的增加并不提高疗效。对绝经后软组织、淋巴结、骨转移的效果较好。其毒性反应较小，常见的有阴道排液、少数患者长期服用可引起肝功能障碍、子宫内膜增生、视力障碍等。三苯氧胺作为手术后的辅助治疗常用于绝经后，雌激素受体测定阳性的患者效果较好，对受体阳性的绝经前患者化疗后亦可作为辅助治疗，可以减少复发率，同时可减少对侧乳腺癌发生的机会，术后用药一般主张 3~5 年。

抑制雌激素合成的药物主要是芳香酶抑制剂，绝经后妇女体内雌激素大多由肾上腺网状层所分泌的皮质酮及黄体酮或脂肪组织经芳香酶的转化后转换而成，因而应用芳香酶抑制剂可以抑制雌激素的合成。芳香酶抑制剂有两型，一型为甾体类的抑制剂，其直接抑制芳香酶，阻断雄激素转化成雌激素，常用药物为 Formestane（兰他隆）、Exemestane、Atamestane 等，其中以兰他隆等较为常用，每 2 周一次，每次 250mg，肌内注射。二型为非甾体类的抑制剂，常用药物有氨鲁米特（Aminoglutethimide）、来曲唑（Letrozole）等，其作用于细胞色素 P450 蛋白，从而抑制芳香酶的作用，氨鲁米特用法为 250mg，每日 2~4 次，为减少由于肾上腺的反馈作用，在应用氨鲁米特时同时给予口服氧化可的松，不良反应常有恶心、嗜睡、共济失调、皮疹等。来曲唑等第三代非甾体类芳香酶抑制剂，其作用较氨鲁米特强 100 倍，用法为每日 1 片，每片 2.5mg 口服，不良反应较少，对软组织、淋巴结及骨转移的效果较好。

抗孕激素类药物常用的有甲羟孕酮（MPA）及甲地孕酮（MA）等，其作用机制可能是抑制垂体分泌催乳素及促性腺激素。甲羟孕酮每日剂量 1 000~2 000mg 肌内注射，甲地孕酮每日 160mg 口服，有效率为 16%~20%，一般常用于绝经后的晚期乳腺癌作为二、三线治疗药物。

其他的促生殖腺释放激素的抑制剂为 goserelin（LH-RH 抑制剂）等，可与三苯氧胺合并应用于绝经前的晚期患者，其有效率为 25%~30%。

乳腺癌是常见的浅表肿瘤，早期发现、早期诊断并不困难，早期治疗能获得较好的效果。要选择既符合计划生育要求，又能防止乳腺癌发病率增高的合理生育方案，提倡母乳喂养，绝经后减少脂肪摄入量。在妇女中提倡自我检查，对高危险人群进行定期筛查，有助于乳腺癌的早期发现。

七、特殊类型乳腺癌

1. 男性乳腺癌　约占乳腺癌病例中 1%，复旦大学肿瘤医院报道占乳腺癌中 1.29%。发病年龄为 50~59 岁，略大于女性乳腺癌。病因尚未完全明了，但与睾丸功能减退或发育不全、长期应用外源性雌激素、肝功能失常以及应用有些药物如异烟肼等有关。

病理类型与女性病例相似，但男性乳腺无小叶腺泡发育，因而病理中无小叶癌。

男性乳腺癌的主要症状是乳房内肿块。可发生在乳晕下或乳晕周围，质硬，由于男性乳房较小，因而肿瘤容易早期侵犯皮肤及胸肌，淋巴结转移的发生亦较早。男性乳房肿块同时伴乳头排液或溢血者常为恶性的征象。

治疗应早期手术，术后生存率与女性乳腺癌相似，但有淋巴结转移者其术后 5 年生存率为 30%~40%。晚期病例采用双侧睾丸切除术及其他内分泌治疗常有一定的姑息作用，其效果较女性卵巢切除为佳。

2. 双侧乳腺癌　指双侧乳腺同时或先后出现的原发性乳腺癌，发病率为乳腺癌中 5%~7%。双侧同时发生的乳腺癌的诊断标准为：①双侧肿块大小相似，均无区域淋巴结的转移；②双侧均未经治疗；③双侧均能手术，无皮下淋巴管的浸润。此外，双侧病灶均在外上方，也可作为诊断标准之一。双侧非同时发生的乳腺癌平均间隔为 5~7 年，但以第一例治疗后的 3 年内为多。其诊断标准为：①第一侧癌诊断肯定，并已经治疗；②第一侧术后至少 2 年无复发；③无其他远处部位转移，双侧的病理基本类型不一样，可作为双侧原发癌的诊断标准，但还有些临床特点可以帮助鉴别第二侧是否为原发癌还是转移癌（表 7-2）。

表 7-2　原发癌与转移癌的区别

	原发性肿瘤	转移性肿瘤
组织起源	乳腺组织中	乳腺周围脂肪组织中
肿瘤位置	外上方较多	内侧或乳腺尾部

	原发性肿瘤	转移性肿瘤
生长方式	浸润性,边界不清	膨胀性,边界清楚
肿瘤数目	单个	多个
病理检查	癌周有原发癌或不典型增生	无
肿瘤分化	较第一侧好	较第一侧差

双侧乳腺癌的治疗与单侧乳腺癌相似,明确诊断后及时手术,预后较单侧乳腺癌为差。

3. 妊娠及哺乳期乳腺癌 乳腺癌发生在妊娠或哺乳期的占乳腺癌中1%~3%。妊娠及哺乳期由于体内激素水平的改变、乳腺组织增生、充血、免疫功能降低,使肿瘤发展较快,不易早期发现,因而其预后亦较差。

妊娠及哺乳期乳腺癌的处理关系到病员和胎儿的生命,是否需要中止妊娠应根据妊娠时间及肿瘤的病期而定。早期妊娠宜先中止妊娠,中期妊娠应根据肿瘤情况决定,妊娠后期应及时处理肿瘤,待其自然分娩。许多报道在妊娠后期如先处理妊娠常可因此而延误治疗,使生存率降低,哺乳期乳腺癌应先中止哺乳。

治疗应采用根治性手术,术后根据病理检查决定是否需综合治疗,预防性去势能否提高生存率尚有争论。

无淋巴结转移病例的预后与一般乳腺癌相似,但有转移者则预后较差。

有报道乳腺癌手术后再妊娠时其预后反而较好。实际上能再妊娠者大多是预后较好的患者。乳腺癌无淋巴结转移病例手术后至少间隔3年才可再妊娠,有淋巴结转移者术后应至少间隔5年。

4. 隐性乳腺癌 是指乳房内未扪及肿块而已有腋淋巴结转移或其他部位远处转移的乳腺癌,占乳腺癌中0.3%~0.5%,原发病灶很小,往往位于乳腺外上方或其尾部,临床不易察觉。腋淋巴结的病理检查、激素受体测定及乳腺摄片有助于明确诊断。病理切片检查提示肿瘤来自乳腺的可能时,如无远处转移,即使乳腺内未扪及肿块亦可按乳腺癌治疗。术后标本经X线摄片及病理检查可能发现原发病灶,预后与一般乳腺癌相似。

5. 炎性乳腺癌 炎性乳腺癌伴有皮肤红肿、局部温度增高、水肿、肿块边界不清,腋淋巴结常有肿大,有时与晚期乳腺癌伴皮肤炎症难以鉴别。此类肿瘤生长迅速,发展快,恶性程度高,预后差。治疗主要用化疗及放疗,一般不做手术治疗。

(宋 涛)

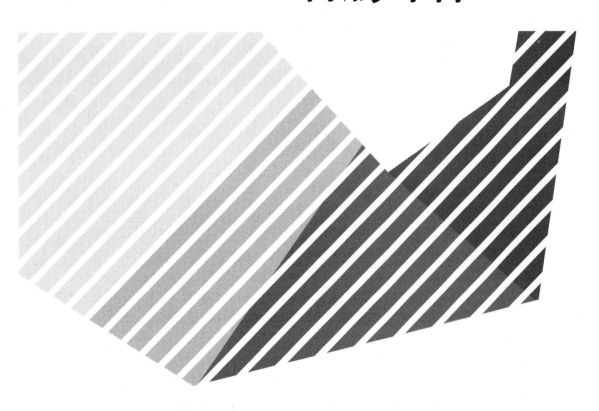

第三篇

胃肠外科

第八章

胃、十二指肠疾病

第一节　先天性肥厚性幽门狭窄

肥厚性幽门狭窄是常见疾病，占消化道畸形的第三位。早在1888年丹麦医师Hirschprung首先描述本病的病理特点和临床表现，但未找到有效治疗方法。1912年Ramstedt在前人研究基础上创用幽门肌切开术，从而使死亡率明显降低，成为标准术式推行至今。目前手术死亡率已降至1%以下。

依据地理、时令和种族，有不同的发病率。欧美国家较高，在美国每400个活产儿中1例患此病，非洲、亚洲地区发病率相对较低，我国发病率为1/3 000。男性居多，占90%，男女之比约（4~5）：1。多为足月产正常婴儿，未成熟儿较少见；第一胎多见，占总病例数的40%~60%。有家族聚集倾向，母亲患病，则子女患病可能性增加3倍。

一、病理解剖

主要病理改变是幽门肌层显著增厚和水肿，尤以环肌为著，纤维肥厚但数量没有增加。幽门部呈橄榄形，质硬有弹性。当肌肉痉挛时则更为坚硬。一般测量长2~2.5cm，直径0.5~1cm，肌层厚0.4~0.6cm，在年长儿肿块还要大些。但肿块大小与症状严重程度和病程长短无关。肿块表面覆有腹膜且甚光滑，由于血供受压力影响，色泽显得苍白。肥厚的肌层挤压黏膜呈纵形皱襞，使管腔狭小，加上黏膜水肿，以后出现炎症，使管腔更显细小，在尸解标本上幽门仅能通过1mm的探针。细窄的幽门管向胃窦部移行时腔隙呈锥形逐渐变宽，肥厚的肌层逐渐变薄，两者之间无精确的分界。但在十二指肠侧则界限明显，胃壁肌层与十二指肠肌层不相连续，肥厚的幽门肿块类似子宫颈样突入十二指肠。组织学检查见肌层肥厚，肌纤维排列紊乱，黏膜水肿、充血。由于幽门梗阻，近端胃扩张，胃壁增厚，黏膜皱襞增多且水肿，并因胃内容物滞留，常导致黏膜炎症和糜烂，甚至有溃疡。

肥厚性幽门狭窄病例并发先天畸形相当少见，约7%左右。食管裂孔疝、胃食管反流和腹股沟疝是最常见的畸形，但未见有大量的病例报道。

二、病因

对幽门狭窄的病因和发病机制至今尚无定论，多年来进行大量研究，主要有以下几种观点。

（一）遗传因素

在病因学上起着很重要的作用。发病有明显的家族性，甚至一家中母亲和7个儿子同病，且在单卵双胎比双卵双胎多见。双亲中有一人患此病，子女发病率可高达6.9%。若母亲患病，其子发病率为19%，其女为7%；如父亲患病，则分别为5.5%和2.4%。经过研究指出幽门狭窄的遗传机制是多基因性，既非隐性遗传亦非伴性遗传，而是由一个显性基因和一个性修饰多因子构成的定向遗传基因。这种遗传倾向受一定的环境因素而起作用，如社会阶层、饮食种类、各种季节等。发病以春秋季为高，但其相关因素不明。常见于高体重的男婴，但与胎龄的长短无关。

（二）神经功能

从事幽门肠肌层神经丛研究的学者发现，神经节细胞直至生后 2 ~ 4 周才发育成熟。因此，许多学者认为神经节细胞发育不良是引起幽门肌肉肥厚的机制，否定了过去幽门神经节细胞变性导致病变的学说。但也有持不同意见者，其观察到幽门狭窄的神经节细胞数目减少不明显，但有神经节细胞分离、空化等改变，这些改变可能造成幽门肌肥厚。如神经节细胞发育不良是原因，则早产儿发病应多于足月儿，然而临床以足月儿多见。近年研究认为肽能神经的结构改变和功能不全可能是主要病因之一，通过免疫荧光技术观察到环肌中含脑啡肽和血管活性肠肽神经纤维数量明显减少，应用放射免疫法测定组织中 P 物质含量减少，由此推测这些肽类神经的变化与发病有关。

（三）胃肠激素

幽门狭窄病儿术前血清促胃泌素升高曾被认为是发病原因之一，经反复实验，目前并不能推断是幽门狭窄的原因还是后果。近年研究发现血清和胃液中前列腺素（PGS）浓度增高，由此提示发病机制是幽门肌层局部激素浓度增高使肌肉处于持续紧张状态，而致发病。亦有人对血清胆囊收缩素进行研究，结果无异常变化。近年来研究认为一氧化氮合酶的减少也与其病因相关。幽门环肌中还原性辅酶 Ⅱ（NADPHd）阳性纤维消失或减少，NO 合酶明显减少，致 NO 产生减少，使幽门括约肌失松弛，导致胃输出道梗阻。

（四）肌肉功能性肥厚

有学者通过细致观察，发现有些出生 7 ~ 10d 的婴儿将凝乳块强行通过狭窄幽门管的征象。由此认为这种机械性刺激可造成黏膜水肿增厚。另一方面也导致大脑皮质对内脏的功能失调，使幽门发生痉挛。两种因素促使幽门狭窄形成严重梗阻而出现症状。但亦有持否定意见，认为幽门痉挛首先应引起某些先期症状，如呕吐，而在某些呕吐发作很早进行手术的病例中却发现肿块已经形成，且肥厚的肌肉主要是环肌，这与痉挛引起幽门肌肉的功能性肥厚是不相符的。

（五）环境因素

发病率有明显的季节性高峰，以春秋季为主，在活检组织切片中发现神经节细胞周围有白细胞浸润。推测可能与病毒感染有关，但检测患儿及其母亲的血、粪和咽部均未能分离出柯萨奇病毒，检测血清抗体亦无变化，用柯萨奇病毒感染动物亦未见相关病理改变。

三、临床表现

症状出现于生后 3 ~ 6 周，亦有更早的，极少数发生在 4 个月之后。呕吐是主要症状，最初仅是回奶，接着为喷射性呕吐。开始时偶有呕吐，随着梗阻加重，几乎每次喂奶后都要呕吐。呕吐物为黏液或乳汁，在胃内滞留时间较长则吐出凝乳，不含胆汁。少数病例由于刺激性胃炎，呕吐物含有新鲜或变性的血液。有报道幽门狭窄病例在新生儿高胃酸期发生胃溃疡及大量呕血者，亦有报道发生十二指肠溃疡者。在呕吐之后婴儿仍有很强的觅食欲，如再喂奶仍能用力吸吮。未成熟儿的症状常不典型，喷射性呕吐并不显著。

随呕吐加剧，由于奶和水摄入不足，体重起初不增，继之迅速下降，尿量明显减少，数日排便 1 次，量少且质硬，偶有排出棕绿色便，被称为饥饿性粪便。由于营养不良、脱水，婴儿明显消瘦，皮肤松弛有皱纹，皮下脂肪减少，精神抑郁呈苦恼面容。发病初期呕吐丧失大量胃酸，可引起碱中毒，呼吸变浅而慢，并可有喉痉挛及手足抽搐等症状，以后脱水严重，肾功能低下，酸性代谢产物滞留体内，部分碱性物质被中和，故很少有严重碱中毒者。如今，因就诊及时，严重营养不良的晚期病例已难以见到。

幽门狭窄伴有黄疸，发生率约 2%。多数以非结合胆红素升高为主。一旦外科手术解除幽门梗阻后，黄疸就很快消退。因此，这种黄疸最初被认为是幽门肿块压迫肝外胆管引起，现代研究认为是肝酶不足的关系。高位胃肠梗阻伴黄疸婴儿的肝葡萄糖醛酸转移酶活性降低，但其不足的确切原因尚不明确。有人认为酶的抑制与碱中毒有关，但失水和碱中毒在幽门梗阻伴黄疸的病例中并不很严重。热能供给不足亦是一种可能原因，与 Gilbert 综合征的黄疸病例相似，在供给足够热量后患儿胆红素能很快降至正常水平。一般术后 5~7d 黄疸自然消退，不需要特殊治疗。

腹部检查时将患儿置于舒适体位，腹部充分暴露，在明亮光线下，喂糖水时进行观察，可见胃型及蠕动波。检查者位于婴儿左侧，手法必须温柔，左手置于右肋缘下腹直肌外缘处，以示指和环指按压腹直肌，用中指指端轻轻向深部按摸，可触到橄榄形、光滑质硬的幽门肿块，1~2cm 大小。在呕吐之后胃空瘪且腹肌暂时松弛时易于扪及。当腹肌不松弛或胃扩张明显时肿块可能扪不到，可先置胃管排空胃，再喂给糖水边吸吮边检查，要耐心反复检查，据经验多数病例均可扪到肿块。

实验室检查发现临床上有失水的婴儿，均有不同程度的低氯性碱中毒，血液 PCO_2 升高，pH 值升高和低氯血症。必须认识到代谢性碱中毒时常伴有低钾现象，其机制尚不清楚。少量的钾随胃液丢失外，在碱中毒时钾离子向细胞内移动，引起细胞内高钾，而细胞外低钾，同时肾远曲小管上皮细胞排钾增多，从而造成血钾降低。

四、诊断

依据典型的临床表现，见到胃蠕动波、扪及幽门肿块和喷射性呕吐等三项主要征象，诊断即可确定。其中最可靠的诊断依据是触及幽门肿块。同时可进行超声检查或钡餐检查有助于明确诊断。

（一）超声检查

诊断标准包括反映幽门肿块的三项指标：幽门肌层厚度≥4mm，幽门管长度≥18mm，幽门管直径≥15mm。有人提出以狭窄指数（幽门厚度×2÷幽门管直径×100%）大于50%作为诊断标准。超声下可注意观察幽门管的开闭和食物通过情况。

（二）钡餐检查

诊断的主要依据是幽门管腔增长（>1cm）和管径狭窄（<0.2cm），"线样征"。另可见胃扩张，胃蠕动增强，幽门口关闭呈"鸟喙状"，胃排空延迟等征象。有报道随访复查幽门环肌切开术后的病例，这种征象尚可持续数天，以后幽门管逐渐变短而宽，然而有部分病例不能恢复至正常状态。术前患儿钡餐检查后须经胃管洗出钡剂，用温盐水洗胃以免呕吐而发生吸入性肺炎。

五、鉴别诊断

婴儿呕吐有各种病因，应与下列各种疾病相鉴别，如喂养不当、全身性或局部性感染、肺炎和先天性心脏病、颅内压增加的中枢神经系统疾病、进展性肾脏疾病、感染性胃肠炎、各种肠梗阻、内分泌疾病以及胃食管反流和食管裂孔疝等。

六、外科治疗

采用幽门环肌切开术是最好的治疗方法，疗程短，效果好。术前必须经过 24~48h 的准备，纠正脱水和电解质紊乱，补充钾盐。营养不良者给静脉营养，改善全身情况。手术是在幽门前上方无血管区切开浆膜及部分肌层，切口远端不超过十二指肠端，以免切破黏膜，近端则应超过胃端以确保疗效，然后以钝器向深层划开肌层，暴露黏膜，撑开切口至 5mm 以上宽度，使黏膜自由膨出，局部压迫止血即可。目前采用脐环弧形切口和腹腔镜完成此项手术已被广泛接受和采纳。患儿术后进食在翌晨开始为妥，先进糖水，由少到多，24h 渐进奶，2~3d 加至足量。术后呕吐大多是饮食增加太快的结果，应减量后再逐渐增加。

长期随访报道患儿术后胃肠功能正常，溃疡病的发病率并不增加；而钡餐复查见成功的幽门肌切开术后有时显示狭窄幽门存在 7~10 年之久。

七、内科治疗

内科疗法包括细心喂养的饮食疗法，每隔 2~3h1 次饮食，定时温盐水洗胃，每次进食前 15~

30min 服用阿托品类解痉剂等三方面结合进行治疗。这种疗法需要长期护理，住院 2~3 个月，很易遭受感染，效果进展甚慢且不可靠。目前美国、日本有少数学者主张采用内科治疗，尤其对不能耐受手术的特殊患儿，保守治疗相对更安全。近年提倡硫酸阿托品静注疗法，部分病例有效。

（杨祖云）

第二节　胃和十二指肠溃疡的外科治疗

一、胃溃疡和十二指肠溃疡的特点

（一）概述

1. 定义　胃十二指肠溃疡是一种局限性圆形或椭圆形的局限性黏膜缺损，累及黏膜、黏膜下层和肌层，治愈后不留瘢痕。因溃疡的形成与胃酸 – 蛋白酶的消化作用有关，也称为消化性溃疡（peptic ulcer）。胃十二指肠是好发部位，近年来认为病因是多因素的，是全身疾病的局部表现。

2. 流行病学　消化性溃疡是常见的消化系慢性疾病。据估计，一般人群中，约 5%~10% 的人在人生中某一时期曾患过胃或十二指肠溃疡。近 40 年来，欧美及亚洲等地区的消化性溃疡发病率、死亡率、住院率和外科手术率均有下降的趋势。然而溃疡并发症的患病率却相对稳定，甚至有上升的趋势。同时老年人消化性溃疡，尤其是老年妇女的消化性溃疡的死亡率和住院率都有增高的趋势。这可能同人口老龄化，非甾体类抗炎药的广泛应用有关。十二指肠溃疡（duodenal ulcers，DU）发病率明显高于胃溃疡（gastric ulcer，GU），但在一些西方国家这种差异有逐渐减小的倾向。十二指肠溃疡发病年龄多为 35~45 岁，胃溃疡年龄多为 50~60 岁，男性发病率高于女性。

3. 好发部位　胃溃疡好发于胃小弯，尤其是胃角处，其中 90% 发生在胃窦部（属 I 型胃溃疡，约占胃溃疡的 57%）。溃疡的直径一般 <2.5cm，但直径 >2.5cm 的巨大溃疡并非少见。溃疡底部常超越黏膜下层，深达肌层甚至浆膜，溃疡下层可完全被肉芽组织及瘢痕组织所代替。

胃溃疡根据其部位和胃酸分泌量可分为四型：I 型最为常见，约占 50%~60%，低胃酸，溃疡位于胃小弯角切迹附近；II 型约占 20%，高胃酸，胃溃疡并发十二指肠溃疡；III 型约占 20%，高胃酸，溃疡位于幽门管或幽门前，与长期应用非甾体类抗炎药物有关；IV 型约占 5%，低胃酸，溃疡位于胃上部 1/3，胃小弯高位接近贲门处，常为穿透性溃疡，易发生出血或穿孔，老年患者相对多见。

同胃溃疡相似，十二指肠溃疡约 95% 发生于球部，直径一般 <1cm。球部以下者称为球后溃疡（约占 5%）。当球部前后壁或胃大、小弯侧同时有溃疡存在时，称对吻溃疡。胃和十二指肠均有溃疡者，称复合性溃疡（属 II 型胃溃疡，约占胃溃疡的 22%）。发生于幽门管溃疡或近幽门 2cm 以内的胃溃疡属 III 型胃溃疡，约占胃溃疡的 20%。距食管胃连接处 4cm 以内的胃溃疡属 IV 型胃溃疡，在 2cm 以内者则称为近贲门溃疡（juxta cardial ulcer）。

（二）病因及发病机制

自 20 世纪 80 年代以来对于消化性溃疡的认识有了新突破，消化性溃疡主要为幽门螺杆菌感染和与非甾体类抗炎药（NSAID）有关的两大类。按病因将消化性溃疡分为：幽门螺杆菌（helicobacter pylori，Hp）相关性溃疡，即 Hp 相关性溃疡；非甾体抗炎药引起的溃疡（non – steroidal anti – inflammatory drug，NSAID），即 NSAID 相关性溃疡；非 Hp、非 NSAID 相关性溃疡三类。

1. 幽门螺杆菌感染　在 Warren 和 Marshall 于 1982 年发现幽门螺杆菌之前，外界的压力和不良的生活习惯被认为是导致消化性溃疡的主要原因。Schwartz 在 1910 年提出 "消化性溃疡是一种自身消化的产物，是胃液的消化能力超过胃和十二指肠黏膜防御能力的结果"，即经典的 "无酸则无溃疡" 学说一直被视为消化性溃疡的理论基础—— "一旦溃疡，终身溃疡"。20 世纪 80 年代中期，质子泵抑制剂（如奥美拉唑等）这一强力抑酸剂的出现增强了溃疡的治疗效果，溃疡的治愈已不困难，但溃疡愈合后复发率居高不下，即使采用药物长期治疗，一旦停药仍不可避免复发。

幽门螺杆菌的发现具有深刻的意义，慢性胃溃疡经常复发是因为导致胃部慢性炎症的细菌（幽门螺杆菌）依然存在。Warren 和 Marshall 发现，当致病细菌被清除，慢性胃溃疡类疾病是可以完全治愈的。基于他们的这一突破性发现，胃溃疡不再是一个慢性而且经常复发的顽症，"无幽门螺杆菌无溃疡复发"已成为学者们接受的事实。国外有资料指出：40 岁以下正常人群幽门螺杆菌检出率为 20% 左右，而 60 岁以上人群幽门螺杆菌检出率为 50% 左右。在感染幽门螺杆菌的患者中约 15%～20% 一生中会发生溃疡。2007 年国内调查了 26 个省市的 2 395 例 DU 患者中，Hp 阳性 1 206 例（50.4%），阴性 461 例（19.2%），未接受 Hp 检测 728 例；1 603 例 GU 患者中，Hp 阳性 833 例（52.0%），阴性 287 例（17.9%），未接受 Hp 检测 483 例，在本组病例中，DU 与 GU 患者的 Hp 感染率相仿。研究表明：幽门螺杆菌感染者发生消化性溃疡的危险性是未感染者的 20 倍。

幽门螺杆菌为革兰阴性杆菌，呈弧形或 S 形，胃黏膜是 Hp 细菌的自然定植部位。Hp 可分泌尿素酶、蛋白酶、磷脂酶及过氧化物酶等多种酶。尿素酶能分解尿素生成氨，除保护 Hp 在酸性环境中得以生存外，同时破坏胃黏膜、损伤组织细胞。蛋白酶与磷脂酶可降解胃黏液层的脂质结构及黏蛋白，损坏胃黏液层的屏障功能。过氧化物酶能抑制中性粒细胞的杀菌功能。Hp 菌株能够生成毒素相关蛋白（CagA）、刺激 IL-8 与 TNF 的分泌，引起严重的炎症反应。Hp 生成的细胞空泡毒素（VacA）可使细胞发生变性反应，导致细胞损伤。另外，目前一致认为 Hp 感染是已被证实的人类非贲门胃癌最常见的危险因素。Hp 感染是慢性胃炎的主要病因，可启动一系列致病事件，从而导致萎缩性胃炎、化生、异型增生，最终发生胃癌。

2. 胃酸分泌　大量临床试验和研究证明胃酸的病理性升高是溃疡发病的重要因素之一。尤其是十二指肠溃疡更加明显。胃液酸度过高，激活胃蛋白酶原，使十二指肠黏膜自身消化，可能是溃疡形成的重要原因。十二指肠溃疡患者的基础酸分泌（basal acid output，BAO）和最大胃酸分泌量（maximal acid output，MAO）均高于健康人。除与迷走神经的张力及兴奋性过度增高有关外，与壁细胞数量的增加有关。正常人胃底壁细胞总数约为 10 亿，而十二指肠溃疡患者胃底壁细胞数高达 19 亿，为正常人的 2 倍。此外壁细胞对促胃液素、组胺、迷走神经刺激敏感性亦增高。溃疡患者在胃窦酸化情况下，正常的抑制胃泌酸机制受到影响，促胃液素异常释放，而组织中生长抑素水平低，黏膜前列腺素合成减少，削弱了对胃黏膜的保护作用，使得黏膜易受胃酸损害。而胃溃疡患者的基础胃酸分泌量（basal acid output，BAO）和最大胃酸分泌量（maximal acid output，MAO）均同正常人相似，甚至低于正常人。

3. 胃黏膜屏障的破坏和药物因素　人们注意到在胃溃疡病患者，胃酸和胃蛋白酶水平并不高于正常人，甚至低于正常人，证明某些患者存在胃黏膜抵抗力的下降。胃黏膜屏障由 3 部分组成：①黏液-碳酸氢盐屏障的存在，使胃内 pH 保持在 2.0，而黏液与上皮细胞之间 pH 保持在 7.0；②胃黏膜上皮细胞的紧密连接，能防止 H^+ 逆向弥散和 Na^+ 向胃腔弥散，上皮细胞再生功能强、更新快也是重要的黏膜屏障功能；③丰富的胃黏膜血流，可迅速除去对黏膜屏障有害的物质如 H^+，并分泌 HCO_3^- 以缓冲 H^+。黏膜屏障损害是溃疡产生的重要环节。非甾体类抗炎药（NSAID）、肾上腺皮质激素、胆汁酸盐、酒精、氟尿嘧啶等均可破坏胃黏膜屏障，造成 H^+ 逆流入黏膜上皮细胞，引起胃黏膜水肿、出血、糜烂，甚至溃疡。长期使用 NSAID 使胃溃疡发生率显著增加，但并未使十二指肠溃疡发病率增高。

4. 胃十二指肠运动功能异常　一些十二指肠溃疡病患者，其胃排空速度较正常人快，液体排空过快使十二指肠球部与胃酸接触的时间较长，黏膜易于发生损伤。研究发现，对部分胃溃疡患者，胃运动异常主要表现在胃排空延迟和十二指肠的反流，前者使胃窦部张力增高，刺激胃窦黏膜中的 G 细胞，使之分泌的促胃液素增加，刺激胃酸分泌。由于幽门括约肌功能不良，导致反流中的胆汁、十二指肠液及胰液对胃黏膜发挥损伤作用。

5. 遗传因素　研究发现消化性溃疡具有遗传素质，并且胃溃疡和十二指肠溃疡病系单独遗传，互不相干。但是在胃溃疡患者的家族中，胃溃疡的发病率比正常人高 3 倍；遗传因素在十二指肠溃疡的发病中起一定作用，单卵孪生患相同溃疡病者占 50%，双卵孪生仅占 14%。O 型血者患十二指肠溃疡比其他血型者显著为高。另外，高胃蛋白酶血症 I 型（常染色体显性遗传）在十二指肠溃疡患者中比较常见，但具体机制不清。

6. 其他因素　临床研究表明，长期处于精神高度紧张、焦虑或者情绪波动者容易发生消化性溃疡，现已证明十二指肠溃疡在愈合后再遭受到精神应激时容易复发。此外，吸烟与溃疡的发生有一定的关系。吸烟可能减慢溃疡愈合的时间，原因可能是由于吸烟导致前列腺素合成减少，提高了胃酸的分泌，抑制或者减少了十二指肠和胰源性的碳酸氢盐的分泌。停止吸烟是吸烟治疗溃疡的一个关键因素。某些特定的疾病也会增加溃疡的发病概率，如慢性阻塞性肺疾病、酒精肝和慢性肾衰竭等。另外胃肠肽和过度饮酒也可能在溃疡发病中起一定作用，但具体机制还未完全清楚。

从胃和十二指肠的发病机制来看，两者是有区别的。其共同的致病因素主要有 Hp 感染和 NSAID 的应用。但就十二指肠溃疡而言，过量的胃酸分泌、胃排空速度过速以及十二指肠的酸中和能力减弱是引发溃疡的主要原因。胃溃疡除了上述与十二指肠溃疡共同的致病因素外，主要是十二指肠液的反流和胃黏膜的破坏。

（三）临床表现及并发症

长期性、周期性和节律性上腹疼痛为胃十二指肠溃疡共有的特点。但两者又有其不同的表现。

1. 胃溃疡　胃溃疡的高峰年龄是 50~60 岁，男性多于女性。重要的症状为上腹痛，规律性腹痛不如十二指肠明显，进食并不能使腹痛减轻。疼痛多发在餐后半个小时到 1h，也可持续 1~2h。其他表现为恶心、食欲缺乏，常表现因进食后饱胀感和因拒绝进食而引起体重减轻。抗酸药物多难以发挥作用。体格检查常发现疼痛在上腹部、剑突和脐正中间或偏左。

2. 十二指肠溃疡　十二指肠溃疡可见于任何年龄，发病比胃溃疡年轻 10 岁，多见于 35~45 岁的患者，男性为女性的 4 倍。典型的十二指肠溃疡引起的疼痛常常发生在餐后数小时，疼痛主要为上腹部，有明显的节律性，且因进食而有所缓解。饥饿痛和夜间痛与基础胃酸分泌过度有关，腹痛可因服用抗酸药物而缓解，这种疼痛多为烧灼样，可以发射到背部，体检时可以发现右上腹有压痛。十二指肠溃疡引起的腹痛常呈周期性，秋冬季易于发作。

3. 并发症　胃和十二指肠溃疡均可并发出血、穿孔和幽门梗阻。胃溃疡可发生恶变，而十二指肠溃疡一般不会恶变。

（四）诊断

1. X 线检查和胃镜　对疑有发生在胃和十二指肠的病变，X 线钡餐检查（barium radiography）和纤维胃镜（endoscopy）检查是首选的诊断方法，大约 90% 以上的胃和十二指肠病变可以通过 X 线气钡双重对比造影检查得到明确的诊断。十二指肠溃疡多发生在球部，X 线表现为龛影是诊断十二指肠溃疡病的唯一依据。正面观，溃疡的龛影多为圆形、椭圆形或线形，边缘光滑，周围可见水肿组织形成的透光圈，在溃疡愈合过程中，纤维组织增生可呈纤细的黏膜皱襞向龛影集中。胃溃疡多发生于胃小弯，X 线气钡双重造影常发现小弯龛影溃疡周围有黏膜水肿时可有环形透明区，龛影是临床上诊断胃溃疡的直接证据，溃疡周围组织的炎症使局部痉挛，可导致钡餐检查时局部疼痛和激煮现象。

应当指出，龛影虽然是诊断消化性溃疡的直接证据，但在一些情况下难以发现典型的龛影，此时内镜检查显得更为重要。据统计大约有 3%~7% 的患者在胃发生恶性溃疡时，钡餐检查仅表现为良性病变的征象。纤维内镜可以直接观察到胃和十二指肠内黏膜的各种病理改变。并可进行活组织病理检查，对良恶性溃疡的鉴别是有价值的。在内镜可观察到大而圆形的溃疡，底部平坦，呈白色或灰白色。

2. 实验室检查　胃液分析：胃溃疡患者的胃酸浓度与量和正常人无明显区别，十二指肠溃疡的胃液量及酸浓度明显增加。血清促胃液素测定仅在疑有胃泌素瘤时做鉴别之用。

（五）治疗原则

1. 手术适应证　对于消化性溃疡，外科治疗的目的主要是修复胃肠壁，手术止血或者两者兼有。而对于预防复发而言，主要是内科药物治疗（根除幽门螺杆菌和抑制胃酸分泌）。

当胃、十二指肠溃疡发生并发症而不再是单纯的溃疡时，即有可能需要采用手术治疗。两者有着相似的适应证：①临床上有多年的溃疡病史。症状逐年加重，发作频繁，每次发作时间延长。疼痛剧烈影响正常生活和工作；②既往曾接受过至少一次正规严格的内科治疗，治疗 3 个月以上仍不愈合或者经内科治愈后又复发；③钡餐检查或内镜检查提示溃疡较大，溃疡直径超过 2～2.5cm，或有穿透胃十二指肠以外的征象；④并发大出血、急性穿孔，或者瘢痕性幽门梗阻者。其中瘢痕性幽门梗阻是溃疡外科手术的绝对适应证；⑤怀疑有溃疡恶变者；⑥一些特殊性质的溃疡：胰源性溃疡（Zollinger - Ellison syndrome）、胃空肠吻合口溃疡、应激性溃疡等。

但鉴于下述原因，对胃溃疡的手术指征可适当放宽：①多数胃溃疡对内科抗酸药物治疗的效果不满意，有效率仅 35%～40%，而且复发率较高；②部分胃溃疡有可能癌变（<5%）；③合理的手术治疗效果好，目前手术治疗已相当安全；④胃溃疡患者年龄偏大，一旦发生并发症，手术的死亡率和病残率都明显增高。因此，目前大多数外科医师都主张胃溃疡诊断明确，经过短期（8～12 周）严格的药物治疗后，如果疗效不好，应该尽早手术。

2. 手术方式　常用的手术方式为胃大部切除术和迷走神经切断术。其中胃大部切除术适用于胃和十二指肠溃疡，而迷走神经切断术更适合于十二指肠溃疡。但总的认为，用以治疗十二指肠溃疡的手术方式尚未达到满意的程度。高选择性迷走神经切断术的危险性最小，胃大部切最大。溃疡复发率则以选择性迷走神经切断加胃窦切除术最低，高选择性迷走神经切除术最高。后遗症以胃大部切除术最多，高选择性迷走神经切断术最少。手术方式的选择除与术者的训练、经验与认识、倾向有关，更应考虑患者的具体情况，至今尚无单一的术式能适合于所有的患者，故应根据患者的具体情况制订个体化的方案。

二、胃和十二指肠溃疡并发症的外科治疗

随着各种新型治疗溃疡病药物的发展，消化性溃疡的内科疗效明显提高。临床上需要外科治疗的溃疡也越来越少。尽管如此，溃疡病出血并发症的发病率却相对稳定，尤其在老年患者中，这可能与非甾体类抗炎药物广泛应用有关。因此，从某种意义上讲，胃十二指肠溃疡的外科治疗，主要是针对其并发症：大出血、急性穿孔、瘢痕性幽门梗阻和胃溃疡恶变的治疗。吸烟、年龄、延期手术（>24h）以及伴随休克与否是影响并发症的重要因素。治疗时间延迟 24h 以上，并发症的发病率增加 3 倍左右，病死率增加 6～7 倍。

（一）大出血

胃十二指肠溃疡大出血（hemorrhage）是指那种引起明显出血症状（出血量 >1 000mL），并有失血性休克表现的大出血，表现为大量呕血、便血、皮肤苍白、尿少等低血容量休克表现。约有 5%～10% 的胃十二指肠大出血需经外科手术治疗。胃十二指肠溃疡出血是溃疡常见的并发症，也是上消化道出血最为常见的原因，约占上消化道出血的 40%～50%。有资料表明在需要手术治疗的溃疡病患者中，大出血患者占 10%～20%。并且在因十二指肠溃疡死亡的患者中，大约 40% 患者死于急性出血。大量研究表明，曾有过溃疡大出血的患者，再发出血的比例约为 50% 左右。

1. 病因病理　溃疡大出血是因为溃疡基底血管被侵蚀破裂所致，大多数为动脉出血，但溃疡基底充血的小血管破裂，也可引起大量失血。大出血的溃疡一般位于胃小弯或十二指肠后壁，胃溃疡出血常来源于胃右、左动脉的分支或肝胃韧带内的较大血管。十二指肠溃疡出血多来自胰十二指肠上动脉或胃十二指肠动脉等附近的血管。多数患者为间歇性出血，大出血可引起循环血量明显减少，血压下降。临床发现出血 50～80mL 即可引起黑便，若有便血常表明出血在 1 000mL 左右。

2. 临床表现　呕血和排柏油样黑便是胃十二指肠溃疡大出血的主要表现。呕血为鲜红或咖啡样。多数患者表现只有黑便而无呕血。如出血迅速可呈色泽较鲜红的血便。失血量在 1 000mL 以上，可出现心悸、恶心、出冷汗、口渴。当出血量超过 1 500mL，便可发生低血压，患者可有眩晕、无力、口干、腹胀或腹痛，肠蠕动增强，并有苍白、出冷汗、脉搏细速、血压下降等失血现象，甚至突然晕倒。腹部检查常无阳性发现，出现腹痛的患者应注意有无溃疡出血伴发急性穿孔。实验室检查可以发现血红蛋白进行性下降。红细胞计数和血细胞比容低于正常。但在急性失血初期，血液循环量已减少而血液尚未被组织液稀释，此时检查结果并不能正确地反映出失血量的多少，所以有必要多次重复检查。

3. 诊断和鉴别诊断　通常根据典型的溃疡病病史、呕血、黑便以及纤维胃镜检查，多可作出正确诊断。但在确诊前必须意识到：①出血是否来自上消化道；②是否属胃十二指肠溃疡出血。必须注意同

食管静脉曲张破裂、食管裂孔疝、Mallory – Weiss 综合征、胃癌、胆管病变等引起的出血相鉴别；③有无并发症，特别是胃十二指肠溃疡并发门静脉高压食管静脉曲张者。

4. 治疗原则

（1）止血、制酸等药物应用：经静脉或肌内注射血凝酶（立止血）；静脉给予 H_2 受体拮抗剂（西咪替丁等）或质子泵抑制剂（奥美拉唑）；静脉应用生长抑素奥曲肽（善得定）0.3 ~ 0.5mg 加入 500mL 补液中缓慢滴注维持 24h，或 0.1mg 皮下注射，每 6 ~ 8h 一次。

（2）留置鼻胃管：用生理盐水冲洗胃腔，清除凝血块，直至胃液变清，持续低负压吸引，动态观察出血情况。可经胃管注入 200mL 含 8mg 去甲肾上腺素的生理盐水溶液，每 4 ~ 6h 一次。

（3）急诊胃镜治疗：内镜止血相对于保守疗法可减少出血复发率及死亡率，并且可明确出血病灶，尤其是对动脉性出血和可视血管的出血极为有效。同时还可施行内镜下电凝、激光灼凝、注射或喷洒药物等局部止血措施。检查前必须纠正患者的低血容量状态。近 10 年来消化性溃疡并发大出血的治疗已从外科手术逐渐转到采用胃镜治疗为首选的局面。消化性溃疡急性出血的内镜止血效果良好，诸如喷涂止血剂或激光、微波等，一度替代了手术。

内镜治疗分四种：①注射疗法；②热疗法；③联合疗法（注射疗法联合热疗法）；④机械疗法。内镜注射肾上腺素治疗溃疡出血，由于安全，低成本和易用性，目前在国外是最普遍的内镜疗法。有资料表明，对于严重的高风险出血，内镜联合疗法（药物注射联合热疗法或者联合其他机械疗法）优于单一内镜疗法，其中肾上腺素注射结合热凝固疗法是不错的选择。肾上腺素注射疗法有较高的初次止血率，而热凝固疗法可降低出血复发率。另外，应用乙醇局部注射治疗溃疡出血患者，在出血灶周围选择 3 ~ 4 点，每点注射乙醇 0.1 ~ 0.2mL，可在其浅层再注射 0.05 ~ 0.10mL，总量不超过 1.5 ~ 2.0mL，止血有效率达 99.7%。

（4）补充血容量：建立可靠畅通的静脉通道，快速滴注平衡盐液，作输血配型试验。同时严密观察血压、脉搏、尿量和周围循环状况，并判断失血量来指导补液。失血量达全身总血量的 20% 时，应输注羟乙基淀粉、右旋糖酐或其他血浆代用品，用量在 1 000mL 左右。出血量较大时可输注浓缩红细胞，也可输全血，并维持血细胞比容不低于 30%。输入液体中晶体与胶体之比以 3 : 1 为宜。

（5）急症手术止血：多数胃十二指肠溃疡大出血，可经非手术治疗止血，约 10% 的患者需急症手术止血。手术指征为：①出血速度快，短期内发生休克，或较短时间内（6 ~ 8h）需要输入较大量血液（>800mL）方能维持血压和血细胞比容者；②年龄在 60 岁以上并伴动脉硬化症者自行止血机会较小，对再出血耐受性差，应及早手术；③近期发生过类似的大出血或并发穿孔或幽门梗阻；④正在进行药物治疗的胃十二指肠溃疡患者发生大出血，表明溃疡侵蚀性大，非手术治疗难以止血；⑤胃溃疡较十二指肠溃疡再出血机会高 3 倍，应争取及早手术；⑥纤维胃镜检查发现动脉搏动性出血，或溃疡底部血管显露再出血危险很大；⑦有长久和屡次复发的溃疡史，出血前曾经检查证明溃疡位于十二指肠后壁或胃小弯，表明出血可能来自大的动脉，溃疡基底部瘢痕组织多，出血不易自止。急诊手术应争取在出血 48h 内进行，反复止血无效，时间拖延越长危险越大。

采取积极的复苏措施，力争在血流动力学稳定的情况下手术止血。手术方法有：①包括溃疡在内的胃大部切除术。如术前未经内镜定位，术中可切开胃前壁，明确出血溃疡的部位，以非吸收缝线缝扎止血同时检查是否有其他出血性病灶；②对十二指肠后壁穿透性溃疡出血，先切开十二指肠前壁，贯穿缝扎溃疡底的出血动脉，再行选择性迷走神经切断加胃窦切除或加幽门成形术，或作旷置溃疡的毕 II 式胃大部切除术外加胃十二指肠动脉、胰十二指肠上动脉结扎；③重症患者难以耐受较长时间手术者，可采用非吸收缝线溃疡底部贯穿缝扎止血。

（二）急性穿孔

1. 概述　溃疡穿透浆膜层而达游离腹腔即可致急性穿孔，是胃十二指肠溃疡严重并发症，也是外科常见的急腹症。急性穿孔的发生率约为消化性溃疡病的 5% ~ 10%。其中男性占 90%。通常十二指肠溃疡急性穿孔比胃溃疡多见。一旦溃疡穿孔，就有致命的危险，十二指肠溃疡穿孔的死亡率为 5% ~ 13%，胃溃疡为 10% ~ 40%。并且随着年龄的增加和穿孔时间的延长，死亡率也相应增高。

2. 病因与病理　吸烟是<75岁患者穿孔最常见的病因，有文献报道吸烟与溃疡穿孔之间存着相关关系，吸烟可显著增加各个年龄组的穿孔发生率。另外一个重要原因是非甾体类抗炎药的使用。约1/4的穿孔患者是由于使用非甾体类抗炎药，在老年人中这个比例更高。胃十二指肠溃疡穿孔可分为游离穿孔与包裹性穿孔。游离穿孔发生时，胃与十二指肠的内容物进入腹膜腔引起弥漫性腹膜炎；包裹性穿孔同样形成侵蚀胃或十二指肠壁全层的溃疡孔洞，但为邻近脏器或大网膜封闭包裹，阻止了消化道内容物进入腹膜腔。如十二指肠后壁溃疡穿入胰腺，为胰组织所包裹，即所谓慢性穿透性溃疡。

90%的十二指肠溃疡穿孔发生在球部前壁，而胃溃疡穿孔60%发生在胃小弯，40%分布于胃窦及其他各部。急性穿孔后，有强烈刺激性的胃酸、胆汁、胰液等消化液和食物溢入腹腔，引起化学性腹膜炎。导致剧烈的腹痛和大量腹腔渗出液，约6~8h后细菌开始繁殖并逐渐转变为化脓性腹膜炎。病原菌以大肠埃希菌、链球菌为多见。由于强烈的化学刺激、细胞外液的丢失以及细菌毒素吸收等因素，患者可出现休克。

3. 临床表现　急性胃十二指肠溃疡穿孔者多有较长的病史，近期症状逐渐加重，约有10%的患者没有溃疡病史而突然发生急性穿孔。部分患者有暴饮暴食、过度疲劳、情绪激动等诱因。

急性穿孔典型的症状是突然发生的剧烈的腹痛，刀割样，难以忍受，并迅速波及全腹部，有时强烈刺激性的消化液沿升结肠外侧沟流至右下腹，引起右下腹疼痛。要与急性阑尾炎相鉴别。剧烈的腹痛使患者多有面色苍白、出冷汗、肢体发冷等休克表现。患者可以清楚地回忆起剧痛发作的时间。部分患者表现有恶心、呕吐。体检时，患者多为被动体位，表现为屈膝、不敢翻动及深吸气，全腹呈板样硬，压痛、反跳痛及肌紧张明显，疼痛主要在上腹。75%的患者肝浊音界缩小或消失，肠鸣音消失。80%的患者直立位腹部X线平片示膈下有半月形游离气体。穿孔发生后，继发细菌性腹膜炎可引起患者发热、腹胀、血白细胞计数显著升高。穿孔晚期或穿孔较大者，可出现腹胀，肠麻痹。腹腔积液超过500mL时，可叩到移动性浊音。部分老年患者或体质较虚弱者，临床穿孔表现不典型，往往以脓毒血症和感染中毒性休克为主要表现。

4. 诊断和鉴别诊断

（1）急性胰腺炎：胃十二指肠溃疡穿孔和急性胰腺炎均属急腹症，两者在临床表现上有许多相似之处。严重的溃疡穿孔或溃疡穿透累及胰腺时，虽然血淀粉酶可升高，但是一般不超过正常值的5倍。急性胰腺炎起病也较急骤，多有暴饮暴食史，突然发作上腹疼痛，疼痛剧烈并且向腰背部放射，患者常有"束带"感，早期腹膜炎不明显，检查无气腹征，血清淀粉酶超过500索氏单位。

（2）急性阑尾炎：因穿孔后胃肠内容物可经升结肠旁沟或小肠系膜根部流到右下腹，引起右下腹腹膜炎症状和体征。易误为急性阑尾炎穿孔。后者常有明显的转移性右下腹疼痛，临床症状和腹部体征相对较轻，多不伴休克征象，也多无气腹征表现。

（3）急性胆囊炎和胆囊结石：腹痛和腹膜炎体征相对较轻并且局限于右上腹，有时疼痛放射至右肩胛部或腰背部。腹部超声、X线和CT检查，常有助于诊断和鉴别诊断。

（4）肝破裂出血：常有明显的外伤史，出血性休克是其主要症状，可有腹痛和腹膜炎体征，腹腔穿刺可抽出不凝血。腹部超声和CT检查提示有肝破裂及腹腔积液。

5. 治疗原则

（1）非手术治疗：非手术治疗适用于：一般情况良好，症状体征较轻的空腹小穿孔；穿孔超过24h，腹膜炎已局限者；患者全身情况差，年老体弱，或并发严重的心肺疾病；或是经水溶性造影剂行胃十二指肠造影检查证实穿孔业已封闭的患者；终末期脓毒症患者；或者患者因手术风险而拒绝手术。非手术治疗不适用于伴有出血、幽门梗阻、疑有癌变等情况的穿孔患者。

非手术治疗的措施主要包括：①持续胃肠减压，减少胃肠内容物继续外漏，以利于穿孔的闭合和腹膜炎消退；②输液以维持水、电解质平衡并给予营养支持；③全身应用抗生素控制感染；④经静脉给予H_2受体阻断剂或质子泵拮抗剂等制酸药物。非手术治疗期间需严密观察病情变化，如治疗6~8h后病情仍继续加重，应立即转行手术治疗。非手术治疗少数患者可出现膈下或腹腔脓肿。痊愈的患者应胃镜检查排除胃癌，根治幽门螺杆菌感染并采用制酸剂治疗。

（2）手术治疗：仍为胃十二指肠溃疡急性穿孔的主要疗法，根据患者情况结合手术条件选择单纯穿孔修补术或彻底性溃疡手术。

1）穿孔修补术：是治疗溃疡穿孔的主要手段，行单纯修补的病例，效果满意，但术后要加强抑酸剂和抗感染治疗。此方法简单，创伤轻，危险性小，疗效确切。并且缝闭穿孔，不仅终止胃肠内容物继续外漏，同时可较彻底地清除腹腔内的污染物和渗出液，有效地防止和减少术后并发症。如在穿孔修补术后，给予正规的内科治疗，约30%患者溃疡可愈合，症状消失。部分溃疡复发患者需要作溃疡根治性手术。此外，在胃溃疡急性穿孔单纯修补术后的患者中，约7%～11%在随访过程中确诊为胃癌。因此，对胃溃疡患者应尽可能地取活检作病理检查，术后应定期做胃镜检查。

适应证：①穿孔时间超过8h，并发严重的腹膜炎体征及有大量脓性渗出物；②术中发现腹腔污染严重，胃十二指肠明显水肿；③患者全身情况差，难以耐受较大或较长时间的手术；④以往无溃疡病史或有溃疡病史未经正规内科治疗，无出血、梗阻等并发症。

方法：经上腹正中切口，探查腹腔内污染情况，暴露胃幽门和十二指肠，检查穿孔所在，常可发现穿孔处已被邻近组织或肝缘所覆盖。由于穿孔局部充血水肿，有时不易确定穿孔是在幽门胃侧抑或是在幽门的十二指肠侧。如为胃溃疡穿孔，并疑有胃癌可能时，应取穿孔边缘组织做病理检查。闭合穿孔时，沿横行方向以丝线间隔缝合，第一层为对拢缝合，第二层为内翻缝合。但常由于穿孔周围组织水肿及瘢痕，无法行第二层缝合；或由于穿孔靠近幽门，内翻缝合后有可能造成幽门狭窄，可只做一层对拢缝合，再以网膜覆盖。如穿孔大，瘢痕多，难以将孔洞缝闭，可将带蒂大网膜塞入孔内后固定于肠或胃壁。穿孔缝合前及缝合后，应尽量吸除腹腔，特别是膈下及盆腔内的渗液。术后在穿孔修补附近及盆腔内可酌情放置引流管。对于较大的溃疡穿孔，网膜填塞法是比较安全的，尤其对于高危患者是不错的选择。

2）腹腔镜溃疡穿孔修补术：手术适应证：急性穿孔；腹腔内渗液不多，术前患者腹膜炎症状不重，仅上腹疼痛、压痛，患者年轻；全身情况较好，能耐受人工气腹；可排除溃疡恶变或胃癌穿孔。手术禁忌证：入院时有休克症状；穿孔时间大于24h；年龄＞75岁；并发其他重症基础疾病，如心力衰竭、肝硬化等。

手术方法：目前腹腔镜穿孔修补的方法有以下三种：①单纯缝合修补术：用0号、1-0、2-0可吸收线顺胃肠长轴方向间断全层缝合或连锁缝合。这种方法可适用于大多数穿孔较小的患者，并且与患者本身的身体状况关系不大。此法修补可靠，但对溃疡边缘已瘢痕化或十二指肠溃疡边缘处已有变形，尤其溃疡较大时，缝合有时较困难；②网膜片修补法：用可吸收缝线穿过穿孔的两侧，缝合3～4针，将大网膜提到穿孔的表面，收紧缝线打结，使网膜片起到生理性封闭物作用即可。该手术操作简单，手术效果好，但网膜片固定须牢固；③蛋白胶粘堵法：用吸收性明胶海绵或网膜组织涂上生物蛋白胶或ZT胶后，直接插入穿孔内，使吸收性明胶海绵或网膜组织与胃十二指肠壁粘在一起，封闭穿孔，该方法适用于较小的穿孔。粘补法操作比较简单，所用黏合剂为生物制剂，但价格较昂贵。

腹内空腔灌洗也是手术的重要环节，包括腹膜腔，肝上间隙，肝下间隙，盆腔等，一般推荐用6～8L的温热生理盐水。另外术后即开始应用质子泵抑制剂或H_2受体阻滞剂，并且要保留鼻胃管＞48h，抗生素应用至少5d或直至发热消退。

术后并发症：术后缝合瘘是最常见的并发症，发生率约为1.5～16%，主要发生在腹腔镜纤维蛋白胶修复患者；肺炎，可能与气腹有关；其他还有腹内脓肿形成、肠梗阻、外瘘、出血等。

手术评价：腹腔镜溃疡穿孔修补术的优势有：可以减轻术后疼痛；降低发病率的伤口并发症，如感染及切口疝形成；加快恢复进食，缩短住院日数，并更快的恢复工作等。既往对年龄小于35岁的年轻患者，多采用保守治疗，或仅行穿孔修补术，或修补术后加行高选择性迷走神经切断术；而对年龄大于40岁，特别是有胃十二指肠溃疡病史多年，经系统的内科治疗，包括正规应用H_2受体阻滞剂及质子泵抑制剂的抗酸与抗Hp治疗，效果渐差的溃疡穿孔，或既往有穿孔史、幽门或十二指肠球部瘢痕形成甚或出现过梗阻情况者，胃大部切除术仍较为合适。即便术后有残胃癌发生风险，一般多于术后20～25年发生，即使发生残胃癌，也还可以再次手术。另外，胃溃疡患者，时间久后溃疡也有恶变可能。

当然，对于胃或十二指肠球部后壁穿孔，腹腔镜下无法修补或修补困难，或者腔镜下高度怀疑有胃癌可能性者，还应果断中转开腹。总之，对青年胃十二指肠溃疡穿孔患者，腹腔镜穿孔修补手术，是目前较合理的手术方式。

3）急诊根治性手术：有资料表明穿孔修补术后，约2/3患者仍有轻度或重度慢性溃疡病症状。其中部分患者需要再次作根治性手术。因此，在急诊手术治疗溃疡病时是否行急诊根治性手术，应根据根治性手术的必要性和患者耐受手术的可能性决定。应使根治性手术的死亡率不高于穿孔修补术或非手术治疗。通常有下列情况时应争取做根治性手术：①多年溃疡病病史，症状较重，反复发作；②曾有过穿孔或出血史；③急性穿孔并发出血；④胼胝状溃疡；⑤有瘢痕性幽门狭窄；⑥疑有癌变的胃溃疡穿孔；⑦多发性溃疡；⑧患者全身情况良好，无严重的并发病。此外，还应根据穿孔的大小、时间、腹腔内污染情况以及腹腔探查结果，进行综合判断。常用的急诊根治性手术是胃大部切除或迷走神经切断附加胃窦切除或幽门成形术。

（三）瘢痕性幽门梗阻

胃十二指肠溃疡患者因幽门管、幽门溃疡或十二指肠球部溃疡反复发作形成瘢痕狭窄，并发幽门痉挛水肿可以造成幽门梗阻（pyloric obstruction）。

1. 病因和病理　溃疡引起的幽门梗阻有三种：①幽门括约肌痉挛引起梗阻：这类梗阻属于功能性，间歇性发作；②水肿性幽门梗阻：幽门部溃疡炎症使幽门狭窄，炎症水肿消退或减轻后梗阻即缓解；③瘢痕性幽门梗阻：位于幽门附近的溃疡在愈合过程中，形成瘢痕，久之瘢痕收缩而产生狭窄，引起梗阻。前两种情况是暂时的、可逆性的，在炎症消退、痉挛缓解后幽门恢复通畅，瘢痕造成的梗阻是永久性的需要手术方能解除。瘢痕性幽门梗阻是由于溃疡愈合过程中瘢痕收缩所致，最初是部分性梗阻，由于同时存在痉挛或是水肿使部分性梗阻渐趋完全性。初期，为克服幽门狭窄，胃蠕动增强，胃壁肌层肥厚。后期，胃代偿功能减退，失去张力，胃高度扩大，蠕动消失。胃内容物滞留，使促胃液素分泌增加，使胃酸分泌亢进，胃黏膜呈糜烂、充血、水肿和溃疡。由于胃内容物不能进入十二指肠，因吸收不良患者有贫血、营养障碍；呕吐引起的水电解质丢失，导致脱水、低钾低氯性碱中毒。

2. 临床表现　临床表现大多数患者都有慢性溃疡症状和反复发作史，当并发幽门梗阻时，症状的性质和节律也逐渐改变。一般抗酸药物逐渐无效。由于幽门梗阻、胃潴留，患者常感到上腹部饱胀不适，时有阵发性疼痛，尤以餐后加重。自发性呕吐为幽门梗阻的主要症状，约每隔1~2d发作一次，常发生于餐后30~60min。呕吐量大，可超过1 000mL，内含发酵酸臭的宿食，无胆汁。

由于多次反复大量呕吐，可引起H^+、K^+和氯化物严重丢失，导致代谢性低氯低钾性碱中毒。患者可出现呼吸短促、四肢乏力、烦躁不安。由于碱中毒，使循环中游离Ca^{2+}减少，以及长期呕吐、禁食和Mg^{2+}缺乏，故可发生手足抽搐。患者临床上表现为消瘦，倦怠，皮肤干燥，丧失弹性，腹部检查可见上腹隆起，可有蠕动波，可闻及振水音。

体检时发现：营养不良，空腹时上腹隆起，可见胃蠕动波以及有上腹部振水音。当有碱中毒低血钙时，耳前叩指试验（Chvostek征）和上臂压迫试验（Trousseau征）均可为阳性。

3. 实验室检查　包括：①血液生化检查可发现血清K^+、Cl^-、Ca^{2+}和血浆蛋白均低于正常，非蛋白氮升高；②血气分析为代谢性碱中毒；③X线检查清晨空腹透视可见胃内有液平；④钡餐可发现幽门变细或钡剂不能通过，胃呈高度扩张，明显潴留。通常6h后仍有1/4以上的钡剂存留于胃，甚至在24h后胃内仍有大量钡剂残留；⑤纤维胃镜检查可发现胃内有大量宿食残渣，幽门部明显狭窄，有时可见溃疡存在。

4. 诊断及鉴别诊断　包括：①具有慢性溃疡病病史和典型的胃潴留症状；②清晨空腹置入胃管，可抽出大量酸臭的宿食。注水试验阳性（空腹经胃管注入生理盐水750mL，半小时后抽出量>350mL）；③X线钡餐和纤维胃镜检查证明有幽门狭窄、胃潴留。

幽门梗阻应与下列情况鉴别：①痉挛水肿性幽门梗阻，系活动溃疡所致，有溃疡疼痛症状，梗阻症状为间歇性，经胃肠减压和应用解痉制酸药，疼痛和梗阻症状可缓解；②十二指肠球部以下的梗阻性病变，十二指肠肿瘤、胰头癌、肠系膜上动脉压迫综合征、十二指肠淤滞症、淋巴结结核等也可以引起上消化道梗阻，据其呕吐物含胆汁，X 线、胃镜、钡餐检查可助鉴别；③胃窦部与幽门的癌肿可引起梗阻，但病程较短，胃扩张程度轻，钡餐与胃镜活检可明确诊断；④成人幽门肌肥厚症：极为少见，病因尚不清楚，部分病例可能同先天性因素有关。临床上很难同瘢痕性幽门梗阻和胃幽门部硬癌相鉴别。因此需要手术治疗。

5. 治疗　瘢痕性幽门梗阻是外科治疗的绝对适应证，手术治疗的目的是恢复胃肠的连续性，解除梗阻。通常采用胃大部切除术，对于胃酸分泌高，临床症状明显的年轻患者可考虑做胃大部切除术加迷走神经切断术。但对老年患者，全身情况较差者，宜采用胃空肠吻合术。虽然一些学者主张用双侧躯干迷走神经切断术加内镜下幽门扩张术（内镜气囊扩张）来解除梗阻，但是此类方法狭窄的复发率较高。此外，近年微创外科发展迅速，在国外，腹腔镜双侧躯干迷走神经切断术结合胃空肠吻合术在很多机构作为治疗瘢痕性幽门梗阻的首选方法。

对手术患者必须进行积极的术前准备，包括：持续胃管减压和温盐水洗胃，以清除胃内潴留的食物，减轻胃黏膜水肿。同时给予 H_2 受体拮抗剂以减少胃酸分泌，纠正水电解质和酸碱平衡紊乱，加强营养支持疗法，改善贫血和低蛋白血症。通常术前准备为 5~7d。手术方式可采用胃大部切除术或迷走神经切断加胃窦切除术。对难以切除的十二指肠溃疡，可行溃疡旷置胃大部切除术。无论实施何种手术，术后胃管减压和空肠造瘘管饲养均是有益之举。

（四）胃溃疡恶变

胃溃疡是否恶变是个有争议的问题。有研究表明其发生率<5%。由于胃溃疡和胃溃疡恶变属两种完全不同的病变，并且临床上诊断为胃溃疡的患者中，约10%。切除后的病理检查证实是癌，说明术前临床上的鉴别诊断有较高的误诊率。因此，凡是中年以上的胃溃疡患者若出现下述情况应予以重视：①长期典型的溃疡症状发生改变；②经严格的内科治疗 4~6 周，病情无明显改善；③食欲减退，进行性消瘦；④粪便隐血试验持续阳性，贫血症状加重；⑤X 线和胃镜检查提示溃疡直径 >2.5cm，并且不能除外恶变者。对有癌变的胃溃疡应按胃癌进行根治性胃切除术治疗，其远期疗效比原发性胃癌好。

三、胃十二指肠溃疡病的外科治疗方法

胃十二指肠溃疡主要是由于胃酸增加和胃黏膜屏障受到破坏造成的，因此，外科治疗胃十二指肠溃疡的目的是控制和降低胃酸分泌，同时可以消除症状，防止复发。不同部位的溃疡其发病机制也有不同，所选择的手术方式也不尽相同。目前比较常用的手术方法大致分两类：胃大部切除术（subtotal gastrectomy）和迷走神经切断术（vagotomy）。通常治疗胃溃疡多选择胃大部切除术，也同时治疗十二指肠溃疡。但迷走神经切断术多用于十二指肠溃疡的患者。事实上，单纯的迷走神经切断术很少应用。部分患者实施的胃-空肠吻合术也不应作为常规手术，仅适用于某些患者，原因是该种手术不能有效地减少胃酸分泌，上述两种手术方法可以合并使用互相补充。全胃切除术（total gastrectomy）仅在 Zollinger-Ellison 综合征严重高胃酸情况下应用。

（一）胃大部切除术

胃大部切除术在我国开展比较普遍，切除的范围是胃的远端 2/3~3/4，包括胃体大部、整个胃窦部、幽门和部分十二指肠球部。一般认为十二指肠球部溃疡胃切除范围应大于胃溃疡患者。对年老体弱和女性患者切除的范围可以小些，体力劳动者和食量较大者应少切除一些。

1. 胃大部切除术治疗溃疡的理论基础　胃部分切除术治疗十二指肠溃疡，需要的切除范围应该包括胃远侧的 2/3~3/4，即是胃体部的大部分、整个胃窦部、幽门和十二指肠第一部。这种手术称为胃大部切除术。其治疗溃疡的理论基础有：①根据胃酸分泌的生理，经过上述范围的胃切除后，由于胃窦部已不存在，促胃液素的来源已大部分消除，体液性胃酸分泌明显减少；②同时，由于大部分胃体已切除，分泌胃酸的壁细胞和主细胞数量也减少很多，使得胃酸和胃蛋白酶分泌大为减少；③切除了溃疡的常发部位（邻近幽门的十二指肠第一部、幽门管和胃窦部小弯），使之不可能再在这些部位复发溃疡；④切除了溃疡本身，消除了病灶；⑤胃部分切除术后，幽门的作用不复存在，胃内容物在胃内停留的时

间缩短，碱性十二指肠液反流入胃的机会增多，可以中和残胃分泌的胃酸。这种情况也有助于防止胃酸过高、溃疡复发。因此，胃部分切除术既可降低胃酸的分泌，又可以除去溃疡病灶，还可以防止溃疡的复发，所以治疗效果很好，治愈率达85%～90%，而且手术死亡率仅在1%以下。

2. 胃切除范围　胃切除范围决定胃酸降低的程度，是影响手术疗效的主要问题。通常50%的胃切除，是从胃大弯左、右胃网膜动脉交界处到贲门下2～3cm处画一直线；60%为大弯处再向左在胃网膜左动脉第一个垂直分支处，到贲门下2cm处的连线；75%为贲门下至胃网膜左动脉弓在大弯的起点处。胃大部切除术的切除范围是胃远侧的2/3～3/4，包括胃体的远侧部分、整个胃窦部、幽门和十二指肠第一部。切除要求一般来讲高泌酸的十二指肠溃疡与Ⅱ、Ⅲ型胃溃疡切除范围应不少于胃的60%，低泌酸的Ⅰ型胃溃疡则可略小（50%左右）。年老体弱女性和重体力劳动者可切除少些，对少数胃酸分泌量很大的胰源性溃疡应作全胃切除。

3. 溃疡的切除　胃部分切除治疗胃十二指肠溃疡的作用之一是可以切除溃疡，达到消除溃疡的目的。因为绝大多数溃疡发生在邻近幽门的十二指肠球部、胃窦部。但事实上溃疡的切除并非必要，因为消除了胃酸之后溃疡多数可以自愈，故临床上十二指肠球后溃疡等形成严重瘢痕者，不宜勉强切除时，可在幽门前胃窦部3～4cm处切断，但必须将残留的胃窦部黏膜全部剥离掉（Bancroft手术），消除胃酸的作用因素，许多溃疡可以自愈。因此对溃疡切除困难或位于球后的低位溃疡，可采用旷置溃疡的手术，即溃疡旷置术（Bancroft术）。

4. 吻合口大小　胃肠吻合口的尺度对术后胃肠功能的恢复至关重要。过小的吻合口会使食物通过困难，太大的吻合口使食物过快进入空肠，易发生倾倒综合征。胃十二指肠吻合，依据十二指肠的口径，一般吻合口为2.0～2.5cm大小。如嫌吻合口太小，可将十二指肠前壁切开一部分，以扩大吻合口。胃空肠吻合口的大小以3～4cm（2横指）为宜，过大易引起倾倒综合征，过小可能增加胃排空障碍。胃空肠吻合口的大小，主要取决于空肠肠腔的口径。

5. 胃肠道重建　常用的消化道重建有两种基本方法：胃和十二指肠吻合（毕Ⅰ式）、胃和空肠吻合（毕Ⅱ式）。关于这两种方法哪一种更适于溃疡的手术治疗，意见仍不统一。多数认为胃十二指肠吻合较好，因为比较接近正常解剖生理，术后并发症和后遗症较少。但也有人认为胃空肠吻合更适于十二指肠溃疡的手术治疗，因为，如强调胃十二指肠吻合，则有可能因担心吻合口张力过大以致胃切除的范围不足，这样在胃酸分泌高的患者，溃疡复发可能较大。此外，胃十二指肠吻合必须将溃疡切除而且留有足够长的正常十二指肠壁，吻合口缝合才牢固，否则易发生吻合口漏或狭窄等并发症。在十二指肠溃疡瘢痕组织多或已穿透至邻近器官的情况下，勉强切除溃疡和游离足够长度的正常十二指肠壁时，即可有损伤胆总管和胰管的危险，对低位十二指肠溃疡更是如此，所以胃空肠吻合更为安全。至于胃溃疡则不存在这些问题，因为需要切除的胃较少，十二指肠也正常，几乎都可以作胃十二指肠吻合。通常胃溃疡患者，由于十二指肠多数正常，所切除的胃组织比十二指肠溃疡少些，作毕Ⅰ式的机会比较多。而十二指肠溃疡患者更适合做毕Ⅱ式。

此外，常用的尚有胃空肠Roux－en－Y吻合即远端胃大部切除后，缝合关闭十二指肠残端，在距十二指肠悬韧带10～15cm处切断空肠，残胃和远端空肠吻合，距此吻合口以下45～60cm空肠与空肠近侧断端吻合。其优点有：①有效预防和治疗碱性反流性胃炎，与Billroth式胃肠重建相比，是十分突出的优势；②无输入襻并发症；③吻合口宽度易掌握，溃疡防止或减少吻合口狭窄或倾倒综合征；④对防止残胃癌具有重要意义。

6. 吻合口与结肠的关系　多指毕Ⅱ式胃－空肠吻合方式，通常有结肠前、结肠后之分。结肠前吻合是空肠襻在结肠前侧直接上提至胃断端进行吻合，操作上比较简单，但这种吻合空肠襻较长（10～20cm），并发症相对较多。结肠后吻合是在横结肠系膜上打孔，然后将空肠襻穿过系膜孔，在结肠后方与胃进行吻合。此种吻合法空肠襻相对较短，一般为4～5cm。通常结肠前后术式的选择取决于操作医师的熟练程度、经验和个人习惯，只要操作正确，两者并无差别。

7. 近端空肠的长度与方向　近端空肠的长度与走向越靠近十二指肠的空肠，黏膜抗酸能力越强，日后发生吻合口溃疡的可能性越小。在无张力和不成锐角的前提下，吻合口近端空肠段宜短。结肠后术式要求从 Treitz 韧带至吻合口的近端空肠长度在 6~8cm，结肠前术式以 8~10cm 为宜。近端空肠与胃大小弯之间的关系并无固定格式，但要求近端空肠位置应高于远端空肠，以利排空；如果近端空肠与胃大弯吻合，应将远端空肠置于近端空肠前以防内疝。

胃大部切除术是目前治疗胃十二指肠疾病较常用的手术方法，疗效肯定。各种手术方法的选择依照各地区手术者的习惯、经验以及条件而定。各类手术均可不同程度地带来不少近期、远期并发症，并有一定的复发率。新的改进方法有待进一步积累经验及时总结。

（二）胃迷走神经切断

1. 迷走神经解剖　迷走神经属混合神经。其中 80% 为传入纤维，20% 为传出纤维。左右迷走神经与食管平行下行，在气管分叉及膈肌水平之间形成食管丛，该丛再形成左、右迷走神经干沿食管两侧下行并共同穿过膈食管裂孔。当胃发生向右 90°角的旋转后，左、右干迷走神经在贲门及小弯便成为前、后干。前干分为肝支和胃前支，肝支经小网膜右行，入肝前又分出一支，下降分布至幽门括约肌及幽门窦和十二指肠球部。胃前支沿小弯走行，其外观像是前干的延续，称胃前 Latarjet 神经，并分出 3~5 支至胃底、体部，随血管穿入胃小弯壁。末端一般为 3 小支称"鸦爪（crow foot）"，在近小弯角切迹处分布至胃窦前壁。后干较前干粗，在胃左动脉进入胃壁处的平面分出腹腔支至腹腔丛，其胃后支即胃后 Latarjet 神经，在胃后的分支与胃前 Latarjet 神经相似。此外，后干在食管裂孔稍下或少数在食管裂孔稍上，发出 1~2 细支斜向外下分布至胃底后壁，走行隐蔽，迷走神经切断时，即使是熟练的外科医师有时也易漏切，以致术后溃疡复发，因而被称为"罪恶神经（criminal nerve）"。

2. 迷走神经切断术后的病理生理改变

（1）对胃酸分泌的影响：胃壁细胞具有乙酰胆碱、促胃液素及组胺受体，三种迷走神经切断均可有效地消除乙酰胆碱受体的功能，对一个受体功能的阻断将抑制另两个受体的功能，明显抑制胃酸的分泌。

（2）对胃蛋白酶分泌的影响：高选择性迷走神经切除作用于胃黏膜的主细胞，抑制胃蛋白酶的释放，从而与降酸作用共同减轻对胃十二指肠黏膜的不良作用，使溃疡得以愈合。

（3）对促胃液素分泌的影响：迷走神经兴奋和食物刺激均能刺激胃窦和十二指肠黏膜释放促胃液素，促胃液素能刺激胃酸分泌，而胃酸分泌增高反过来抑制促胃液素分泌，这一负反馈系统起到调节循环中促胃液素水平的作用。低胃酸、胃窦黏膜碱化、胃膨胀等因素均使促胃液素分泌增加。所以，迷走神经切断术后，均同样有血清促胃液素水平升高。

（4）对胃碳酸氢盐分泌的影响：迷走神经兴奋时可刺激胃窦产生 HCO_3^- 分泌，高选择性迷走神经切断术保留胃窦迷走神经支配，因此，术后对胃分泌碳酸氢盐没有影响。

（5）对胃运动功能的影响：迷走神经干切断，选择性迷走神经切断和高选择性迷走神经切除术均破坏了胃体、胃底部胃壁的张力，并加速流体食物的排出，因此有些患者可能出现进食后饱胀感，并且可在进流体食物后出现倾倒综合征。对固体食物的排空，在高选择性迷走神经切断术后仍正常，反映该手术保留了胃窦和幽门对固体食物的研磨和控制胃排空的作用。

3. 迷走神经切断术的类型　根据迷走神经兴奋刺激胃酸分泌的原理以及没有胃酸就没有溃疡的理论，20 世纪 40 年代以后，迷走神经切断术治疗溃疡病在临床上得到应用和推广。目前迷走神经切断术有三种类型：迷走神经干切断术（truncal vagotomy，TV）；选择性迷走神经切断术（selective vagotomy，SV）；高选择性迷走神经切断术（highly selective vagotomy，HSV）又称壁细胞迷走神经切断术（parietal cell vagotomy，PCV）。迷走神经切断术主要是通过切断迷走神经，去除神经性胃酸分泌，消除了十二指肠溃疡发生的主要原因，同时也去除迷走神经对促胃液素分泌的刺激作用，减少了体液性胃酸分泌，达到使溃疡愈合的目的。迷走神经切断术还通过去除壁细胞群的神经支配，降低壁细胞膜上的乙酰胆碱受体浓度，从而减少胃酸的分泌；同时也影响促胃液素的浓度，使基础胃酸分泌量可减少 80%~90%。

（1）迷走神经干切断术（truncal vagotomy，TV）：是在膈下切断迷走神经前、后干，去除了全部脏器的迷走神经支配，也称全腹迷走神经切断术。该术式不但切断了胃全部迷走神经支配，使基础胃酸量和胃蛋白酶下降 78% 和 60%。但同时也切断了支配腹部其他脏器的迷走神经，从而使这些脏器功能发生紊乱。由于胃迷走神经被切断，使胃张力与蠕动减退，胃排空延迟，胃内容物滞留，可以刺激胃窦部黏膜释放促胃液素，促进体液性胃酸分泌，容易导致溃疡复发。此外，因支配肠道的迷走神经被切断，可引起小肠功能紊乱，导致顽固性腹泻。由于迷走神经干切断后，胃壁张力减弱，导致排空延迟，因此必须加做引流术。一般多选择幽门成形术或胃空肠吻合术。

（2）选择性胃迷走神经切断术（selective vagotomy，SV）：在 TV 基础上进行了改进，即保留迷走神经肝支和腹腔支，切断供应胃壁和腹腔食管段的所有迷走神经分支，避免了其他内脏功能紊乱的可能性。由于上述两种迷走神经切断术，均造成胃窦部迷走神经支配缺失，导致胃潴留。为了解决胃潴留问题，必须附加胃引流手术。常用的引流术有：①幽门成形术：往幽门处做一纵切口，然后横行缝合。或在幽门处沿胃大弯到十二指肠作一倒 "U" 字形，切除后行胃十二指肠吻合；②胃空肠吻合术：吻合口应在靠近幽门的胃窦最低点，以利排空；③胃窦或半胃切除术：胃十二指肠或胃空肠吻合术。近年来的资料表明，选择性迷走神经切断术总的临床效果并不比迷走神经干切断术好。选择性迷走神经切断术加各种引流术在我国许多地方广泛应用。在有些地方已经作为十二指肠溃疡治疗的首选方法。此方法也有一些问题，如迷走神经解剖变异，切断神经纤维常不够完整，神经也可能有再生，且有复发可能。此外，还有幽门括约肌丧失导致胆汁反流，部分患者还有倾倒综合征和腹泻等并发症。具体方法是找到迷走神经前干肝支和后干腹腔支，再往远侧分别找到前、后干的胃支，分别于肝支、腹腔支远侧切断前、后胃支。并注意切断前、后干分布至胃底的各小分支及后干的 "罪恶神经"。此手术需加做幽门成形术或胃－空肠吻合等引流手术。

（3）高选择性迷走神经切断术：随着对十二指肠溃疡发生机制的进一步认识，近年来 PCV 越来越受到重视。该术式仅切断胃前、后 Latarjet 神经分支，保留了迷走神经肝支、腹腔支和 "鸦爪" 支神经，降低了胃肠功能的紊乱，尤其是倾倒综合征、腹泻和胆汁反流等。术后胃肠道并发症少，死亡率仅为 0.3%，但其不消除 Hp 主要的滋生场所。由于保留了胃窦幽门部的神经支配和功能，故术后不需要加做引流手术。但应注意切断可能存在的罪恶神经，以防止术后溃疡复发。

由于 PCV 有效地降低了胃酸和胃蛋白酶的分泌；保留了胃窦幽门部以及肠道的生理功能，手术安全、恢复快、术后并发症少，适用于腹腔镜手术，因此被认为是治疗十二指肠溃疡的首选方法，适用于：①内科治疗无效的十二指肠溃疡；②十二指肠溃疡急性穿孔在 8~12h，腹腔内无严重污染，患者全身情况允许，可采用高选择性迷走神经切断术加穿孔修补术；③十二指肠溃疡出血，可采用 PCV 加出血溃疡缝扎术。随着内镜微创外科（micro－invasive surgery）的发展，一些应用腹腔镜和胸腔镜切断迷走神经的手术也有报道。

4. 迷走神经切除术后并发症

（1）胃潴留：主要是迷走神经切断后胃张力减退、胃窦幽门部功能失调所致。常发生在术后 5~7d。表现为上腹部饱胀不适，呕吐食物和胆汁。X 线钡餐和核素扫描均提示有胃排空延迟和潴留。多数患者在 2 周内症状可自行或通过禁食、持续胃肠减压、应用胃肠动力促进剂等治疗而缓解。对该类患者应注意排除机械性梗阻，慎用手术治疗。

（2）胃小弯坏死穿孔：在行 PCV 时，分离胃小弯时过于贴近胃壁或过多地损伤血管，造成胃小弯缺血、坏死和穿孔。避免手术时分离小弯血管过深过广，以及神经切断后行胃小弯侧浆膜层完整而严密的缝合，是预防胃小弯坏死穿孔的主要方法。

（3）吞咽困难：通常迷走神经前干在贲门上 2~3cm 处发出支配食管下段和贲门的分支，若手术切断，则可引起食管下段和贲门的持续性痉挛。对长期痉挛、狭窄者，可通过食管气囊扩张而缓解。

（4）腹泻：发生率为 5%~20%，原因不明，可能与迷走神经干切除后小肠神经调节功能紊乱、食糜转运加快所致。临床上可表现为轻型、发作型和暴发型。通常经调节饮食、应用止泻收敛剂等可缓解症状。若经上述处理无效，症状严重，病程持续达 18 个月者，可考虑行 Henle 手术（间置逆蠕动空肠）。

（三）治疗结果及评价

胃迷走神经切断术疗效的判断：如果基础胃酸分泌量较术前减少 80% 以上；增量组胺试验最大胃

酸分泌量较术前减少 60% ~ 70%，夜间高胃酸现象消失，基础胃酸中无游离酸，提示疗效良好。胰岛素试验也可判断迷走神经是否完全切断，方法是皮下注射胰岛素 0.2U/kg，使血糖减至 2.8mmol/L 以下，刺激迷走神经引发胃酸分泌。如刺激胃酸分泌的反应消失，基础胃酸分泌小于 2mmol/h，注射后胃酸分泌量上升小于 1mmol/h，表示迷走神经切断完全；如胃酸分泌量上升为 1 ~ 5mmol/h，表示切断不全，但仍足够；如胃酸分泌量上升超过 5mmol/h，表示迷走神经切断不够。

各种胃切除术与迷走神经切断术的疗效评定，可参照 Visick 标准，从优到差分为四级。Ⅰ级：术后恢复良好，无明显症状；Ⅱ级：偶有不适及上腹饱胀、腹泻等轻微症状，饮食调整即可控制，不影响日常生活；Ⅲ级：有轻到中度倾倒综合征，反流性胃炎症状，需要药物治疗，可坚持工作，能正常生活；Ⅳ级：中、重度症状，有明显并发症或溃疡复发，无法正常工作与生活。

（杨祖云）

第三节　胃大部切除术后并发症

各类胃十二指肠溃疡手术术后均有一些并发症。术后早期出现的并发症如出血、感染、吻合口漏等大多与手术操作不当有关；术后远期发生的一些并发症如碱性反流性胃炎、倾倒综合征、营养障碍等则常与手术自身带来解剖、生理、代谢和消化功能改变有关。

一、早期并发症

1. 邻近脏器的损伤

（1）胆总管损伤：常发生于十二指肠球部或球后溃疡。慢性十二指肠溃疡常伴有周围组织瘢痕形成，并与附近脏器明显粘连，瘢痕挛缩将肝门拉紧，牵拉胆总管靠近幽门，在局部解剖困难的情况下，由于强行切除溃疡易导致胆总管损伤，造成术后胆汁性腹膜炎或梗阻性黄疸。对术后因胆管破裂或横断引起胆汁性腹膜炎者，应急诊手术治疗。原则上是只引流不修补，形成胆瘘。6 ~ 8 周后再做修补或胆肠内引流术。对术后因误扎引起胆管梗阻者，若肝功能无明显损害，可在 3 ~ 4 周后，待胆管扩张时再做胆管重建术；若肝功能有明显损害或并发胆管感染，可先做经皮肝穿刺引流（PTCD）术，待感染控制和肝功能恢复后再手术。

（2）胰腺损伤：胃和十二指肠溃疡后壁穿透性溃疡，其基底即为胰腺，勉强切除可损伤胰腺或主、副胰管。副胰管一般位于主胰管的前上方，开口于十二指肠乳头近侧 2cm 处。由于溃疡周围组织粘连瘢痕形成，幽门与十二指肠距离较短，副胰管开口被向上牵拉靠近溃疡基底，分离溃疡时易受到损伤。损伤发生时常常不易察觉。术后患者表现腹胀、腹膜炎、膈下感染和假性胰腺囊肿形成。胰腺损伤发生后，对较小的胰管损伤可行结扎术，较大的胰管损伤应行胰管 - 空肠吻合术。损伤处放置引流管。已有胰腺外瘘者，可自瘘口放橡皮管或导尿管持续引流 3 ~ 6 个月。有假性胰腺囊肿形成者，应至少在囊肿形成 6 周后行内引流术。

（3）结肠中动脉损伤：常发生在切开胃结肠韧带时将横结肠系膜一起切断结扎。造成横结肠缺血坏死和腹膜炎。因此在切开横结肠系膜时，应仔细辨认，从左侧开始，切不可盲目切断结扎。术中发现误扎时，应立即拆除结扎线，观察横结肠血供情况，必要时需切除缺血的肠段。对术后发生横结肠缺血坏死、腹膜炎者，应立即手术，切除坏死的肠管，近端结肠造瘘，远端结肠关闭。待 8 ~ 12 周后再行结肠造瘘口关闭术。

（4）脾脏损伤：术中在分离左侧大网膜及脾胃韧带、横结肠韧带时，如牵引不当可能撕裂包膜或脾下极，尤其是肥胖患者。因此，术中不要过度牵拉脾胃韧带。对小的包膜破裂可用吸收性明胶海绵等止血，必要时可做细针缝合修补术；对损伤较大，出血不止，脾实质损伤明显时，可行脾切除。

（5）食管下段损伤：行迷走神经切断术时，由于食管周围分离过于广泛，有损伤供应食管的血管和食管肌层的可能，术后可引起食管周围炎症反应。症状一般在术后 1 个月左右出现，表现为进固态食物时咽下困难，胸骨后疼痛。上消化道造影可见食管下段狭窄，贲门痉挛。治疗上以保守治疗为主，可给予流质饮食，患者症状多少可逐渐缓解。对于长期不能缓解者，可行食管球囊扩张或粘连松解术。其预防措施主要是在术中分离食管周围的范围应适当，操作细致，避免损伤食管肌层。

2. 出血

（1）腹腔内出血：相对较为少见。若术后患者出现烦躁不安、四肢湿冷、脉搏加快、血压下降以及少尿等有效循环血量不足征象，并且腹腔引流物引流出大量鲜血或腹腔穿刺抽出血液，胃管内虽无鲜血吸出时，仍应考虑有腹腔内出血的存在。常因术中血管结扎不可靠或结扎线脱落以及脾脏损伤等所造成。故确切的止血和关腹前仔细地检查是防止腹腔内出血的主要手段。

（2）胃内出血：术后胃出血胃大部切除术后，可有少许暗红色或咖啡色胃液自胃管抽出，一般24h以内不超出300mL，以后胃液颜色逐渐变浅变清，出血自行停止。若术后不断吸出新鲜血液，24h后仍未停止，则为术后出血。发生在术后24h以内的胃出血，多属术中止血不确切；术后4~6d发生出血，常为吻合口黏膜坏死脱落而致；术后10~20d发生出血，与吻合口缝线处感染，黏膜下脓肿腐蚀血管所致。因此缝合胃断端时，应确切止血。

3. 十二指肠残端破裂　常发生在毕Ⅱ式术后4~6d（也可在1~2d），发生率约1%~4%，是毕Ⅱ式手术近期的严重并发症，可以引起急性腹膜炎、膈下脓肿和十二指肠残端瘘，是手术死亡的主要原因。多发生于术后4~5日内，主要表现为突发右上腹疼痛，并出现腹膜炎体征，可有轻度黄疸。白细胞计数增高，腹腔引流物突然增多，并含有胆汁。其发生原因有：①十二指肠残端血供差；②十二指肠残端因明显水肿、瘢痕过多或游离困难，残端缝合不严、张力过高，愈合不良；③空肠输入襻梗阻，肠腔内胆汁、胰液和肠液淤积，压力增高，引起残端缝合处胀裂；④十二指肠残端局部感染；⑤术后胰腺炎。因此，手术时，不要过分强调切除溃疡，且缝合的残端必须是血液供应正常的肠壁，如因局部水肿或瘢痕过多而缝合不满意时，可通过缝合处插管至十二指肠肠腔内做造口，外覆大网膜。同时手术还应注意空肠输入襻长短适中，并避免吻合口组织翻入过多，术后应将胃肠减压管放入空肠输入襻内，以降低肠腔内压力。术后1~2d破裂者，可试行裂口修补，并在十二指肠肠腔内放置引流管引流减压。4~6d破裂者，修补破裂口极难成功。因此，可通过裂口放入一引流管于十二指肠内，缝合裂口前后壁，用大网膜覆盖，并在残端附近放一双套管引流，持续负压吸引。同时做空肠造口术和胃管减压。通常在6周左右拔除十二指肠引流管，瘘管口多能自闭。如果不愈，可在12周后再做瘘管切除、瘘口修补术。

4. 胃肠吻合口破裂或瘘　胃十二指肠吻合口破裂多为吻合口张力较大、十二指肠断端条件不理想所致。术中宜切开十二指肠外侧腹膜（Kocher切口）松解十二指肠，并充分游离残胃大弯以减少张力。如仍有张力，可改为Billroth Ⅱ式吻合。而胃空肠吻合口破裂大多为严重低蛋白血症、贫血、组织水肿、缝合不当所致。因吻合口破裂发生严重腹膜炎时，须立即手术进行修补。如破裂口较小，可采用大网膜填塞后缝合固定于胃壁上，并于附近放置腹腔引流和胃管减压。如破口较大，可改行Roux-en-Y式胃肠重建，并行空肠造瘘给予肠内营养、放置腹腔引流和胃管减压，对原手术为Billroth Ⅰ式的病例，尚需行十二指肠减压。

胃大部切除术后，胃肠吻合口漏的发生率为0.8%~5%。轻者可引起感染、电解质紊乱和营养不良，重者可致死。常发生在术后1周左右。Billroth Ⅱ式胃大部分切除术后发生部位多在胃小弯侧断端空肠吻合交点的所谓"危险三角"。术前有贫血、低蛋白血症的患者中容易发生。上消化道造影检查可明确诊断。术后发生吻合口破裂或瘘的患者，如病变已局限形成脓肿或外瘘，经胃管减压、营养支持、抗感染、抑制消化液分泌等治疗，一般数周后吻合口漏常能自愈，若经久不闭合，则应考虑手术。

5. 胃排空障碍　胃切除术后排空障碍属动力性胃通过障碍，发病机制尚不完全明了。胃排空障碍又称胃瘫（gastroparesis）。多发生于术后7~10d，患者多在肠道功能已经恢复并开始进食时出现腹胀、呕吐，呕吐物为所进食物。常发生于因长期幽门梗阻的患者，经胃肠减压吸出大量液体后症状好转。稀钡造影或胃镜可以清楚地显示胃的输出道通畅，残胃无收缩或蠕动现象，没有或仅有少量的钡剂进入空肠。此时，最佳的治疗方法是持续应用胃肠减压，并且给予促进胃动力的药物，有助于胃功能的恢复。一般持续10~20日后开始自行缓解，少数情况下可长达30~40日。症状一旦开始缓解，胃排空障碍很快消失，2~3日内即可恢复正常饮食。再次手术对患者无益。值得注意的是胃排空障碍常并发吻合口狭窄梗阻或输出段肠麻痹，功能紊乱，因此及早明确诊断是治疗的关键。其诊断要点如下：①经一项或多项检查提示无胃流出道机械性梗阻；②术后7d仍需行胃肠减压或停止胃肠减压进食或由流食改为半流食后再次出现胃潴留症状而需再行胃肠减压者；或胃引流量>800mL并且持续时间>7d；③无明显水电解质酸碱失衡；④无引起胃瘫的基础性疾病，如糖尿病、甲状腺功能低下等；⑤无应用影响平滑肌收缩的药物史，如吗啡、阿托品等。

6. 空肠输入襻综合征（afferent loop syndrome，ALS）　　见于 Billroth Ⅱ 式胃大部切除术后，常见于胃肠重建方式为输入襻对胃小弯者。临床上常分为急性绞窄性完全梗阻和慢性单纯性部分梗阻。

（1）急性绞窄性完全梗阻：较少见，属闭合性梗阻。其发生的原因为：①输入襻和输出襻空肠扭转，形成输出襻在前，输入襻在后的交叉。造成输出襻系膜牵拉过紧形成索带，压迫后面的输入襻肠管；②过长的空肠输入襻可钻入横结肠系膜和空肠输出襻间的空隙，形成嵌顿、绞窄性内疝。

急性绞窄性完全梗阻的临床表现为上腹部急腹症。突发性上腹部剧烈疼痛，呕吐频繁，呕吐量不多，不含胆汁，并且呕吐后症状无缓解。常随即出现烦躁不安、脉搏细速、血压下降等休克表现。体检上腹部有明显的压痛，肌紧张，有时可扪及包块。实验室检查可发现有血液浓缩和明显水、电解质、酸碱平衡紊乱，有时也伴有血淀粉酶升高和黄疸。内镜检查因梗阻而不能插入输入襻。B超和CT检查是目前较理想的诊断手段，都可显示扩张的输入襻有特征性的征象：右上腹跨中线的管型液性包块，位于腹腔动脉与肠系膜动脉之间，内见小气泡影，部分可见扩张的胆、胰管。因属闭襻性梗阻，如不及时处理，可发生肠管坏死破裂，并出现全身中毒症状和休克表现。

因此，手术时应避免输入段和输出段交叉。输入段应长短适度。闭合空肠系膜与横结肠系膜之间的孔。均可以预防此症的发生。由于此症发展迅速，可危及生命，因此一旦出现应及时手术，尽早解除梗阻。如尚未发生肠壁坏死、穿孔。则可作输入段与输出段之间的 Braun 吻合，或单纯内疝复位，闭合疝门。单纯穿孔可行缝合修补，出现肠坏死则需切除坏死肠管，并重建肠道的连续性。

（2）慢性单纯性不全梗阻：其发生主要是：①输入段空肠口处，手术时翻入的胃肠黏膜过多导致狭窄；②输入段太长，局部发生扭曲而粘连；③输入段过短，十二指肠空肠曲被牵拉成锐角，或胃小弯切除的过高，使输入段被拉紧，在吻合口处形成锐角；④输入襻空肠胃套叠。

临床表现主要是间歇性大量呕吐胆汁。呕吐与进食有密切关系，多发生于食后15～30min。上腹部胀痛或绞痛，并放射至肩背部；恶心，喷射性呕吐大量不含食物的胆汁、呕吐后腹痛症状随即消失，食欲不减退但由于呕吐多因进食而诱发，所以患者多恐惧进食而逐渐消瘦。由于各种原因的梗阻，使输入段内的胆汁、胰液和肠液排空不畅而积存在空肠输入段内，进食后这些分泌液短期内明显增加，输入段内压力明显增高，肠蠕动增强，而克服了梗阻。于是大量含胆汁的液体倾入胃内，由于胃容积小而又来不及从输出段排出，因而出现大量呕胆汁，引起临床上所谓"输入襻综合征"，即餐后15～30min，上腹部胀痛或绞痛，随即喷射性呕吐大量不含食物的胆汁，呕吐后症状立即消失。呕吐物的性质以及呕吐与进食的关系是诊断的主要依据。胃镜检查可以看到胃吻合口以及输出段均通畅，而胃镜无法进入输入襻。钡餐检查吻合口和空肠输出段通畅无阻而无钡剂进入空肠输入段，由于术后正常情况下输入段空肠也常可不显示，所以钡餐检查的意义在于明确没有吻合口和输出段梗阻。

输入段慢性不完全梗阻也可发生在毕Ⅱ式胃空肠全口吻合或输入段对胃大弯的术式，特别在后者，由于输出段位置比输入段高，食物更易进入并潴留在输入段内，但多为进食后即呕吐。呕吐物既有胆汁也有食物。钡餐造影显示大量钡剂很快进入输入段内，但输出段显示不清。此亦可称为"输入段逆流"。针对慢性单纯性部分梗阻患者可先采用非手术治疗，纠正水电解质酸碱平衡紊乱和低蛋白血症。若症状持续存在并且数月不能缓解者，可采取手术治疗。常用的方法为：输入和输出襻间作 3cm 大小的侧侧吻合（Braun）；切断输入襻梗阻的近端，将其同吻合口下 40cm 处输出襻空肠作端侧吻合（Roux - en - Y）。

7. 输出襻排空障碍

（1）吻合口处输出襻梗阻：此类排空障碍的临床特点是呕吐物中含有大量胆汁，上消化道碘液造影可见造影剂有时可进入空肠输入襻，而远端空肠则不显影。一般认为此类排空障碍多与一些机械性因素有关，包括：大网膜脂肪坏死粘连在吻合口处，吻合口渗漏等形成的炎性肿块局部压迫，吻合口下空肠粘连后折叠扭曲等。在大多数情况下，上述机械性梗阻为不完全性，并可能并发一些功能性的因素如吻合口局部水肿和空肠输出襻痉挛所致。临床表现为上腹饱胀，疼痛不适，伴恶心呕吐。间歇性发作。一般可行非手术治疗。如非手术治疗无效，应行手术治疗。

（2）空肠输出襻梗阻：临床表现与吻合口输出襻空肠口排空障碍相似。发生的可能原因有：①吻合口以下输出襻的受粘连索带、水肿或坏死的大网膜以及周围炎性肿块的压迫；②结肠后胃空肠吻合时横结肠系膜与胃壁滑脱，横结肠系膜孔环绕压迫输入、输出襻空肠；③远端小肠可从结肠前吻合后未关闭的横结肠与空肠系膜间隙而发生内疝；④输出襻空肠发生套叠引起梗阻。上消化道造影可明确梗阻的部位，如非手术治疗无效，造影检查显示有器质性狭窄，应手术解除引起梗阻的原因，一般行输入襻与输出襻之间侧侧吻合即可解除梗阻。

8. 吻合口梗阻 分机械性梗阻和功能性梗阻（即胃排空障碍、胃瘫）两类。吻合口机械性梗阻远比动力性原因引起的胃瘫少见。但其症状与胃瘫相似，也为进食后诱发的溢出性呕吐，呕吐物为所进食物含或不含胆汁。有时上腹部可触及痛性包块。呕吐和胃肠减压后症状好转。钡餐可见钡剂全部或大部停留在胃内，吻合口以下空肠不显影。但仍可见到胃的蠕动，胃镜可以见到吻合口狭窄，无法通过。吻合口机械性梗阻的原因是吻合口过小；吻合口的胃壁或肠壁内翻过多；空肠逆行套叠堵塞吻合口；大网膜脂肪坏死粘连于吻合口；吻合口渗漏等形成的炎性肿块压迫；或是吻合口处的空肠扭转折叠导致的机械性梗阻。患者低蛋白血症、营养不良导致的吻合口水肿常可加重吻合口狭窄和梗阻。

对于机械性吻合口狭窄，在手术时应该注意吻合口开口不宜过小，缝合时注意胃壁不要内翻过多，缝合严密以免局部形成瘘而导致感染。避免术中不必要的黏膜损伤，以免加重吻合口水肿。空肠吻合口切线应与肠纵轴平行，以防止吻合完毕后空肠在吻合口扭转。分离胃结肠韧带时注意保存大网膜血液供应，供应不良的部分应予切除。尽可能及时纠正患者的低蛋白血症和营养不良。建议常规给予患者留置空肠营养管。以便进行营养支持。

由于机械性吻合口梗阻与胃瘫常合并发生，因此除确系手术原因造成的吻合口过小，应及时手术予以纠正外，一般多采用非手术疗法，并可采用胃内注入高渗溶液、口服泼尼松等，减轻吻合口水肿。上腹部炎性包块可应用物理疗法。注意观察每日胃肠减压量，如4~6周仍未能好转，则可考虑再次手术。

9. Roux 潴留综合征 国内次全切除后多采用 Billroth Ⅰ 或 Ⅱ 式重建消化道，较少采用 Roux-en-Y 术式。在国外 Roux-en-Y 术式常被用于胃大部切或全胃切除术后的胃肠消化道重建，其优点在于可防止胆汁反流。但该吻合可使胃排空延缓和（或）Roux 肠襻的转运时间延长，因此引起的症状称之为"Roux 潴留综合征（Roux stasis syndrome）"。其临床症状主要是餐后饱胀、上腹部疼痛、恶心和呕吐。严重者食欲减退，体重减轻，营养不良。发病机制和下列因素有关：①Roux 肠襻的自身慢波频率低，影响了肠襻的平滑肌的收缩程度；②Roux 肠襻异位起搏电位在传导上具有双向性，可向胃逆向传导，影响胃排空。逆向传导的慢波和 MMC 甚至可导致肠套叠；③Roux 肠襻产生的 MMC Ⅲ 相波频率增高，周期缩短，故推动食物向远端移行的能力降低；④Roux 肠襻在餐后不能转换胃餐后波形；⑤上消化道连续性改变。研究表明利用肌桥保持肌神经的连续性，使十二指肠的起搏电位能经过肌桥传导到 Roux-en-Y 空肠襻，但不保持肠腔的连续性。结果 Roux-en-Y 空肠襻内动力正常，而胃排空仍比术前延迟。迷走神经干切除可使空肠张力降低，蠕动减弱。术前有胃排空减、残胃较大以及 Roux 肠襻过长者，更易发生此症。

诊断：主要依靠 Roux-en-Y 吻合手术史加上典型的临床表现，包括 Roux-en-Y 术后有呕吐食物，以及下列三项中有两项存在：餐后发作腹痛、恶心和缺乏胆汁的呕吐。同时排除其他可解释的原因。上消化道造影检查可排除可能存在的机械性梗阻。核素检查能较准确的测定残胃以及 Roux 肠襻的排空时间，是明确诊断的最好方法。

治疗：可采用一些胃肠道动力药物如西沙必利、红霉素等，对部分病例有一定的疗效。症状严重者需再次手术。手术办法为近全胃切除，仅保留 50~70mL 的小胃，再作 Roux-en-Y 胃-空肠吻合，空肠襻不宜过长，以 40cm 为宜，术后大部分患者症状可或缓解。

10. 胃 - 回肠吻合

（1）病因及发病机制：胃 - 回肠吻合是一种严重的手术失误，主要原因是术野过小、解剖不清、术者粗心大意，加之缺乏基本的解剖知识，误将回盲部当作十二指肠悬韧带，从而误把回肠当空肠与胃行吻合所致。空肠始于十二指肠悬韧带，寻找空肠首先要寻找该韧带，寻找该韧带的简便方法是提起并向上牵拉横结肠，在横结肠系膜根部第 1 腰椎左侧下方找到空肠的固定处即为十二指肠悬韧带，或将小肠向下方推移即可见该韧带，从该韧带处发出之肠管即为空肠起始部，沿此处肠系膜向右侧触摸可扪及肠系膜上动脉搏动。

（2）临床表现：表现为恢复进食后即出现频繁腹泻，腹泻物为食物原形，腹泻与进食关系密切，每日数次至十数次不等。由于大量腹泻，导致水电解质平衡紊乱、进行性消瘦和营养不良。病程在半年以上者，大多有不可逆性的智力障碍。

（3）诊断：根据术后顽固性腹泻，进行性消瘦、营养不良，大便中又有食物原形，不难作出诊断。行全消化道钡餐检查即可证实为胃回肠吻合。

（4）治疗：需在积极术前营养支持的基础上尽早手术纠正原错误的术式，切除手术原吻合口，重新行结肠前胃 - 空肠吻合，回肠 - 回肠吻合。术后全胃肠道外高营养支持治疗，并经鼻饲管进流食，然后逐渐恢复为普食。

11. 急性出血坏死性胰腺炎　多发生在术后数日，病因不清。可能同 Oddi 括约肌持续痉挛，胆汁逆流入胰管，大量胰酶被激活，继之激活弹性蛋白酶原和磷脂酶原，引起胰腺的充血、水肿和坏死等有关。其发病率 <1%。临床上常表现为突然的循环衰竭和腹膜炎体征。血清淀粉酶在胃大部分切除术后的患者也可增高，所以单纯的增高不能作为诊断术后急性坏死性胰腺炎的依据。B 超和 CT 检查有助于明确诊断。腹穿抽出血性液体，并且淀粉酶含量显著增高。由于本病死亡率很高，因此一旦确诊，应积极抗休克、及时手术（按急性出血坏死性胰腺炎处理）。

二、晚期并发症

晚期并发症多由于胃切除术改变了消化道原有的解剖关系和生理连续性，阻断了胃的部分或全部神经支配。损害了胃的储存、机械性消化和排空等功能，导致胃肠动力紊乱以及消化吸收和代谢障碍。

1. 倾倒综合征　胃大部分切除术后，胃的容纳和容受能力受损，原有的控制胃排空功能的幽门括约肌已消失，胃的容量减少，胃 - 空肠吻合术使食物直接进入空肠，十二指肠反馈性抑制胃排空的功能丧失，加上部分患者胃肠吻合口过大，食物迅速排入肠道内，导致胃排空过速而产生的一类综合征。为胃手术后最常见的功能紊乱之一。胃大部分切除术后发生率最高，而行 HSV 者发生率最低。其发生主要与胃肠吻合口的大小、部位和食物性质有直接关系。临床上根据进食后症状产生的时间分为早期和晚期两种类型，前者约占 75%，后者 25%。

（1）早期倾倒综合征：多见于毕 Ⅱ 式胃空肠吻合术后（占 50%），毕 Ⅰ 式少见，Roux - en - Y 罕见。症状常发生在餐后 10～30min，主要因胃排空速率明显加快，高渗性糖类快速进入小肠，使体液从血管间隙进入肠腔，导致有效循环血量骤减，肠腔突然扩张，肠激素如：5 - 羟色胺、抑胃肽、血管活性肠肽、神经紧张素等释放，引起胃肠道和心血管系统症状。患者可出现心悸、心动过速、出汗、无力、面色苍白等一过性血容量不足表现，并有恶心、呕吐、腹部绞痛、腹泻等消化道症状。术中尽可能避免胃切除过多和吻合口过大是关键。

诊断主要依据临床症状、上消化道造影和胃镜检查以排除其他病变，做核素检查可了解胃的排空状况。胃排空加速在胃术后很常见，且排空的速度与倾倒综合征的严重程度直接相关。但若胃的排空正常或减慢，则基本可排除此症。对症状体征及检查结果不典型者，可作倾倒激发试验：空腹口服 25% 葡萄糖溶液 300mL，出现典型症状者为阳性。

治疗原则是减缓胃排空，首先采用饮食调节疗法，即少食多餐，避免过甜食物和乳制品，减少液体摄入量并降低摄入食物的渗透压，膳食以富蛋白富脂肪低糖类物为宜，正餐以固体食物为主，餐后平卧 20～30min，一般症状均可明显缓解。对那些经饮食调节后症状改善不明显者，可采用药物治疗。一般可用抗组胺或抗胆碱能制剂、解痉、镇静剂和生长抑素等。经上述治疗，约1%的患者仍需要外科治疗。手术目的主要是减缓胃内食物的排空时间，原则为缩小吻合口，改 Billroth Ⅱ式为 Billroth Ⅰ式，或者改为 Roux－en－Y 胃空肠吻合。或间置一段空肠于胃和十二指肠之间等，一般均可达到目的。

（2）晚期倾倒综合征：又称低血糖综合征，症状出现在餐后2～4h，常表现为心慌、头昏、出汗、苍白、眩晕、无力、手颤等症状。为胃排空过快，食物快速进入小肠，葡萄糖被快速吸收，血糖一过性升高，刺激胰岛素大量分泌，继而出现反应性低血糖综合征。与早期倾倒综合征不同，晚期倾倒综合征可通过适当进食后缓解。此外，通过饮食调整，在食物中添加果胶延缓糖类的吸收等可有效阻止症状的出现。

倾倒综合征重点在于预防而非治疗，避免残胃过小、吻合口过大；采用高选择性迷走神经切断替代迷走神经干切断；选用 Roux－en－Y 胃空肠吻合或毕Ⅰ式手术，均可减少倾倒综合征的发生。

2. 碱性反流性胃炎　常在胃大部分切除术后数月至数年内发生，一般认为在 Billroth Ⅱ式术后碱性胆汁、胰液和肠液反流入残胃内，破坏了胃黏膜屏障，导致胃黏膜发生充血、水肿、糜烂等改变。临床上常表现为上腹部持续性疼痛或胸骨后烧灼样痛，同时伴有恶心、呕吐胆汁样液体和体重减轻。服用制酸药物无效，进食后加重，症状较为顽固。胃液分析酸度明显降低，粪便隐血试验常呈阳性。上消化道造影检查吻合口通畅，胃镜检查胃黏膜充血水肿明显，易出血，伴有局部的糜烂，尤以吻合口处更为严重。镜下病检显示胃黏膜萎缩、组织间隙水肿和炎性细胞浸润。诊断必须具备三个条件：①剑突下持续烧灼痛，进食后加重，抗酸药物无效；②胆汁性呕吐；③胃镜活检示慢性萎缩性胃炎。如胃镜仅见胃黏膜被胆汁染色，尚不能作为诊断依据。对症状较轻者，可服用胃黏膜保护药、胃动力药及胆汁酸结合药物如考来酰胺等治疗，常可缓解，但容易反复。症状严重者如药物治疗效果不明显，则需手术治疗且效果较好。手术目的是消除胆汁入胃的途径，防止复发。一般将原先 Billroth Ⅱ式吻合改用 Roux－en－Y型吻合，空肠－空肠吻合处需距离胃－空肠吻合口30～40cm，以减少胆汁反流入胃的机会。

3. 小残胃综合征（small gastric remnant syndrome，SGRS）　也称早期饱胀综合征。多见于胃切除80%以上的患者。表现为早期饱胀、呕吐和餐后上腹部疼痛。偶有严重消瘦、营养不良和贫血。同倾倒综合征相似，其发生机制主要是胃的储存功能损失。根据 Laplace 定律：胃腔越小，产生针对胃壁的腔内压越大，引起胃内食物排空加速。但亦有胃排空延迟的报道，可能系食物快速进入小肠，引起肠－胃发射性抑制所致。SGRS 的诊断主要靠病史。通常内科治疗效果良好。

4. 溃疡复发

（1）部位：复发性溃疡指胃切除术后在胃肠吻合口或其附近复发的溃疡，又称吻合口溃疡或边缘溃疡。约65%患者在术后2年内发生。在胃切除术后有症状的患者中，20%有吻合口溃疡。复发性溃疡一般多发生于十二指肠溃疡术后，很少发生于胃溃疡术后。胃镜检查发现溃疡多位于吻合口附近的空肠，最常见的部位是吻合口对侧的空肠壁上，其次是吻合口边缘空肠侧。其发生机制仍是胃酸和胃蛋白酶直接作用于吻合口空肠黏膜所致，全胃切除后则不发生吻合口溃疡。一般而言，毕Ⅱ式较毕Ⅰ式溃疡复发率高，原因可能是：①毕Ⅱ式术后，胃正常生理通道发生改变，胆汁、胰液反流破坏了胃黏膜对氢离子的屏障作用；②空肠黏膜抗酸能力较十二指肠黏膜低，从而增加了溃疡复发的机会。

（2）发病机制：①胃切除范围不足或迷走神经切断不全，是溃疡复发的主要因素；②在行溃疡旷置手术时未将保留部分的胃窦部黏膜完全剥除，残留胃窦黏膜在十二指肠的碱性环境中，仍可持续分泌促胃液素使胃酸分泌增加；③输入襻空肠过长：一般认为，小肠距离十二指肠越远，其黏膜抗酸能力越弱，越易诱发溃疡病。为避免复发溃疡，结肠前 Billroth Ⅱ式吻合输入襻以8～12cm 为宜，结肠后吻合输入襻以6～8cm 为宜；④单纯胃－空肠吻合治疗十二指肠溃疡；⑤空肠输入、输出襻行侧侧吻合（Braun 吻合）或胃空肠 Y 形吻合使碱性十二指肠液不能流经吻合口中和胃酸；⑥采用不吸收缝线行胃肠吻合。因不吸收丝线作为一种永久性异物存在，可引起吻合口边缘黏膜组织炎症，加上胃酸反流，促使黏膜形成糜烂溃疡；⑦患者身体素质原因。

（3）临床表现及诊断：表现为上腹部疼痛，可向背部放射，疼痛较重，节律性也不明显，常在饭后出现，夜间痛明显，常有恶心呕吐。食物和碱性药物常不能缓解。上腹部可有压痛。并发出血的发生率高达 50%～60%；穿孔的发生率为 1%～5%。若为慢性穿孔可以穿入结肠形成胃空肠结肠瘘，引起结肠刺激症状，表现为肠蠕动增加、腹泻、腹痛、大便中含有不消化的食物、呕吐物中可有粪渣样物。急性穿孔并不常见。一般胃大部切除术后 BAO 和 MAO 显著降低，如有溃疡复发则 BAO 与 MAO 均接近正常范围。MAO = 6mmol/h 为区别有无溃疡复发的界限。若 BAO > 5mmol/h，MAO > 15mmol/h 强烈提示复发性溃疡，若缺酸则可排除复发性溃疡。BAO/MAO > 0.60 应考虑胃泌素瘤或幽门窦切除不全。纤维胃镜检查能直接看到溃疡。钡餐检查在大多数患者中可发现有吻合口附近的改变，有将近一半的患者可出现典型的龛影。

（4）预防及治疗：通常选择适当的手术方法，避免有利于吻合口溃疡产生的操作失误，是预防吻合口溃疡发生的主要措施。若症状轻无并发症可先用内科治疗。若前次手术选择不当，技术操作错误，或内科治疗 3 个月后症状不缓解，经胃镜检查溃疡未好转，即需手术治疗。对原先为胃空肠吻合术者，可改为胃部分切除术或半胃 + 迷走神经切断术。若原先为胃大部切除术，切除范围不足，可扩大切除范围；对有幽门窦黏膜残留者应予切除；若切除范围已够，无技术上错误者加迷走神经切断术。若发现胃泌素瘤，应作相应处理。对胃空肠结肠瘘患者，须切除吻合口和溃疡，重新吻合。

5. 营养不良 发生的原因有胃切除过多，胃容量明显下降，食物摄入量不足；胃排空和肠转运加速小肠蠕动加快，食糜不能同消化液充分混匀，导致消化吸收功能障碍；再者术后出现的并发症，如严重倾倒综合征等也限制摄入。可合并有排便次数增多、腹泻、粪便内有未消化完全的脂肪滴和肌肉纤维等。一般通过对症处理、调整饮食、处理其他的并发症、改善营养等即可恢复。

6. 贫血 胃部分切除术后患者贫血较常见，尤其是女性患者。贫血有两类：

（1）缺铁性贫血（低色素小细胞性贫血）：在正常情况下，铁盐需在胃内经胃酸溶解，然后在十二指肠和空肠上部吸收。胃切除后，胃酸减少。特别是毕Ⅱ式术后，食物不再经过十二指肠，小肠上段蠕动加快，影响了铁的吸收。可口服铁剂，严重时应注射铁剂予以纠正。

（2）巨幼红细胞性贫血：为维生素 B_{12} 缺乏所致。正常情况下，胃黏膜壁细胞分泌内因子进入肠道，与维生素 B_{12} 相结合，在回肠末段吸收。胃大部切除后，内因子分泌减少，造成维生素 B_{12} 吸收障碍。可给予维生素 B_{12} 叶酸加以纠正。

7. 脂肪泻 当粪便中排出的脂肪超过摄入的 70% 时称为脂肪泻。胃切除术后，由于胃排空加快、肠蠕动增强，不仅毕Ⅰ式术后患者的食物难以同十二指肠液、胰液、胆汁等充分混合，而是快速排入空肠。在毕Ⅱ式术后患者，食物直接进入空肠，不能刺激十二指肠壁内渗透压受体和激素受体，造成消化道激素、胆汁和胰液分泌与食糜转运不同步，使胰液不能充分地分解脂肪以及胆盐的乳化作用降低，而影响脂肪吸收。若输入襻过长，潴留的消化液或食糜易于细菌过度繁殖生长，加速胆盐的分解，更加削弱了胆盐的乳化作用。因此，毕Ⅱ式患者比毕Ⅰ式患者更易发生脂肪泻。治疗上可采用少渣易消化高蛋白饮食，口服考来酰胺，必要时给予广谱抗生素以抑制细菌生长。

8. 骨病 原因是：①钙主要在十二指肠内吸收，毕Ⅱ式术后，食物不经过十二指肠，钙吸收减少；②由于脂肪吸收障碍，过多的脂肪酸和钙盐结合，形成不溶性钙皂；③脂溶性维生素缺乏。一般发生在术后 5～10 年，女性多见。表现为骨痛、下肢无力且易发生骨折。血清碱性磷酸酶升高，血钙、磷下降。X 线检查可见骨质疏松。骨病发生的原因是毕Ⅱ式吻合术后，食物不再通过十二指肠，钙吸收减少；脂肪吸收障碍使肠道内的大量脂肪酸与钙盐结合，影响钙吸收；此外，脂肪吸收不良也影响脂溶性维生素 D 的吸收。治疗以补充钙和维生素 D 为主。

9. 残胃癌 指胃因良性病变施行胃大部切除术至少 5 年以后所发生的残胃原发性癌。随访显示发生率在 2% 左右，大多在手术后 20～25 年出现。残胃内的胃酸降低，胆、胰、肠液逆流入胃，以及肠道内细菌引起慢性萎缩性胃炎等因素，均可导致残胃癌的发病率高于正常胃。因胃溃疡和十二指肠溃疡而手术的患者，其残胃癌的发生率大致相当。主要表现为胃痛、餐后饱胀、消瘦、便潜血阳性等。易误诊为溃疡复发而延误病情。诊断依靠 X 线和胃镜检查。常行根治性胃切除手术。

（杨祖云）

第四节 胃泌素瘤

胃泌素瘤是一种比较少见的疾病，在胰腺内分泌肿瘤中其发生率仅次于胰岛素瘤。1955 年 Zollinger 和 Ellison 两人首先报道了两例表现为高胃酸分泌、顽固消化性溃疡和胰腺内非 β 细胞瘤的患者，以后人们把具有这种三联症特点的疾病称为卓 - 艾综合征（Zollinger - Ellison syndrome）。卓 - 艾综合征患者的症状多是由于胰岛 G 细胞肿瘤组织分泌大量的促胃液素引起，因此卓 - 艾综合征也称为胃泌素瘤（gastrinoma）。但胃窦的 G 细胞增生临床表现与胃泌素瘤相同，却无胃泌素瘤的存在，因此将胃窦的 G 细胞增生称为卓 - 艾综合征 I 型，而将胃泌素瘤称为卓 - 艾综合征 II 型。

胃泌素瘤除可发生在胰腺内，也可见于胰外部位，如十二指肠、胃、空肠、肝、脾门等。据统计有 90% 左右的胃泌素瘤发生在胃泌素瘤三角区（gastrinoma triangle）。该三角区是指上起自胆囊管和胆总管，下至十二指肠第三部，内至胰腺颈体交界处。胰内的胃泌素瘤往往是单发的，直径一般为 0.6 ~ 2cm，但亦有较大肿瘤，且多数为恶性肿瘤。十二指肠及胃的胃泌素瘤有 50% 左右是多发性的，直径为 2 ~ 6mm，散在于黏膜之下，呈小结节样，因而内镜检查难以发现，甚至有时剖腹探查亦难发现。

一、临床表现

1. 消化性溃疡　胃泌素瘤患者的主要症状是消化性溃疡，其发生率在 90% 以上。与普通的溃疡病相比，其症状较重，腹痛持续时间长，对抗溃疡药物治疗的反应差，易于复发，易于发生出血、穿孔等并发症。溃疡可以是单发的、中等大小，亦可以是多发的，有时为大于 2cm 直径的大溃疡。

2. 腹泻　近 20% 的病例以腹泻为首发症状，有少数患者只有腹泻而无溃疡病症状。引起腹泻的主要原因是大量胃液进入肠道超过小肠吸收的能力，肠黏膜受到盐酸的直接侵蚀，同时在酸性的环境中胃蛋白酶活性增强，这些都能使黏膜受损并影响小肠的吸收功能，导致水泻。高酸状态下还可导致脂肪酶失活，发生脂肪泻。

3. 贫血　由于长期脂肪消化和吸收不良，影响到各种脂溶性维生素的摄入，且内因子在强酸的作用下失活而干扰了其与维生素 B_{12} 的结合，从而妨碍肠道对维生素 B_{12} 的吸收，使患者出现贫血。

4. 并发 MEN I 型的临床表现　20% 左右的胃泌素瘤患者可能是多发性内分泌腺瘤（multiple endocrine neoplasm，MEN）I 型的组成部分，所以除了有消化性溃疡的症状外，尚会伴有其他内分泌肿瘤的相应症状。最常见的为甲状旁腺腺瘤或增生，伴有甲状旁腺功能亢进的症状，如骨骼疼痛、病理骨折等。

二、诊断

临床上有下列表现的患者应考虑胃泌素瘤可能：①上消化道巨大、多发而难治的溃疡；②溃疡位于十二指肠球后或空肠上段；③外科治疗后溃疡很快复发或出现并发症；④伴不明原因的水样泻或脂肪泻；⑤有甲状旁腺瘤或垂体瘤；⑥有明确的内分泌肿瘤或溃疡病家族史。下列检查有助于明确诊断。

1. 胃液分泌测定　70% ~90% 的胃泌素瘤患者的基础胃酸（BAO）超过 15mmol/h，有的患者可高达 150mmol/h，但也有 12% 的普通溃疡病患者的 BAO 可超过 150mmol/h 的。胃泌素瘤患者的最大胃酸排出量（MAO）一般大于 60mmol/h，但增高的幅度不如正常人或普通的溃疡患者大，正常人或普通消化性溃疡患者的 BAO/MAO 之比值常小于 0.6，而胃泌素瘤患者的比值常大于 0.6。

2. 血清促胃液素测定　测定血清促胃液素的水平是诊断胃泌素瘤的直接依据。正常人或普通溃疡患者空腹促胃液素一般在 100pg/mL 以下，而胃泌素瘤患者促胃液素水平升高至 100 ~ 1 000pg/mL 以上，但需多次测定。

对有些疑为胃泌素瘤而血清促胃液素水平升高不显著，临床上又难以确定诊断的患者，除了重复促胃液素水平测定外，还应进行激发试验，如促胰液素激发试验、钙刺激试验等。

胃泌素瘤诊断明确后，还应对肿瘤进行明确定位。由于肿瘤定位与外科治疗密切相关，该项内容将在外科治疗部分阐明。

三、治疗

胃泌素瘤的治疗观点和治疗方法上都在不断地进展，治疗效果逐渐提高。全胃切除术在以往被认为是一个有效的方法而得到广泛的应用，患者可带瘤生存多年而无任何症状，但最后仍因肿瘤转移而死亡。随着 H_2 受体拮抗剂、质子泵抑制剂等制酸药物的出现，已有逐渐取代了全胃切除而作为首选的趋势。

1. 外科治疗　手术切除肿瘤是唯一能彻底治疗患者的方法，因此为了使患者能获得根治的机会，必须对每例胃泌素瘤患者进行仔细的肿瘤定位检查。术前 B 超、CT、选择性血管造影等影像学检查对直径 1cm 以上的肿瘤定位意义较大。经皮肝穿门静脉置管（PTPC）分段取门脾静脉血测定促胃液素含量对胃泌素瘤的定位有较大的帮助。静脉插管动脉刺激试验（ASVS）是选择性地动脉插管到胃十二指肠动脉、脾动脉、肠系膜上动脉、肝动脉等，分别注射促胰液素后，由肝静脉取血测定促胃液素含量，当该分支动脉供血区有肿瘤存在时，静脉血中促胃液素含量就明显增高，根据此峰值可以推断出肿瘤的位置。鉴于后两者为有创性检查，其最终效果尚难定论，需积累更多的临床资料。对于诊断明确但不能清楚术前定位的患者，在无手术禁忌的情况下，可作剖腹探查，结合术中定位以期发现肿瘤而给予彻底根治。

手术时无论术前肿瘤是否已定位都需仔细探查全腹腔，自胰腺、胃、十二指肠、系膜根部及后腹膜、肝脏、小肠、盆腔、卵巢等，特别应注意胃泌素瘤三角区。对大于 2cm 直径的胰腺内肿瘤不难发现，而对胰腺组织内的小肿瘤需反复仔细扪诊，对可疑的在胰腺表面小结节可切除作病理检查，对深在的可采用细针穿刺作细胞学检查。如配合术中 B 超可提高胰腺内肿瘤发现率。要注意的是不满足于发现一个肿瘤，需反复探查，特别是在 PTPC 或 ASVS 检查有峰值的部位。对胰腺外胃泌素瘤有的学者主张切开十二指肠，将黏膜外翻后仔细检查，也有主张常规地应用内镜透照胃及十二指肠壁以仔细寻找肿瘤。

位于胰头钩部或胰体部的 2cm 直径左右的胃泌素瘤，往往有完整的包膜，可将肿瘤完整摘除。位于十二指肠、胃或空肠黏膜下的单个肿瘤，也宜施行摘除术，但应将肿瘤周围的全层肠壁、胃壁切除。如肿瘤位于胰体尾部，小的可摘除，较大的可行胰尾切除，位于胰体部大于 2cm 直径的肿瘤，摘除术易于伤及大的胰管，以胰体尾切除为好。位于胰头的较大、深在而无包膜的胃泌素瘤，往往是恶性的多，如未发现有明确的远处转移，或转移灶可以较彻底地切除，应考虑行 Whipple 手术。

对已有广泛转移的恶性胃泌素瘤进行姑息手术治疗。原则上应尽可能地切除病灶，包括原发肿瘤和转移瘤，肝转移者若条件允许，可作肝不规则切除或肝叶切除。切除大部分肿瘤对提高以后的化疗效果有利。

全胃切除以往被认为是有效的方法而得到广泛应用，在已有强有力的制酸药物的今天，全胃切除的适应证已明显减少，只有在无法找到肿瘤或已广泛转移手术无法切除的恶性胃泌素瘤，并对质子泵抑制剂治疗反应不佳的患者才适合选用。

选择性迷走神经切断术可使胃酸分量减少，并使患者制酸药物的用量降低，适用于在肿瘤不能定位、无法切除而患者术前需要大剂量的制酸药物时，为了减少用药量而选用的一种辅助性手术。

2. 内科治疗　胃泌素瘤的临床症状和并发症皆由于高胃酸分泌引起，药物治疗的目的是抑制胃酸分泌，从而控制和改善临床症状。H_2 受体拮抗剂治疗胃泌素瘤有很好的临床效果，使溃疡迅速愈合，但需长期服药，而其剂量往往因人而异。质子泵抑制剂作用于壁细胞泌酸过程中的最终环节所必需的 $H^+ - K^+ - ATP$ 酶，是最强效和长效的抗酸药物，多数学者认为其是治疗胃泌素瘤患者的首选药物。生长抑素衍生物能降低患者的胃酸和使血清促胃液素水平下降，增添了治疗胃泌素瘤的手段。

3. 伴 MEN I 型胃泌素瘤的治疗　多数 MEN I 型胃泌素瘤患者伴有甲状旁腺功能亢进症，应先行甲状旁腺切除。术后血钙正常者多数的 BAO、MAO 和血清促胃液素均下降，H_2 受体拮抗剂用量可减少。如果仅切除胃泌素瘤而不纠正甲状旁腺功能亢进，胃酸分泌不见减少。

4. 恶性胃泌素瘤的化疗　对已失去了手术切除机会的晚期恶性胰岛素瘤患者除了应用抗酸类药物抑制高酸分泌所引起的各种症状，改善患者的生活质量外，还可应用化疗药物，常用的药物是链佐星、多柔比星和氟尿嘧啶联用。但对化疗的治疗效果各家报道差异较大。

（杨祖云）

第五节　胆汁反流性胃炎

胆汁反流性胃炎也称碱性反流性胃炎，按十二指肠反流的程度分为十二指肠胃反流和十二指肠胃食管反流。因病理性十二指肠反流与胃炎、食管炎、胃溃疡、胃癌和食管癌等疾病的发生密切相关，现对该病的发生已给予莫大的重视。

一、病因

正常人存有十二指肠短程性活动和逆蠕动，如在空腹和餐后偶有十二指肠胃反流，反流量小，胃排空正常，不会引起反流性胃炎，对人体无损害。如发作频繁、反流量大、持续时间长，则可发生病理性损害。本病最常发生在 Billroth Ⅱ 式胃次全切除术后，少数也见于 Billroth Ⅰ 式胃次全切除术、胆囊切除术和 Oddi 括约肌成形术后。胃次全切除使患者丧失了具抗反流作用的幽门，极易发生十二指肠反流。胆囊功能障碍或胆囊切除术后，胆囊贮存浓缩胆汁以及间断排出胆汁的功能丧失，胆汁则不断排入十二指肠，空腹时胆汁反流增加而致病。许多功能性消化不良患者幽门和下食管括约肌功能性异常，频繁发生自发性松弛而致十二指肠内容物反流。

在无胃或胆管手术史者中，内源性或外源性胃肠刺激引起幽门括约肌功能失调，也可造成反流性胃炎，但少见。

二、发病机制

单纯胆汁接触胃黏膜一般不引起直接损害，但可通过其刺激胃酸分泌，胆盐与胃酸结合可增强酸性水解酶的活力而破坏溶酶体膜、溶解脂蛋白，最终破坏胃黏膜屏障，H^+ 逆向弥散增加，进入黏膜和黏膜下层后刺激肥大细胞而释放组胺，后者又刺激胃酸和胃蛋白酶分泌，最终导致胃黏膜炎症、糜烂和出血。胆汁混有胰液时其毒性作用要比单纯胆汁者为大，因胆汁中的卵磷脂与胰液中的磷脂酶 A2 起作用而转化成溶血卵磷脂，其中胆盐还能活化磷脂酶 A2 而使溶血卵磷脂生成增多，足量的溶血卵磷脂能损害胃黏膜，促使 H^+ 逆向弥散入黏膜。

促胃液素可刺激胃黏膜细胞增殖以增强其屏障作用，防止 H^+ 逆向弥散。胃次全切除术去除了胃窦，使促胃液素减少约 50%～75%，这也就是胃切除术后反流性胃炎常见发病的原因之一。胃切除术后胆汁反流入胃是一常见现象，但不是每一患者都发生症状，其发病原因与下列因素有关：①胃内细菌作用：正常人的胃液通常是无菌的，在胃切除术后反流液在胃内滞留时间长，胃内大量壁细胞丧失，造成低酸或无酸环境，有利于残胃中需氧菌和厌氧菌的滋生，细菌分解胆盐成次级胆盐，后者可损伤胃黏膜。在有症状的患者中，胃液内都有革兰阴性杆菌或假单胞菌，抗生素可减轻其症状；相反，在无症状的患者中，胃液内多无细菌生长，这就是一明证；②胃排空障碍：已如前述，在正常人和溃疡患者十二指肠反流是常见的，不过迅速被胃排空，如存有胃排空障碍，十二指肠反流可引起症状；③胆酸成分改变：凡胆酸成分正常者不发生症状，而去氧胆酸明显增高者常有症状；④胃液中钠浓度：凡胃液中钠浓度超过 15mmol/L 者易发生胃炎，而低于 15mmol/L 者常无胃炎症状。

三、症状

大多数患者主诉中上腹持续性烧灼痛，餐后疼痛加重，服碱性药物不能缓解。少数患者可表现为胸骨后烧灼痛，与反流性食管炎有关。胆汁性呕吐是其特征性表现。由于胃排空障碍，呕吐多在夜间半夜时发生，呕吐物中可伴有食物，偶有少量血丝。因顾虑进食而加重症状，患者常减少食量，可发生贫血、消瘦和营养不良等表现。

四、并发症

从病理机制上看，十二指肠反流引起胃炎、食管炎、溃疡病的原因是明确的，但更具临床意义的是下列情况：①残胃癌：是胃部手术后的严重并发症，大量研究表明胆汁反流是活动性胃炎的原因之一，并与胃萎缩和肠化生呈正相关，并已查明胆汁是上述病灶癌变的促发因素；②Barrett 食管：是一种癌前病变，是胃食管反流性疾病的严重阶段，Barrett 食管柱状上皮的癌变与十二指肠反流关系密切。

五、诊断

反流性胃炎的症状无特异性，需进行一些辅助检查。

1. 胃镜检查　是首要的检查，可直接观察胃炎和反流变化，后者应在患者无呕吐动作时观察，可见胃黏膜充血、水肿或呈糜烂，组织学变化为胃小凹上皮增生、胃腺丧失等萎缩性胃炎等表现，要注意反流性胃炎和其他胃炎的表现无特殊区别，且反流量大小与症状也无明显相关关系，但胃镜检查是排除其他病变必不可少的检查。

2. 同位素扫描　静脉内注入 ^{99m}Tc – HIDA，然后对胃区进行 γ 闪烁扫描，观察被检者禁食时和生理状态下的十二指肠胃反流，可以避免因插管、胃镜带来刺激而致不准确的检查结果。

3. 注碱试验　通过胃管注入 0.1% 氢氧化钠灌入胃内，如引起上腹烧灼痛者为阳性，并取生理盐水、0.1% 盐酸和患者自己的胃液灌入胃内作对照，诊断准确率可达 90% 。

4. Bilitec 2000 监测仪　其原理同分光光度计，能作 24h 连续监测，直接反映胃内胆汁浓度。

六、治疗

1. 药物治疗　常用药物有考来酰胺、铝碳酸镁、甲氧氯普胺、多潘力酮、西沙必利、抗酸制剂和甘珀酸等。考来酰胺为一碱性阴离子交换树脂，可与胃中胆盐结合，并加速其排空，开始时于每餐后 1h 服 4g，并于临睡前加服 1 次，1~2 周后减量，服用 3 个月仍无效，列为治疗失败。

2. 手术治疗　凡胃镜检查胃内有胆汁和碱性分泌物，具有弥漫性胃炎的组织学证据，症状持续而影响生活质量，内科治疗又无效时，可考虑手术治疗，手术方法很多，应根据具体情况选用。

（1）改为 Billroth Ⅰ 术式：如原为 Billroth Ⅱ 式胃次全切除者，可改为 Billroth Ⅰ 式，约半数患者的症状可获改善。

（2）Roux – en – Y 型手术：原为 Billroth Ⅱ 式手术者，如图 8 – 1 所示，将吻合口处输入襻切断，近侧切端吻合至输出襻。但有并发胃排空延迟而形成胃滞留综合征的缺点。

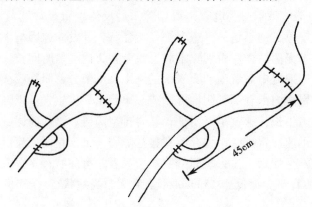

图 8 – 1　Roux – en – Y 型胃空肠吻合

（3）空肠间置术：原为 Billroth Ⅰ 式胃次全切除者，在胃十二指肠吻合口中间置入一段长约 20cm 的空肠，有效率为 75% 。

（4）Tanner 手术：适用于原为 Billroth Ⅱ 式胃次全切除者，如图 8 – 2 所示，切断空肠输入襻，远切端与空肠输出襻吻合成环状襻，近切端吻合至原胃空肠吻合口 50cm 的空肠上。为了防止吻合口溃疡的发生，可加做迷走神经切断术。

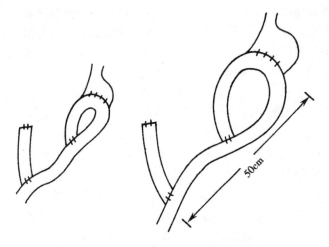

图 8 - 2　Tanner 手术

（5）胆总管空肠 Roux - en - Y 吻合术：治疗原发性胆汁反流性胃炎效果较好。一组 31 例原发性胆汁反流性胃炎的患者治疗采用胆总管空肠 Roux - en - Y 吻合术，不附加胃切除或迷走神经切断术。术后 27 例患者（87%）症状完全缓解，其中 19 例（63%）术前证实胃排空异常的患者中有 12 例术后实验指标改善。

（杨祖云）

第六节　应激性溃疡

机体在各种严重创伤、危重疾病等严重应激状态下可继发急性消化道黏膜糜烂、溃疡，乃至大出血、穿孔等病变，因其表现不同于常见的消化性溃疡，故命名为应激性溃疡。应激性溃疡又被称为急性胃黏膜病变、急性糜烂性胃炎等。由不同应激因素引起的又有不同的命名，如继发于严重烧伤者称之为 Curling 溃疡，由中枢神经系统病损引起者称之为 Cushing 溃疡。

一、病因与发病机制

引发应激性溃疡的病因多而复杂，各种创伤、精神创伤、严重感染机体都会出现应激反应，但是否出现应激性溃疡与病因（应激源）的强度及伤病者对应激的反应强弱有关。常见应激性溃疡的病因有：①严重颅脑外伤；②重度大面积烧伤；③严重创伤及各种大手术后；④全身严重感染；⑤多脏器功能障碍综合征或多脏器功能衰竭；⑥休克或心肺复苏术后；⑦心脑血管意外；⑧严重心理应激，如精神创伤、过度紧张等。应激性溃疡的发生是上述应激源使机体神经内分泌功能失调、对胃黏膜的损伤作用相对增强和胃黏膜自身保护功能削弱等因素综合作用的结果。

1. 神经内分泌功能失调　已有的研究证实在严重应激状态下中枢神经系统及其分泌的各种神经肽主要通过自主神经系统及下丘脑 - 垂体 - 肾上腺轴作用于胃肠靶器官，引起胃肠黏膜的一系列病理改变，导致发生应激性溃疡。其中下丘脑是应激时神经内分泌的整合中枢，下丘脑分泌的促甲状腺素释放激素（TRH）参与应激性溃疡的发生，其机制可能是通过副交感神经介导促进胃酸与胃蛋白酶原分泌，以及增强胃平滑肌收缩造成黏膜缺血。此外，中枢神经系统内的 5 - 羟色胺也参与调节应激反应，其作用的强度与甲状腺激素水平和血浆皮质激素水平有关。应激状态下，交感神经 - 肾上腺髓质系统强烈兴奋，儿茶酚胺释放增多，糖皮质激素分泌增加，两者共同持续作用下胃黏膜发生微循环障碍，最终导致应激性溃疡的形成。

2. 胃黏膜损伤作用相对增强　应激状态使胃黏膜局部许多炎性介质含量明显增加，其中脂氧化物含量随应激时间的延长而升高，具保护作用的巯基化合物含量反见降低，氧自由基随之产生增加，这些炎性介质和自由基均可加重黏膜的损害。

应激状态使胃十二指肠蠕动出现障碍，平滑肌可发生痉挛，加重黏膜缺血。十二指肠胃反流更使胆汁中的卵磷脂在胃腔内积聚使黏膜屏障受到破坏。在多数应激状态下，胃酸分泌受抑，但由于黏膜屏障功能削弱和局部损害作用增强，实际反流入黏膜内的 H^+ 总量增加，使黏膜内 pH 明显降低，其降低程度与胃黏膜损害程度呈正相关。H^+ 不断逆行扩散至细胞内，黏膜细胞呈现酸中毒，细胞内溶酶体裂解，释出溶酶，细胞自溶、破坏而死亡，加上能量不足，DNA 合成受损，细胞无法增殖修复，形成溃疡。

3. 胃黏膜防御功能削弱　正常的胃黏膜防御功能由两方面组成：①胃黏液 - 碳酸氢盐屏障：主要由胃黏膜细胞分泌附于胃黏膜表面的一层含大量 HCO_3^- 不溶性黏液凝胶构成，它可减缓 H^+ 和胃蛋白酶的逆向弥散，其中的 HCO_3^- 可与反渗的 H^+ 发生中和，以维持胃壁 - 腔间恒定的 pH 梯度；②胃黏膜屏障：胃黏膜上皮细胞的腔面细胞膜由磷脂双分子层结构及上皮细胞间的紧密连接构成，可防止胃腔内的胃酸、胃蛋白酶对胃黏膜的损伤作用。胃黏膜上皮迁移、增殖修复功能更是胃黏膜的重要保护机制。

应激状态下黏膜屏障障碍表现为黏液分泌量降低，黏液氨基己糖及保护性巯基物质减少，对胃腔内各种氧化物等有害物质的缓冲能力由此降低，黏膜电位差下降，胃腔内反流增加，黏膜内微环境改变，促进黏膜上皮的破坏。应激时肥大细胞释出的肝素和组胺可抑制上皮细胞的 DNA 聚合酶并降低其有丝分裂活性，使得上皮细胞增殖受抑。

在低血压、低灌流情况下，胃缺血、微循环障碍是应激性溃疡的主要诱因。缺血可影响胃黏膜的能量代谢，削弱其屏障功能。血流量不足也可导致 H^+ 在细胞内积聚，加重黏膜内酸中毒造成细胞死亡。

二、病理

根据诱发病因的不同，应激性溃疡可分为三类：①Curling 溃疡：见于大面积深度烧伤后，多发生在烧伤后数日内，溃疡多位于胃底，多发而表浅；少数可发生在烧伤康复期，溃疡多位于十二指肠；②Cushing 溃疡：常因颅脑外伤、脑血管意外时颅内压增高直接刺激中枢迷走神经核而致胃酸分泌亢进所致。溃疡常呈弥漫性，位于胃上部和食管，一般较深或呈穿透性，可造成穿孔；③常见性应激性溃疡：多见于严重创伤、大手术、感染和休克后，也可发生在器官衰竭、心脏病、肝硬化和恶性肿瘤等危重患者。溃疡可散在于胃底、胃体含壁细胞泌酸部位。革兰阴性菌脓毒血症引起的常为胃黏膜广泛糜烂、出血和食管、胃、十二指肠或空肠溃疡。

病理肉眼所见胃黏膜均呈苍白，有散在红色瘀点，严重的有糜烂、溃疡形成。镜检可见多处上皮细胞破坏或整片脱落，溃疡深度可至黏膜下、固有肌层及浆膜层，一般在应激情况发生 4~48h 后整个胃黏膜有直径 1~2mm 的糜烂，伴局限性出血和凝固性坏死。如病情继续恶化，糜烂灶相互融合扩大，全层黏膜脱落形成溃疡，深浅不一，如侵及血管，破裂后即引起大出血，深达全层可造成穿孔。

三、诊断要点

应激性溃疡多发生于严重原发病、应激产生后的 3~5d 内，一般不超过 2 周，不同于消化性溃疡，其往往无特征性前驱症状，抑或症状被严重的原发病所掩盖。主要的临床表现为呕血或黑便，有时可有上消化道大出血，出现失血性休克，预后凶险。在危重患者发现胃液或粪便隐血试验呈阳性、不明原因短时间内血红蛋白的浓度降低 20g/L 以上，应考虑有应激性溃疡出血可能。纤维胃镜检查可明确诊断并了解应激性溃疡发生的部位以及严重程度。如应激性溃疡发生上消化道穿孔，视穿孔程度可有局限性或弥漫性腹膜炎的症状和体征。Cushing 溃疡是由中枢神经病变引起的以消化道出血为主要临床表现的应激性溃疡，与一般应激性溃疡相比有以下特点：溃疡好发于食管和胃，呈多发性，形态不规则，直径 0.5~1.0cm，部分溃疡较深易引起穿孔。Curling 溃疡为发生于严重大面积烧伤后的应激性溃疡，溃疡多在胃、十二指肠，常为单个较深的溃疡，易发生出血，如发生大出血，死亡率高。

四、防治措施

1. 预防　应激性溃疡重在预防发生。高危患者应作重点预防。发生应激性溃疡的高危人群为：

①高龄（年龄大于65岁）；②严重创伤（颅脑外伤、大面积烧伤、各种大手术等）；③各类休克或持续低血压；④严重全身感染；⑤多脏器功能衰竭、机械通气大于3d；⑥重度黄疸；⑦凝血功能障碍；⑧脏器移植术后；⑨长期用免疫抑制剂与胃肠外营养；⑩一年内有溃疡病史。应激性溃疡不仅是胃肠功能障碍的一种表现，同时也提示存在全身微循环灌注不良和氧供不足现象。预防措施应从全身和局部两方面同时着手：

（1）全身性措施：积极去除应激因素，治疗原发病，纠正供氧不足，改善血流灌注，维持水、电解质和酸碱平衡。鼓励进食，早期进食可促进胃黏液分泌，中和胃酸，促进胃肠道黏膜上皮增殖和修复，防止细菌易位。不能口服进食者可予管饲。注意营养支持的实施与监测。

（2）局部措施：对胃肠功能障碍伴胃潴留者应予鼻胃管减压。抑酸剂或抗酸剂的应用有一定的预防应激性溃疡发生的作用。推荐应用胃黏膜保护剂硫糖铝。硫糖铝有促进胃黏膜前列腺素释放、增加胃黏膜血流量和刺激黏液分泌的作用，同时能与胃蛋白酶络合，抑制该酶分解蛋白质，与胃黏膜的蛋白质络合形成保护膜，阻止胃酸、胃蛋白酶和胆汁的渗透和侵蚀，同时不影响胃液的pH，不致有细菌过度繁殖和易位导致医院获得性肺炎发生率增加的危险。可给硫糖铝6g，分次口服或自胃管内灌入，用药时间不少于2周。此外，使用L-谷氨酰胺/奥黄酸钠颗粒亦有一定预防作用。

2. 治疗

（1）胃管引流和冲洗：放置鼻胃管，抽吸胃液，清除胃内潴留的胃液和胆汁，改善胃壁血液循环，减轻胃酸对黏膜溃疡的侵蚀作用。可用冷生理盐水作胃腔冲洗，清除积血和胃液后灌入6～12g硫糖铝，可根据情况多次使用。反复长时间应用去甲肾上腺素加冰盐水灌注是有害的，因可加重黏膜缺血使溃疡不能愈合。口服或胃管中灌注凝血酶、巴曲酶有局部止血作用。

（2）药物治疗：使用H_2受体阻滞剂或质子泵抑制剂可迅速提高胃内pH，以促进血小板聚集和防止凝血块溶解，达到使溃疡止血的目的。可予法莫替丁40mg，每日2次；或奥美拉唑40mg，每8h一次静脉注射。出血停止后应继续使用直至溃疡愈合，病程一般为4～6周。因奥美拉唑有损害中性粒细胞趋化性及吞噬细胞活性使其杀菌功能降低，故危重患者使用奥美拉唑有加重感染可能，应引起重视。生长抑素可抑制胃酸分泌，减少门静脉和胃肠血流量，如有应激性溃疡大出血可选用八肽生长抑素0.1mg，每8h皮下注射一次，或14肽生长抑素6mg，24h持续静脉注射。

（3）手术治疗：药物止血无效时，可经胃镜局部喷洒凝血酶、高价铁溶液等止血，或选择电凝、激光凝固止血。如出血量大无法控制，或反复多次大量出血应考虑手术治疗。手术术式以切除所有出血病灶为原则。全胃切除止血效果好，但死亡率高。一般选用迷走神经切断加部分胃切除术或胃大部切除术。如患者不能耐受较大手术时，可对明显出血的部位行简单的缝扎术，或选择保留胃短血管的胃周血管断流术。

（杨祖云）

第九章

小肠外科疾病

第一节 克罗恩病

一、概述

克罗恩病病变可以侵及从食管至肛门整个消化道，但以末端回肠、结肠及肛门较为常见。1932年，Crohn首先报道本病为回肠末端的炎症性病变，称为"局限性回肠炎"，以后该病称为克罗恩病（crohn disease，CD）。克罗恩病在欧美国家报道较多，其发病率约为溃疡性结肠炎的一半，在女性中发生率较高。与溃疡性结肠炎一样，克罗恩病的发病机制不明，可能与心理因素、感染因素、免疫因素等有关。

二、病因

1. 感染因素　克罗恩病患者的特征性非干酪化肉芽肿导致细菌学研究以寻找致病的感染因素，但迄今未能肯定引起CD的致病因素。各种病毒和细菌病原体曾被认为可传播克罗恩病，仅两种分枝杆菌接近符合要求，副结核分枝杆菌可引起反刍动物肉芽肿性回肠炎，用DNA探针方法在少数CD患者小肠组织中发现鸟分枝杆菌，移植至其他动物可发生回肠炎，但抗结核治疗无效。由于研究技术的限制，尚不能作肯定的结论。麻疹病毒在克罗恩病的发病中可能起作用，瑞典的流行病学研究发现，在30岁前发生克罗恩病的患者与那些出生后至3个月内感染过麻疹的人群之间有相关性。

2. 免疫机制　克罗恩病显示有免疫障碍，但仍未清楚它在疾病的发病机制中起什么作用，是原因还是结果，或偶发症状。研究发现克罗恩病患者的体液免疫和细胞免疫均有异常。半数以上患者血中可检测到抗结肠抗体和循环免疫复合体（CIC），补体C2、C4亦见升高。利用免疫酶标法在病变组织中能发现抗原抗体复合物和补体C3。克罗恩病患者出现的关节痛，也与CIC沉积于局部而引起的损害有关。组织培养时，患者的淋巴细胞具有毒性，能杀伤正常结肠上皮细胞；切除病变肠段后这种细胞毒作用将随之消失。克罗恩病肠壁固有层有丰富的$CD25^+$细胞，其中58%~88%为$CD3^+$、$CD4^+$和$CD8^+$，提示这些细胞为T细胞。患者末梢血中T细胞经微生物抗原刺激后可产生增殖反应而引起慢性炎症。这种反应最初由IL-1诱导，但在病情活动期则难以测到，并发现血清对比IL-1α和比IL-1β的诱导活化作用受到明显抑制。

将克罗恩病肠固有层淋巴细胞进行培养，发现有自发性诱导干扰素γ（IFN-γ）的释放，这种局部释放的IFN-γ有助于肠道局部发生免疫反应，包括增加上皮细胞组织相容性抗原Ⅱ的表达。电镜下发现克罗恩病回肠上皮含有吞噬溶酶体和薄层脂质，这些物质可成为抗原的刺激物，对免疫反应可能有辅助作用。患者的巨噬细胞也有协同T细胞和抗体介导的细胞毒作用，攻击靶细胞而损害组织，白细胞移动抑制试验亦呈异常反应，说明有细胞介导的迟发超敏现象；结核菌素试验反应低下；二硝基氯苯试验常为阴性，均支持细胞免疫功能低下。有人认为克罗恩病亦属自身免疫性疾病。P物质和VIP是神经性炎症的强效介质，同时也是免疫功能调节物，当肠道含有大量此激素时就具有高度免疫反应性，可能在克罗恩病病理生理中起作用。

3. 遗传因素　近年来十分重视遗传因素在克罗恩病发病中的作用。根据单卵性和双卵性双胎的调查，双生子共患克罗恩病者较共患溃疡性结肠炎者为多。犹太人较黑人患病高，具有阳性家族史者达10%以上。当然，家庭成员中同患本病时尚不能排除相同环境、饮食和生活方式对发病的影响。近有人认为本病患者染色体有不稳定现象。德国的一项研究表明，当同时患强直性脊柱炎和溃疡性结肠炎时HLA－B27、HLA－B44显著增加，进一步研究证实HLA－B44与克罗恩病有关。总之，医学遗传学的研究有待深入进行。

4. 吸烟与克罗恩病　吸烟者较非吸烟者易患克罗恩病。Timmer等多因素分析发现，克罗恩病的复发与是否吸烟有关，提示烟草中可能含有某种物质能诱发克罗恩病，机制尚不清楚。

三、病理特征

1. 病变部位　为一种非特异性炎症，最常累及回肠末段，并常蔓延波及盲肠，有时累及结肠和直肠，孤立性局限性结肠炎较少见，据统计只占3%。

2. 大体和组织特点　克罗恩病常呈节段性分布，病变肠段全层发生水肿，淋巴管扩张，淋巴细胞、单核细胞和中性粒细胞浸润及纤维组织增生，累及结肠的病例80%以上出现裂缝状溃疡。由类上皮细胞、多核巨细胞形成的肉芽肿可分布在肠壁各层，但多见于黏膜下层，往往需多处取材切片才易查见。近年来，有利用肛门活检以诊断克罗恩病，特别是在瘘管及肛裂的附近，以期发现肉芽肿性改变，这可提供小肠及大肠克罗恩病的初步诊断依据。在结肠克罗恩病时，75%的病例有肛门病变，甚至有时出现在肠道症状之前。病变累及直肠时，可形成由直肠隐窝到直肠周围脂肪组织的瘘管，亦可形成肛周脓肿和瘘管。直肠出血在结肠的局限性肠炎时，比回肠或回、结肠的局限性肠炎多见。少数结肠克罗恩病可并发结肠癌。

四、临床表现

本病临床表现比较复杂多样，与肠内病变部位、范围、严重程度、病程长短以及有无并发症有关。多数人在青年期发病，起病缓慢隐袭。早期常无症状，易被忽视。从发现症状到确诊平均1～3年，病程数月至数年以上。活动期和缓解期持续时间长短不一，常相互交替出现，反复发作中呈渐进性进展。少数患者急性起病，伴有高热、毒血症状和急腹症等表现，整个病程短促，腹部症状明显，多有严重并发症。偶有以肛周脓肿、瘘管形成或关节痛等肠外表现为首发症状者，腹部症状反而不明显。本病主要有下列表现：

1. 腹泻　70%～90%的患者有腹泻，小肠广泛病变可致水样便或脂肪便。一般无脓血或黏液，如无直肠受累多无里急后重感。肠内炎症、肠道功能紊乱和肠道吸收不良是腹泻的主要原因，少数由于瘘管形成造成的肠道短路。

2. 腹痛　50%～90%的患者有程度不同的腹痛。腹痛可在排便或排气后缓解。因胃肠反射可引发餐后腹痛，为避免腹痛，有的患者不愿进食。

3. 发热　活动性肠道炎症及组织破坏后毒素的吸收等均能引起发热。一般为中度热或低热，常间歇出现。急性重症病例或伴有化脓性病灶时，多可出现高热、寒战等毒血症状。

4. 营养缺乏　广泛病变所致肠道吸收面积减少、频繁腹泻、摄食减少等可导致不同程度的营养障碍，表现为贫血、消瘦、低蛋白血症、维生素缺乏及电解质紊乱等。钙质缺乏可出现骨质疏松，躯干四肢疼痛。青少年发病者因营养不良而出现发育迟缓，成熟期后移。妊娠期发病对母婴均产生不良影响，易发生死胎、流产、早产、胎儿畸形等。

5. 腹块　约1/3病例出现硬块，大小不一，与病变部位有关，以右下腹和脐周多见。

6. 肛周表现　部分克罗恩病患者可以并发肛周表现，特别是对于有结肠病变的克罗恩病患者，50%患者可并发肛周病变。肛周病变包括肛周皮肤病变如糜烂、浸软、溃疡、肛门狭窄、肛门脓肿及肛瘘，严重者可以发生直肠阴道瘘。

克罗恩病肛门部的脓肿和肛瘘病情复杂，容易复发，处理比较困难，特别是当肛门部脓肿和肛瘘作为克罗恩病的首发症状时，诊断常较为困难。

五、辅助检查

1. 影像学检查　X 线钡剂检查呈现增生性和破坏性病变的混合。主要表现为肠壁增厚和肠腔狭窄（"细线征"），初起时纵形溃疡较浅，以后变为深的和潜行的溃疡，深的横形裂口呈鹅卵石形成。

2. 内镜检查　有助于发现微小和各期病变，如黏膜充血、水肿、溃疡、肠腔狭窄、肠袋改变、假息肉形成以及卵石状黏膜像。有时肠黏膜外观正常，但黏膜活检或可发现黏膜下微小肉芽肿。经口做小肠黏膜活检对确诊十二指肠和高位空肠克罗恩病有重要意义，内镜检查时必须做黏膜活检，有助于明确诊断。内镜检查对了解瘘管、肠管狭窄的性状和长度，较 X 线检查逊色。

3. 病理检查　病理检查对克罗恩病的确诊有重要意义，可见裂隙状溃疡、可以穿透整个肠壁，结节病样肉芽肿、固有膜底部和黏膜下层淋巴细胞聚集，而隐窝结构正常，杯状细胞不减少，固有膜中量炎症细胞浸润及黏膜下层增宽。

六、诊断

国内克罗恩病的诊断标准（2002，中华医学会消化学会）：

1. 临床标准　具备（1）为临床可疑；若同时具备（1）和（2）或（3），临床可诊断为本病。

（1）临床表现：反复发作的右下腹或脐周疼痛，可伴有呕吐、腹泻或便秘；阿弗他样口炎偶见；有时腹部可出现相应部位的肿块。可伴有肠梗阻、瘘管、腹腔或肛周脓肿等并发症。可伴有或不伴有系统性症状，如发热、多关节炎、虹膜睫状体炎、皮肤病变、硬化性胆管炎、淀粉样变、营养不良、发育阻滞等。

（2）X 线钡剂造影：有胃肠道的炎性病变，如裂隙状溃疡、卵石征、假息肉、单发或多发性狭窄、瘘管形成等，病变呈节段性分布。CT 可见肠壁增厚，盆腔或腹腔脓肿。

（3）内镜检查：可见跳跃式分布的纵行或匐行性溃疡，周围黏膜正常或增生呈鹅卵石样，或病变活检有非干酪坏死性肉芽肿或大量淋巴细胞聚集。

2. 世界卫生组织（WHO）推荐诊断要点　世界卫生组织（WHO）结合克罗恩病的临床、X 线、内镜和病理表现，推荐了 6 个诊断要点（表 9－1）。

表 9－1　WHO 推荐的克罗恩病诊断要点

项目	临床表现	X 线	内镜	活检	切除标本
非连续性或节段性病变		+	+		+
铺路石样表现或纵行溃疡		+	+		+
全壁性炎症病变	+（腹块）	+（狭窄）	+（狭窄）		+
非干酪性肉芽肿				+	+
裂沟、瘘管	+	+			+
肛门部病变	+			+	+

3. 克罗恩病疾病的活动度　CD 活动指数（CDAI）可正确估计病情及评价疗效。临床上采用较为简便实用的 Harvey 和 Brad－show 标准（表 9－2）。

表 9－2　克罗恩病活动指数计算法

一般情况	0：良好；1：稍差；2：差；3：不良；4：极差
腹痛	0：无；1：轻；2：中；3：重
腹泻	稀便每日 1 次计 1 分
腹块（医师认定）	0：无；1：可疑；2：确定；3：伴触痛
并发症（关节痛、虹膜炎、结节性红斑、坏疽性脓皮病、阿弗他溃疡、裂沟、新瘘管及脓肿等）	每个 1 分

注：<4 分为缓解期；5～8 分为中度活动期；>9 分为重度活动期。

七、鉴别诊断

除与上述溃疡性结肠炎的所有疾病鉴别外，尚须与肠结核、肠道淋巴瘤、憩室炎及贝赫切特综合征（白塞病，Behcet）等疾病鉴别。

1. 小肠恶性淋巴瘤　本病常以腹痛、腹泻、发热与腹部肿块为主要临床表现。最初的症状常为腹痛，多位于上腹部或脐周。体重下降，疲劳感更为明显，更易发生肠梗阻。症状多为持续性，恶化较快。腹部肿块硬，边界清楚，一般无压痛。浅表淋巴结和肺门淋巴结肿大。多数病例肝、脾明显增大。X 线检查或 CT 检查可发现肠腔肿物。小肠活检有助于诊断。

2. 肠结核　与本病不易鉴别，X 线表现也很相似。在其他部位如肺部或生殖系统有结核病灶者，多为肠结核。结肠镜检查及活检有助鉴别，如仍不能鉴别，可试用抗结核治疗。如疗效不明显，常需开腹探查，经病理检查才能诊断。病理检查中，结核病可发现干酪性肉芽肿，而克罗恩病则为非干酪性肉芽肿。

3. 肠型贝赫切特综合征　本病主要累及结肠时可有腹痛、腹泻以及脓血便，全身表现有发热、乏力、关节痛，肠镜检查可见肠黏膜溃疡或隆起性病变，易与炎症性肠病混淆。但本病通常有阿弗他口炎、外生殖器疱疹与溃疡、眼部病变及皮肤损害等。

八、治疗

1. 治疗原则　目的是控制急性发作，维持缓解。治疗原则可参照溃疡性结肠炎，但通常药物疗效稍差，疗程更长。由于克罗恩病的严重度和活动性的确定不如溃疡性结肠炎明确，病变部位和范围差异亦较大，因此，在决定治疗方案时应根据疾病严重程度（轻、中、重）、病期（活动期、缓解期）及病变范围不同，掌握分级、分期、分段治疗的原则。

克罗恩病的基本治疗是内科性的，外科手术主要用于致命性并发症，并应尽量推迟手术时间、缩小手术范围，术后亦需维持治疗。

2. 内科治疗

（1）5 – ASA 缓释制剂：用于轻度患者。美沙拉嗪缓释剂，2 ~ 4.8g/d，治疗反应在服药 4 周时较明显，维持治疗可用 3g/d 长期用药。SASP 在维持治疗中无效。

（2）抗生素：5 – ASA 制剂无效或不能耐受时，可试用抗生素治疗。

环丙沙星：500mg，每天 2 次；有效者用药 6 周后，减量至 500mg，每天 1 次，维持 6 周。

克拉霉素：500mg，每天 2 次，有效者维持该剂量至 6 个月。

其他：多种广谱抗生素均有效，如第三代头孢菌素。几种抗生素交替使用可能更佳。

（3）糖皮质激素：用于重度或 5 – ASA 和抗生素无效的轻度病例。泼尼松 40 ~ 60mg/d，有效后逐渐减量至停用。

（4）肠内营养：肠内营养可使 60% ~ 80% 的克罗恩病急性症状得到缓解，其治疗效果与糖皮质激素相近，二者具有协同作用。一般主张用糖皮质激素和营养支持缓解临床症状，而用肠内营养进行维持治疗。青少年克罗恩病患者由于生长发育的需要，治疗时应首选肠内营养。可根据患者的情况选择给予途径。

（5）其他：上述治疗后仍腹泻者，可用止泻药，首选洛哌丁胺。慢性水样泻患者，也可以试用考来烯胺（消胆胺），开始剂量 4g/d，根据需要可增加剂量至 12g/d，分 3 次服。

3. 外科治疗　克罗恩病手术的目的仅仅是解除症状。外科治疗是处理病变导致的各种并发症，而不能改变其基本病变进程。患者往往需要进行多次手术，因此保留肠管十分重要。

（1）手术指征

1）急诊手术指征：急性肠梗阻者；并发中毒性巨结肠，保守治疗无效者；腹腔脓肿；急性肠穿孔、肠内外瘘、严重肠出血，保守治疗无效者；顽固性感染。

2）择期手术指征：内科治疗效果不佳，仍有肠梗阻而持续腹痛者，或一般情况未见改善者；儿童期发病，影响发育者；狭窄；有明显全身并发症（如关节炎、肝脏损害、脓皮病、虹膜睫状体炎）经内科治疗无效者；有癌变者。

（2）手术方式：包括肠切除术，狭窄成形术和病变旷置术。对于绝大多数患者，肠切除仍是解除症状的首选办法。如病变广泛，大量肠切除可能造成短肠综合征者，则应采取狭窄成形术，由于狭窄成形时病变肠管没有切除，因此不适用于病变出血或并发感染的患者。对于十二指肠克罗恩病，应采用胃空肠吻合，避免切除十二指肠。此外，尚须采用适当术式处理腹腔脓肿及肛瘘。

（裴成明）

第二节　急性出血性肠炎

急性出血性肠炎是一种病因不明的肠管急性炎性病变，好发于小肠，以局限性病变较为多见，偶见全小肠受累甚至波及胃或结肠；起病急、进展快是本病的特点之一。

一、流行病学调查

急性出血性肠炎可发生在任何年龄组，最多见于儿童和青少年，男性病例为女性的 2 ~ 3 倍。国内研究显示其发病具有地域性和季节性的特点，贵州、辽宁、广东、四川等省报告病例较多，夏季和秋季为高发季节。

二、病因病理

1. 病因　急性出血性肠炎的病因至今不明确，目前认为感染和过敏发挥作用的可能性较大。急性出血性肠炎发病的地域性和季节性倾向、部分患者发病前存在肠道或呼吸道感染史、患者粪便中细菌培养阳性结果（大肠埃希菌或产气荚膜杆菌等）以及发病时出现发热和白细胞计数增高等一系列特点均提示感染可能是重要的发病因素。但多数急性出血性肠炎病例无法分离出单一致病菌，并且病理检查可以发现病变肠、壁内大量嗜酸性粒细胞浸润和小动脉纤维蛋白性坏死，提示本病有可能是变态反应的结果。

2. 病理　急性出血性肠炎主要累及小肠，以空肠下段或回肠末段较为多见，也往往最为严重；胃和结肠受累较少见。呈节段性分布的炎症、出血、坏死病变是本病的特征，病变肠段与正常肠段间分界明显；严重时炎症病变融合成片，甚至累及全部小肠病变肠段，肠壁充血、水肿、肥厚、僵硬，严重时发展至肠壁缺血，因坏死所致穿孔最常发生于肠壁系膜缘。病变肠管的黏膜层水肿明显，可见炎症细胞和嗜酸性粒细胞浸润，存在黏膜脱落形成的散在的溃疡灶；黏膜下层亦常表现为显著水肿、血管扩张充血、炎症细胞浸润；肌层除肿胀和出血外，还可见肌纤维断裂，肠壁肌层神经丛细胞有营养不良性改变；浆膜层附有纤维素样或脓性渗出物。黏膜及黏膜下层病变范围往往超过浆膜层病变范围。受累肠段的系膜通常水肿、充血，伴有多发淋巴结肿大、坏死。

三、临床表现

急性出血性肠炎缺乏特异性症状，主要临床表现包括腹痛、腹泻、发热等。根据患者的临床特点和病程演进不同，可归纳为血便型、中毒型、腹膜炎型和肠梗阻型等四种临床类型。

急性出血性肠炎起病急骤，脐周或上中腹出现急性腹痛，疼痛多呈阵发性绞痛或持续性疼痛阵发加剧，严重者蔓延至全腹，常伴有恶心、呕吐。随之出现腹泻症状，由稀薄水样便发展至血水样或果酱样便，偶有紫黑色血便或脓血便，部分病例以血便为主要症状。多数病例体温中等程度升高，至 38 ~ 39℃，可伴有寒战；重症患者、部分儿童和青少年患者体温可超过 40℃，并出现中毒症状，甚至发生中毒性休克。

腹部查体有不同程度的腹胀、腹部压痛、腹肌紧张，肠鸣音通常减弱或消失，部分病例可以触及炎性包块；肠管坏死穿孔时，可有明显的腹膜刺激征。行腹腔穿刺可抽到浑浊或血性液体。

四、诊断及鉴别诊断

1. 诊断　在多发地区和高发季节，结合年龄、病史和腹痛、腹泻、血便、发热等症状，应考虑急性出血性肠炎的诊断。腹腔穿刺检查获得血性穿刺液者提示肠坏死的可能。实验室检查常有血白细胞计数升高，大便隐血试验阳性。粪便普通培养可有大肠埃希菌、副大肠杆菌或铜绿假单胞菌生长，厌氧菌培养可有产气荚膜杆菌生长。腹部 X 线片具有一定的诊断价值，早期病例可见到小肠积气扩张、肠间隙增宽和气液平面存在，病程进展后可见到肠壁内气体，X 线片出现不规则的致密阴影团提示发生肠段坏死，出现膈下游离气体时则表明并发肠穿孔。

2. 鉴别诊断　急性出血性肠炎应与细菌性痢疾、肠套叠、急性阑尾炎、急性肠梗阻、克罗恩病、中毒性菌痢等相鉴别。

五、治疗

急性出血性肠炎的治疗以内科治疗为主，50% ~70% 的病例经非手术治疗后可以治愈。内科治疗的主要措施包括：加强全身支持，纠正水、电解质与酸碱平衡紊乱；积极预防休克的发生，对已经出现中毒性休克的患者积极行抗休克治疗；禁食并放置胃肠减压；抗感染治疗，应用广谱抗生素和甲硝唑等以抑制肠道细菌特别是厌氧菌的生长；如便血量较大导致血容量不足，在静脉补液的基础上可以采取输血治疗；应用肠外营养支持治疗等。

急性出血性肠炎由于病情严重、发展迅速、内科治疗无效而持续加重或出现严重并发症时需考虑实施手术治疗，其指征为：①经腹腔穿刺检查发现脓性或血性液，考虑发生肠坏死或肠穿孔；②怀疑发生肠穿孔或肠坏死，导致明显腹膜炎；③经非手术治疗无法控制的消化道大出血；④经非手术治疗肠梗阻不能缓解、逐渐严重；⑤腹部局部体征逐渐加重；⑥全身中毒症状经内科治疗仍继续恶化，出现休克倾向者；⑦诊断不明确，无法排除需手术处理的其他急腹症。

剖腹探查明确为急性出血性肠炎的病例，应根据病变的范围和程度选择不同的手术方式。对于病变肠段尚未发生坏死、穿孔或大量出血的病例，可应用普鲁卡因做肠系膜根部封闭以改善肠段血液供应，不做其他外科处理，术后继续内科治疗。对于业已发生坏死、穿孔或大量出血的病例，则应切除病变肠段；如病变较局限，可行肠管的切除吻合手术；病变广泛者可行肠管切除，近侧和远侧肠管外置造口，以后再行二期吻合。由于急性出血性肠炎的黏膜病变通常超过浆膜病变范围，手术切除的范围应达出现正常肠黏膜的部位才可行一期吻合。

（裴成明）

第三节　肠梗阻

一、概述

肠梗阻是一种常见而且严重的疾病，在腹部外科中有其特殊的重要性，由于它变化快，需要早期做出诊断、处理。诊治的延误可使病情发展加重，甚至出现肠坏死、腹膜炎等严重的情况。

（一）分类

肠梗阻的分类比较复杂，从不同角度着眼，可有不同的分类法。它们在临床工作中都有一定的指导作用，不仅在某种程度上能反映出病变的严重程度，并常可作为治疗原则的选择依据，因而具有重要意义。

1. 根据肠梗阻发生的基本原因，肠梗阻可以分为四大类

（1）机械性肠梗阻：由于多种原因引起肠腔狭窄、腹膜粘连、绞窄性疝、肠套叠、肠扭转等，以致肠内容物因机械的原因而不能通过者，均称为机械性肠梗阻。

机械性肠梗阻的病因又可归纳为三类。

1）肠壁内的病变：这些病变通常是先天性的，是炎症、新生物或是创伤引起。先天性肠扭转不良、梅克尔憩室炎症、克罗恩病、结核、放线菌病甚至嗜伊红细胞肉芽肿、原发性或继发性肿瘤等都可以产生梗阻。创伤后肠壁内血肿，可以产生急性梗阻，也可以因缺血产生瘢痕而狭窄、梗阻。

2）肠壁外的病变：肠粘连是常见的产生肠梗阻的肠壁外病变，在我国，疝也是产生肠梗阻的一个常见原因，其中以腹股沟疝为最多见，其他如股疝、脐疝以及一些少见的先天性疝如闭孔疝、坐骨孔疝也可产生肠梗阻。先天性环状胰腺、腹膜包裹、小肠扭转也都可产生梗阻。肠壁外的肿瘤、局部软组织肿瘤转移、腹腔炎性肿块、脓肿、肠系膜上动脉压迫综合征，均可引起肠梗阻。

3）肠腔内病变：相比之下，这一类病变较为少见，如寄生虫（蛔虫）、粗糙食物形成的粪石、发团、胆结石等在肠腔内堵塞导致肠梗阻。

（2）动力性肠梗阻：它又分为麻痹性肠梗阻与痉挛性肠梗阻两类，是由于神经抑制或毒素刺激以致肠壁肌肉运动紊乱。麻痹性肠梗阻较为常见，发生在腹腔手术后、腹部创伤或急性弥散性腹膜炎患者，由于严重的神经、体液与代谢（如低钾血症）改变所致。痉挛性较为少见，痉挛性肠梗阻是由于交感神经麻痹或副交感神经兴奋，致肠管肌肉强烈痉挛收缩而肠腔变得很细小，肠内容物也不能向下运行。可在急性肠炎、肠道功能紊乱或慢性铅中毒患者发生。

（3）血运性肠梗阻：亦可归纳入动力性肠梗阻之中，是因肠系膜血管有血栓形成或发生栓塞，致肠管的血运发生障碍，因而失去蠕动能力；肠腔本身并无狭窄或阻塞。

（4）原因不明的假性肠梗阻：假性肠梗阻与麻痹性肠梗阻不同，无明显的病因可查。它是一种慢性疾病，表现有反复发作肠梗阻的症状，有肠蠕动障碍、肠胀气，但十二指肠与结肠蠕动可能正常，患者有腹部绞痛、呕吐、腹胀、腹泻甚至脂肪泻，体检时可发现腹胀、肠鸣音减弱或正常，腹部 X 线片不显示有机械性肠梗阻时出现的肠胀气与气液面。假性肠梗阻的治疗主要是非手术方法，仅有些因并有穿孔、坏死等而需要进行手术处理，而重要的是认识这一类型肠梗阻，不误诊为其他类型肠梗阻，更不宜采取手术治疗。

不明原因的假性肠梗阻可能是一种家族性疾病，但不明了是肠平滑肌还是肠壁内神经丛有异常。近年来，有报告认为肠外营养是治疗这类患者的一种方法。

2. 其他分类

（1）根据肠壁的血供有无障碍，分为单纯性和绞窄性。无血液循环障碍者为单纯性肠梗阻，如有血液循环障碍则为绞窄性肠梗阻。绞窄性肠梗阻因有血液循环障碍，其病理生理改变明显有别于单纯性肠梗阻，改变快，可以导致肠壁坏死、穿孔与继发腹膜炎，可发生严重的脓毒症，对全身的影响甚大，如处理不及时，病死率甚高。因此单纯性肠梗阻与绞窄性肠梗阻的鉴别，在临床上有极重要的意义。

（2）根据梗阻的程度而分为完全性肠梗阻与部分肠梗阻。无疑完全性肠梗阻的病理生理改变与症状均较部分肠梗阻为明显，需要及时、积极的处理，如果一段肠襻的两端均有梗阻，形成闭襻，称闭襻型肠梗阻，虽属完全性肠梗阻，但因有其特殊性，局部肠襻呈高度膨胀，局部血液循环发生障碍，容易发生肠壁坏死、穿孔，结肠梗阻尤其是升结肠、横结肠肝曲部有梗阻也会出现闭襻型肠梗阻的症状，因回盲瓣为防止逆流而关闭。

（3）根据梗阻的部位分为高位、低位和小肠、结肠梗阻；也可根据发病的缓急分为急性和慢性。

上述的肠梗阻分类只表示某一特定病例在某一特定时间内的病变情况，而并不能说明病变的全部过程。任何一个肠梗阻的病理过程不是不变的，而是在一定的条件下可能转化的。要重视早期诊断，适时给予合理治疗。

（二）病理生理

肠梗阻可引起局部和全身性的病理和生理变化，急性肠梗阻随梗阻的类型及梗阻的程度而有不同的改变，概括起来有下列几方面。

1. 全身性病理生理改变

（1）水、电解质和酸碱失衡：肠梗阻时，吸收功能发生障碍，胃肠道分泌的液体不能被吸收返回全身循环系统而积存在肠腔内。同时，肠梗阻时，肠壁继续有液体向肠腔内渗出，导致了体液在第三间隙的丢失。如为高位小肠梗阻，出现大量呕吐，更易出现脱水、电解质紊乱与酸碱失衡。

（2）休克：肠梗阻如未得到及时适当的治疗，大量失水、失电解质可引起低血容量休克。另外，由于肠梗阻引起了肠黏膜屏障功能障碍，肠道内细菌、内毒素易位至肝门静脉和淋巴系统，继有腹腔内感染或全身性感染，也可因肠壁坏死、穿孔而有腹膜炎与感染性休克。

（3）脓毒症：肠梗阻时，肠内容物淤积，细菌繁殖，因而产生大量毒素，可直接透过肠壁进入腹腔，致使肠内细菌易位，引起腹腔内感染与脓毒症，在低位肠梗阻或结肠肠梗阻时更明显。

（4）呼吸和心脏功能障碍：肠腔膨胀时腹压增高，膈肌上升，腹式呼吸减弱，可影响肺内气体交换，同时，有血容量不足、下腔静脉被压而下肢静脉血回流量减少，均可使心排出量减少。腹腔内压力 >20mmHg，可产生系列腹腔间室综合征，累及心、肺、肾与循环障碍。

2. 局部病理生理改变

（1）肠腔积气、积液：在肠梗阻的情况下，梗阻以上的肠腔内将有明显的积气和积液，造成肠膨胀之现象；一般梗阻性质愈急者肠内积气较多，梗阻时间愈长者则肠内之积液较多。梗阻部以上肠腔积气来自：①吞咽的空气；②重碳酸根中和后产生的 CO_2；③细菌发酵后产生的有机气体。吞咽的空气是肠梗阻时很重要的气体来源，它的含氮量高达70%，而氮又是一种不被肠黏膜吸收的气体。

（2）肠蠕动增加：正常时肠管蠕动受到自主神经系统、肠管本身的肌电活动和多肽类激素的调节来控制。在发生肠梗阻时，各种刺激增强而使肠管活动增加。在高位肠梗阻频率较快，每 3~5min 即可有 1 次，低位肠梗阻间隔时间较长，可 10~15min 1 次，但如梗阻长时间不解除，肠蠕动又可逐渐变弱甚至消失，出现肠麻痹。

（3）肠壁充血水肿、通透性增加：正常小肠腔内压力为 0.27~0.53kPa，发生完全性肠梗阻时，梗阻近端压力可增至 1.33~1.87kPa，强烈蠕动时可达 4kPa 以上。在肠内压增加时，肠壁静脉回流受阻，毛细血管及淋巴管淤积，引起肠壁充血水肿，液体外渗。同时由于低氧，细胞能量代谢障碍，致使肠壁通透性增加，液体可自肠腔渗透至腹腔。在闭袢型肠梗阻中，肠内压可增加至更高点，使小动脉血流受阻，引起点状坏死和穿孔。

（三）临床表现

各种不同原因所致的肠梗阻各有其特殊的表现，但肠道有梗阻致肠内容物不能顺利通过时，某些临床表现总是一致存在的，因此，有程度不同的腹痛、呕吐、腹胀和停止排便排气等症状。

1. 症状

（1）腹痛：肠道的正常蠕动受到阻挡而不能通过时，必致蠕动加剧而发生绞痛；因肠蠕动有节律性，故蠕动加剧时引起的绞痛亦为阵发性。阵痛往往骤然来临，但开始时较轻，逐渐加重达高峰，持续1~3min 后再逐渐减轻以至消失；间歇一定时间后绞痛又重新发作，一般是有增无减。

在有机械性肠梗阻时，肠绞痛几乎经常存在；此外，患者还常自觉有"气块"在腹内窜动，到达一定部位受阻时腹痛最为剧烈，至感觉气块能够通过并随后有少量气体自肛门排出时，则腹痛可以立即减轻或完全消失。此种"气块"的出现，亦为肠梗阻患者所特有，更是慢性不完全性梗阻并有急性发作时所常见。如为绞窄性肠梗阻，因肠系膜的牵扯或肠曲之高度痉挛，其腹痛可为持续性并有阵发性加剧；发作突然，疼痛剧烈，阵发、频繁，但剧痛消失后一般仍有隐痛；至后期因腹腔内积存有渗脓，腹痛将为持续性，并有局部压痛。在麻痹性肠梗阻时，腹痛不是显著的症状；但在腹部高度膨胀时，患者也有腹部胀满不适。

（2）呕吐：呕吐是肠梗阻的一个主要症状，但和其他急腹症患者的呕吐有所不同。在梗阻的早期，呕吐为反射性，吐出物为发病前所进食物；以后呕吐则将按梗阻部位的高低而有所不同。高位的小肠梗阻可引起频繁呕吐，呕吐的容量甚多，主要为胃液、十二指肠液以及胰液和胆汁。低位小肠梗阻除初期的反射性呕吐以外，可以有一段时间没有呕吐，而要等到肠腔膨胀显著，肠内充满积气和积液，至引起肠襻逆蠕动时才将肠内容物反流入胃，然后引起反逆性的呕吐；这时吐出物往往先为胆性液体，然后即为具有臭味的棕黄性肠液，即所谓"呕粪"的症状。结肠梗阻时一般并无明显呕吐症状，虽然患者腹胀得很厉害，但也往往很少呕吐，用胃管抽吸时胃内也多无积气、积液。

（3）腹胀：腹胀为肠梗阻患者出现较晚的一个症状，其程度则与梗阻的部位有关。高位空肠梗阻时由于呕吐频繁，肠腔内积气、积液甚少，一般无明显腹胀感；低位小肠梗阻的腹胀主要是在腹中部或小腹部；而结肠梗阻则常为全腹胀，但以上腹部最为明显。麻痹性肠梗阻的影响往往累及全部小肠，故其腹胀也是全腹性的。闭袢性肠梗阻时因受累的肠襻胀得最为明显，因此临床上常表现为不对称的腹胀，有时能扪到该高度膨胀的肠襻，在确定诊断上有重大价值。

（4）停止排气排便：停止排气排便是完全性肠梗阻的一主要症状。该症状将视梗阻的程度和部位而异；梗阻程度愈完全者影响愈大，梗阻部位愈低者停止排便的情况也愈显著。另外，在梗阻发生的早期，由于肠蠕动增加，梗阻部位以下肠内积存的气体或粪便可以排出，当早期开始腹痛时即可出现排气排便现象，容易误认为肠道仍通畅，故在询问病史时，应了解在腹痛再次发作时是否仍有排气排便。在肠套叠、肠系膜血管栓塞或血栓形成时，可自肛门排出血性黏液或果酱样粪便。

2. 体征 在单纯性肠梗阻的早期，患者一般情况无明显变化。生命体征均呈正常；除腹痛和呕吐外，其他症状并不严重。唯至晚期，由于脱水和全身的消耗，将表现为病情虚弱、脉搏微细、眼眶深陷、四肢冰冷发绀等现象。如属绞窄性梗阻，在早期全身情况虽也无显著变化，但腹痛程度较单纯性为重，随着病情进展因肠壁坏死而致有腹膜感染和毒素吸收，患者全身情况将迅速恶化。

腹部理学检查可观察到腹部有不同程度的腹胀，在腹壁较薄的患者，尚可见到肠型及肠蠕动波，肠型及肠蠕动波多随腹痛的发作而出现，肠型是梗阻近端肠襻胀气后形成，有助于判断梗阻的部位。触诊时，单纯性肠梗阻的腹部虽胀气，但腹壁柔软，按之有如充气的球囊，有时在梗阻的部位可有轻度压痛，特别是腹壁切口部粘连引起的梗阻，压痛点较为明显。当梗阻上部肠管内积存的气体与液体较多时，稍加振动可听到振水声。腹部叩诊多呈鼓音。听诊时有高亢的蠕动音；此肠蠕动音在肠道有大量积气时呈高调的金属音，有时作"玎玲"声；如气体与液体同时存在时，则其音为鼓泡音，或呈气过水声。

当绞窄性肠梗阻或单纯性肠梗阻的晚期，肠壁已有坏死、穿孔，腹腔内已有感染、炎症时，则体征表现为腹膜炎的体征，腹部膨胀，有时可叩出移动性浊音，腹壁有压痛，肠鸣音微弱或消失。因此，在临床观察治疗中，体征的改变应与临床症状相结合，警惕腹膜炎的发生。

3. 实验室检查 常规实验室检查对肠梗阻的诊断并无特殊价值。反复呕吐所致之脱水现象和血液浓缩，可以引起血红蛋白、红细胞和白细胞数值增加，血 K^+、Na^+、Cl^- 与酸碱平衡都可发生改变。高位梗阻，呕吐频繁，大量胃液丢失可出现低钾、低氯与代谢性碱中毒。在低位肠梗阻时，则可有电解质普遍降低与代谢性酸中毒。腹胀明显，膈肌上升影响呼吸时，亦可出现低氧血症与呼吸性酸或碱中毒，可随患者原有肺部功能障碍而异。因此，动脉血气分析应是一项重要的常规检查。此项测定可以作为脱水已否纠正，水和电解质的平衡是否恢复正常的指标，并不具有重大的诊断意义。

4. X 线检查 临床诊断有疑问时，X 线检查具有重要的诊断价值；从肠道充气的程度、范围和部位上，可以找出许多证据来帮助确定诊断。在正常情况下，腹部 X 线片上仅见胃和结肠中有气体。一旦肠内容物因肠道的机械性或麻痹性梗阻而不能运行时，气体与液体就可分离而易于在 X 线片上显示出来。因此，如 X 线透视或摄片检查发现小肠内有气体或气液面存在时，即为肠内容物有运行障碍，亦即是有肠梗阻的证据。

为了确定肠梗阻的诊断，不论透视还是拍片，都应在直立位（或侧卧位）和平卧位同时进行。如有肠梗阻存在时，于直立位（或侧卧位）片上可以看到肠腔内有多个肠襻内含有气液面呈阶梯状。平卧位片上能确切地显示出胀气肠襻的分布情况和扩大程度，从而决定梗阻的部位所在，并根据肠襻扩大情况推测出梗阻的严重程度；钡剂灌肠可用于疑有结肠梗阻的患者，它可显示结肠梗阻的部位与性质。但在小肠梗阻时忌用胃肠造影的方法，以免加重病情。

（四）诊断

在肠梗阻的诊断过程中，实际上需要解决下列一系列的问题：①肠道是否有梗阻存在；②梗阻的性质是单纯性还是绞窄性；③梗阻的类型是机械性还是动力性；④梗阻的部位是在高位、低位小肠，还是在结肠；⑤梗阻是急性、完全性的，还是慢性、部分性的；⑥引起梗阻的可能原因是什么。就上述问题依次分别讨论如下。

1. 是否有肠梗阻存在　　这是一个根本性问题。但解决这个问题并无捷径可循，要和其他疾病的诊断步骤一样，从询问病史和体格检查入手，详细分析其临床表现，再结合实验室和X线的检查，方能获得正确答复。

2. 梗阻是单纯性还是绞窄性　　在肠梗阻的诊断初步确立以后，首先应确定梗阻的病理性质是单纯性还是为绞窄性。因从治疗角度看，绞窄性梗阻必须手术，且应尽早手术；而单纯性梗阻即使是机械性的，有时也可不必手术，即使需要手术也可以在一定时期的准备治疗或非手术治疗（包括胃肠减压和输液等）以后，再行手术更为有利。

绞窄性梗阻为单纯性梗阻比较有如下的特点：①腹痛发作急骤，起始即甚剧烈，无静止期；②呕吐出现较早，频繁发作，可有血液呕吐物；③除晚期的肠系膜血管栓塞性肠梗阻外，其他的绞窄性梗阻腹胀一般不甚显著，即使存在也常为不对称性；④患者常有明显的腹膜刺激体征，表现为腹壁的压痛和强直；⑤腹腔穿刺时常可抽得血性浆液；⑥早期即出现休克现象，经抗休克治疗改善不显著；⑦腹部X线片可显示有孤立扩大的肠襻；⑧绞窄性梗阻用各种非手术治疗如输液及胃肠减压等措施大多无效。

3. 梗阻是机械性还是动力性　　对肠梗阻除了首先要鉴别它是单纯性的还是绞窄性的以外，几乎同等重要的是须确定其究竟为机械性还是麻痹性（或痉挛性）；因为机械性梗阻多数需要手术治疗，而麻痹性（或痉挛性）梗阻通常仅适用非手术疗法。机械性肠梗阻是常见的肠梗阻类型，具有典型的腹痛、呕吐、肠鸣音增强、腹胀等症状，与麻痹性肠梗阻有明显的区别；后者是腹部持续腹胀，但无腹痛，肠鸣音微弱或消失，且多是与腹腔感染、外伤，腹膜后感染、血肿、腹部手术、肠道炎症、脊髓损伤等有关。虽然，机械性肠梗阻的晚期因腹腔炎症而出现与动力性肠梗阻相似的症状，但在发作的早期其症状较为明显。腹部X线片对鉴别这两种肠梗阻甚有价值，动力型肠梗阻全腹、小肠与结肠均有明显充气。体征与X线片能准确地分辨这两类肠梗阻。

4. 梗阻部位是在高位小肠、低位小肠还是在结肠　　不同部位的梗阻往往须采用不同的治疗方法，故辨认梗阻的部位在临床上也有一定的重要性。可依据以下情况进行判定：临床上高位小肠梗阻有剧烈的呕吐而腹胀不明显症状，腹绞痛的程度也比较缓和；低位小肠梗阻则呕吐的次数较少，但可能有吐粪现象，腹胀一般比较显著，而腹绞痛的程度也较严重；结肠梗阻的原因多为肿瘤或乙状结肠扭转，在治疗方法上也有别于小肠梗阻，及早明确是否为结肠梗阻有利于制订治疗计划。结肠梗阻以腹胀为主要症状，腹痛、呕吐、肠鸣音亢进均不及小肠梗阻明显。体检时可发现腹部有不对称的膨隆，借助腹部X线片上出现充气扩张的一段结肠襻，可考虑为结肠梗阻。钡剂灌肠检查或结肠镜检查可进一步明确诊断。

5. 梗阻是急性、完全性的，还是慢性、部分性的　　肠道完全梗阻者其临床表现必然呈急性，不完全梗阻者多属慢性，二者的区别可从临床症状方面得一梗概，并可以肠曲膨胀的大小作为梗阻程度的一种标准，其诊断比较正确，但亦非绝对可靠。

6. 梗阻的可能原因是什么　　解决了以上几个问题以后，基本上可确定处理的方针，如能对梗阻原因有正确的诊断，则对于决定手术的方式也能有进一步的帮助。

病因的诊断可根据以下几方面进行判断。

（1）病史：了解详细的病史可有助于病因的诊断，腹部手术史提示有粘连性肠梗阻的可能。腹股沟疝可引起肠绞窄性梗阻。腹部外伤可致麻痹性梗阻。慢性腹痛伴有低热并突发肠梗阻可能是腹内慢性炎症如结核所致。近期有大便习惯改变，继而出现结肠梗阻症状的老年患者应考虑肿瘤。饱餐后运动或体力劳动出现梗阻应考虑肠扭转。心血管疾病如心房纤颤、瓣膜置换后应考虑肠系膜血管栓塞等。

（2）体征：腹部检查提示有腹膜刺激症状者，应考虑为腹腔内炎症改变或是绞窄性肠梗阻引起。腹部有手术或外伤瘢痕应考虑腹腔内有粘连性肠梗阻。直肠指诊触及肠腔内肿块，是否有粪便，直肠膀胱凹有无肿块，指套上是否有血液，腹部触及肿块，在老年人应考虑是否为肿瘤、肠扭转。在幼儿右侧腹部有肿块应考虑是否为肠套叠。具有明显压痛的肿块多提示为炎性病变或绞窄的肠襻。

（3）影像学诊断：B超检查虽简便，但因肠襻胀气，影响诊断的效果；CT诊断的准确性虽优于B

超，但仅能诊断出明显的实质性肿块或肠腔外有积液。腹部 X 线片除能诊断是结肠、小肠，完全与部分梗阻外，有时也能提示病因，如乙状结肠扭转时，钡灌肠检查，可出现钡剂中止处呈鸟嘴或鹰嘴状。蛔虫性肠梗阻可在充气的肠腔中出现蛔虫体影。结肠道显示粪块，结合病史提示粪便梗阻。

（五）治疗

急性肠梗阻的治疗包括非手术治疗和手术治疗，治疗方法的选择根据梗阻的原因、性质、部位以及全身情况和病情严重程度而定。不论采用何种治疗方法均应首先纠正梗阻带来的水、电解质与酸碱紊乱，改善患者的全身情况。

1. 非手术治疗

（1）胃肠减压：胃肠减压是治疗肠梗阻的主要措施之一，胃肠减压的目的是减轻胃肠道的积留的气体、液体，减轻肠腔膨胀，有利于肠壁血液循环的恢复，减少肠壁水肿，使某些原有部分梗阻的肠襻因肠壁肿胀而致的完全性梗阻得以缓解，也可使某些扭曲不重的肠襻得以复位，症状缓解。胃肠减压还可减轻腹内压，改善因膈肌抬高而导致的呼吸与循环障碍。有效的胃肠减压在机械型或麻痹型的肠梗阻病例可能恢复肠腔的通畅，即使需要手术的病例用减压的方法使腹胀减轻后也可以大大减少手术时的困难，增加手术的安全性。

（2）矫正水、电解质紊乱和酸碱失衡：不论采用手术和非手术治疗，纠正水、电解质紊乱和酸碱失衡是极重要的措施。输液所需容量和种类须根据呕吐情况、缺水体征、血液浓缩程度、尿排出量和比重，并结合血清 K^+、Na^+、Cl^- 和血气分析监测结果而定。单纯性肠梗阻，特别是早期，上述生理紊乱较易纠正；而在单纯性肠梗阻晚期和绞窄性肠梗阻，尚须输给血浆、全血或血浆代用品，以补偿丧失至肠腔或腹腔内的血浆和血液。

（3）防治感染和中毒：应用抗肠道细菌，包括抗厌氧菌的抗生素。一般单纯性肠梗阻可不应用，但对单纯性肠梗阻晚期，特别是绞窄性肠梗阻以及手术治疗的患者，应该使用。常用的有以杀灭肠道细菌与肺部细菌的广谱头孢菌素或氨基糖苷类抗生素，以及抗厌氧菌的甲硝唑等。

（4）其他治疗：腹胀后如影响肺的功能，患者宜吸氧。为减轻胃肠道的膨胀，可给予生长抑素以减少胃肠液的分泌量。降低肠腔内压力，改善肠壁循环，使水肿消退，使部分单纯肠梗阻患者的症状得以改善。乙状结肠扭转可试用纤维结肠镜检查、复位。回盲部肠套叠可试用钡剂灌肠或充气灌肠复位。

采用非手术方法治疗肠梗阻时，应严密观察病情的变化。绞窄性肠梗阻或已出现腹膜炎症状的肠梗阻，经过 2~3h 的非手术治疗，实际上是术前准备，纠正患者的生理失衡状况后即进行手术治疗。单纯性肠梗阻经过非手术治疗 24~48h，梗阻的症状未能缓解，或在观察治疗过程中症状加重，或出现腹膜炎症状，或有腹腔间室综合征出现时，应及时改为手术治疗，以解除梗阻与减压。

2. 手术治疗　手术大体可归纳为下述四种。

（1）解决引起梗阻的原因：如粘连松解术、肠切开取除异物、肠套叠或肠扭转复位术等。

（2）肠切除肠吻合术：如肠管因肿瘤、炎症性狭窄等，或局部肠襻已经失活坏死，则应做肠切除肠吻合术。

对于绞窄性肠梗阻，应争取在肠坏死以前解除梗阻，恢复肠管血液循环，正确判断肠管的生机十分重要。如在解除梗阻原因后有下列表现，则说明肠管已无生机：①肠壁已呈黑色并塌陷；②肠壁已失去张力和蠕动能力，肠管呈麻痹、扩大、对刺激无收缩反应；③相应的肠系膜终末小动脉无搏动。

如有可疑，可用等渗盐水纱布热敷，或用 0.5% 普鲁卡因溶液做肠系膜根部封闭等。倘若观察 10~30min，仍无好转，说明肠已坏死，应做肠切除术。若肠管生机一时实难肯定，特别当病变肠管过长，切除后会导致短肠综合征的危险，则可将其回纳入腹腔，缝合腹壁，于 18~24h 后再次行剖腹探查术。但在此期间内必须严密观察，一旦病情恶化，即应随时行再次剖腹探查术。

（3）肠短路吻合：当梗阻病灶不可能解除，如肿瘤向周围组织广泛侵犯，或是粘连广泛难以剥离，而梗阻部位上、下端肠襻的生机是属良好时，可以考虑在梗阻部位上、下肠襻之间做短路吻合以解除梗阻现象；这种短路手术可以作为治疗肠梗阻的一种永久性手术，也可以视为第二期病灶切除术前的准备手术。但应注意旷置的肠管尤其是梗阻部的近端肠管不宜过长，以免引起盲襻综合征。

（4）肠造口术或肠外置术：肠造口术对单纯性的机械性肠梗阻有时仍不失为一种有效的外科疗法。不顾患者的一般情况及病变的局部性质，企图在任何情况下努力解除梗阻的病因并重建肠管的连续性，其结果往往造成病变肠襻穿破，故应予以避免。唯病变如在高位小肠时，特别是梗阻属完全性时，因造口后肠液丧失极为严重，不宜行肠造口术；即使小肠上部已发生坏死时，也不宜将肠襻外置，最好行一期切除吻合术。

肠梗阻部位的病变复杂或患者的情况差，不允许行复杂的手术，可在膨胀的肠管上，亦即在梗阻部的近端肠管做肠造口术以减压，解除因肠管高度膨胀而带来的生理紊乱。小肠可采用插管造口的方法，造口的部位应尽量选择梗阻附近（上端）的膨胀大肠襻；肠造口术成功的关键是细致的操作，应努力防止腹腔为肠内容物所污染。术后应注意保持导管的通畅，必要时可用温盐水冲洗。一般在造口后 1~2 周，导管即自行松脱；此时导管即可拔去，而所遗瘘管大都能迅速愈合。

结肠则宜做外置造口，结肠内有粪便，插管造口常不能达到有效的减压目的，因远端有梗阻，结肠造口应采用双口术式。有时，当有梗阻病变的肠襻已游离或是肠襻已有坏死，但患者的情况差，不能耐受切除吻合术，可将该段肠襻外置，关腹。立即或待患者情况复苏后再在腹腔外切除坏死或病变的肠襻，远、近两切除端固定在腹壁上，近端插管减压、引流，以后再行二期手术，重建肠管的连续性。

二、粘连性肠梗阻

粘连性肠梗阻是肠梗阻最常见的一种类型，占肠梗阻的 40%~60%。

（一）病因病理

腹腔内粘连或索带的来源有二：一为先天性的，多由发育异常或胎粪性腹膜炎所致，前者多为粘连带，常位于回肠与脐或回肠与盲肠之间；而后者为胎粪所致无菌性腹膜炎的结果，常为部位不定的广泛粘连。另一类粘连的原因是后天性的，多因腹膜受手术、炎症、创伤、出血、异物、肿瘤等刺激而产生，可以为广泛的粘连，也可以呈索带状。临床上所见的粘连性肠梗阻绝大多数是后天性的，且多数是继手术后发生的；尤其是在阑尾切除术后（特别是继穿孔性阑尾炎的切除和腹腔引流后）或盆腔手术后（例如子宫及其附件的切除术），并发粘连性肠梗阻的机会最多；其他如继结肠、胃与十二指肠、胆道等手术后也可以并发粘连性肠梗阻。

粘连形成是机体的一种纤维增生的炎性反应，粘连起到血管桥的作用。腹膜含有大量的吞噬细胞，当腹腔内有任何损害，将释放大量细胞因子、介质，出现炎症反应，大量纤维素渗出并沉积在浆膜面上，形成一网格状物。如纤维素性网络能被迅速吸收，纤维增生将停止而无粘连形成，反之，成纤维细胞将产生胶原束，成为纤维粘连的基础。同时，许多毛细血管伸入其中，成纤维细胞在胶原网中增殖，数周或数月后粘连形成。Ellis 认为是局部组织缺血延缓了纤维素的吸收而产生粘连。除此，滑石粉、淀粉、纱布、棉花、肠内容物、缝合材料及其他异物均能引起粘连的产生。

粘连的产生是机体创伤、缺血、感染、异物所作出的炎性反应。因此，在许多情况下，腹腔内均可发生粘连，粘连组织的存在是引起粘连性肠梗阻的根本原因，但粘连的存在却不等于必然会发生梗阻现象，事实上常需在一定的条件下方产生急性梗阻症状。广泛的粘连与纤维束带所致的肠梗阻也是不同的，前者一般均为单纯性的梗阻，而后者往往引起绞窄性梗阻。

粘连性肠梗阻除粘连这一存在的因素外，还有其他因素，故有时并无症状或仅有部分梗阻的现象。当附加有其他因素时则出现症状，如：①肠腔已变窄，在有腹泻炎症时，肠壁、肠黏膜水肿，使变窄的肠腔完全阻塞不通；②肠腔内容物过多过重，致肠膨胀，肠下垂加剧了黏着部的锐角而使肠管不通；③肠蠕动增加，或是肠腔内食物过多，体位的剧烈变动，产生扭转。因此，有些患者粘连性肠梗阻的症状可反复发作，经非手术治疗后又多可以缓解。而另一些患者以往并无症状，初次发作即为绞窄性肠梗阻。

（二）症状与诊断

粘连性急性肠梗阻的症状与一般小肠的机械性梗阻的表现基本相似；由于患者多曾有腹腔手术或感

染的病史，诊断在大多数的情况下亦并无困难。患者有腹痛，伴恶心呕吐，腹部膨隆，但无压痛；过去有过同样的发作史，且于多年前曾行过阑尾切除或妇科手术，这是粘连性梗阻的典型病史。已经确定为粘连性梗阻时，尚应仔细辨别是广泛粘连所致的单纯性梗阻，还是粘连束带所引起的绞窄性梗阻。

过去未做过腹部手术的，同样可发生肠粘连性梗阻；粘连的发生可能是先天性的，或是继炎症、外伤等非手术因素所造成。有结核性腹膜炎、肠系膜淋巴结炎和腹部外伤等病史者，如诊断为单纯性的机械性肠梗阻，亦应考虑到可能有腹内粘连存在。

继手术后并发的粘连性肠梗阻可能在手术后任何时候发生，但临床上基本可分两种类型：一种是继手术后近期发生的，大多数发生在术后的 1～2 周，有的甚至在术后 3～4d 即可发生。这种术后早期发生的粘连性肠梗阻，必须与手术后的肠蠕动共济失调以及手术后的麻痹性肠梗阻等相鉴别。

另一类粘连性肠梗阻是发生在手术后的远期，自术后 2 周至 10 余年不等，多数在手术后 2 年左右。这种继手术或腹膜炎后并发的远期粘连性梗阻，一般诊断并不太困难：患者过去有手术或腹膜炎史，术后曾有多次轻度发作，表现为轻度的腹绞痛或腹胀，短期的呕吐或便秘，往往服轻泻药或灌肠排便后即行缓解；以后发作的次数愈加频繁，症状亦渐趋严重，终至形成完全性梗阻。

（三）预防

目前，多数的肠粘连是继手术后发生的，手术后粘连是产生肠梗阻的重要原因，因此，多年来，人们试图采用一些方法来防止粘连的产生，概括起来有以下两种。

（1）手术中的注意事项：在手术时应注意严格的无菌术和严密的止血法，手法轻柔，尽量避免腹内组织受到不必要的损害，操作仔细。最主要的措施可概括为两个方面：①防止任何腹内组织形成缺血状态；②防止各种异物污染或刺激腹腔。

（2）防止粘连的其他方法：①清除手套上的淀粉、滑石粉，不遗留丝线头、纱布、棉花纤维、切除的组织等异物于腹腔内，减少肉芽组织的产生；②减少缺血的组织，不做大块组织的结扎，有缺血可疑的部分，以大网膜覆盖，即使有粘连产生，也已有大网膜相隔；③注意无菌操作技术，减少炎性渗出；④保护肠浆膜面，防止损伤与干燥；⑤腹膜缺损部分任其敞开，不做有张力的缝合；⑥清除腹腔内的积液、积血，必要时放置引流；⑦关腹前将大网膜铺置在切口下；⑧及时治疗腹膜内炎性病变，防止炎症的扩散。

（四）治疗

治疗粘连性肠梗阻，首要是要区别是单纯性还是绞窄性，是完全性还是部分的。因为手术治疗并不能消除粘连，相反地，术后还可能形成新的粘连，所以对单纯性肠梗阻，部分肠梗阻特别是广泛性粘连者，一般选用非手术治疗。又如术后早期炎性肠梗阻，除新形成的纤维素性粘连以外，与术后早期腹腔炎症反应有关，既有肠壁水肿、肠腔梗阻，又存在炎症引起的局部肠动力性障碍，一般应采用非手术治疗。

粘连性肠梗阻如经非手术治疗不见好转甚至病情加重，或怀疑为绞窄性肠梗阻，手术须及早进行，以免发生肠坏死。对反复频繁发作的粘连性肠梗阻也应考虑手术治疗。

手术方法应视粘连的具体情况采用以下方法：①粘连带和小片粘连可施行简单的切断和分离；②广泛粘连不易分离，且容易损伤肠壁浆膜和引起渗血或肠瘘，并再度引起粘连，所以对那些并未引起梗阻的部分，不应分离；③为了防止粘连性肠梗阻在手术治疗后再发，或预防腹腔内大面积创伤后虽有粘连产生但不致有肠梗阻发生，可采取肠排列的方法，使肠襻呈有序的排列、黏着，而不致有肠梗阻；④如一组肠襻紧密粘连成团引起梗阻，又不能分离，可将此段肠襻切除，做一期吻合；倘若无法切除，则做梗阻部分近、远端肠侧－侧吻合的短路手术，或在梗阻部位以上切断肠管，远断端闭合，近断端与梗阻以下的肠管做端－侧吻合。

手术后早期发生的肠梗阻，多为炎症、纤维素性粘连所引起，在明确无绞窄的情况下，经非手术治疗后可望吸收，症状消除。尤其近代有肠外营养支持，可维持患者的营养与水、电解质平衡，生长抑素可减少胃肠液的分泌，减少肠腔内液体的积蓄，有利于症状的减轻与消除。

三、肠扭转

在我国，肠扭转是常见的一种肠梗阻类型，是一段肠管甚至几乎全部小肠及其系膜沿系膜轴顺时针向或逆时针向扭转360°～720°，因此，既有肠管的梗阻，又有肠系膜血管的扭折不通，血循环中断。受其供应的肠管将迅速发生坏死、穿孔和腹膜炎，是肠梗阻中病情凶险、发展迅速的一类。如未能得到及时处理，将有较高的病死率（10%～33%）。

（一）病因

肠扭转可分为原发性与继发性两类。

原发性的肠扭转肠管并无解剖上的异常，病因不很清楚，可能是饱餐后，肠腔内有较多尚未消化的内容物，当体位改变，有明显的运动时，小肠因有重量下垂而不能随之同步旋转造成。

继发性肠扭转是由于先天性或后天获得的解剖上的改变，出现一固定点形成肠襻扭转的轴心。但是，扭转的产生常是下列三个因素同时存在。

1. 解剖因素　如手术后粘连，梅克尔憩室、乙状结肠冗长，先天性中肠旋转不全，游离盲肠等都是发生肠扭转的解剖因素。

2. 物理因素　在上述的解剖因素基础上，肠襻本身有一定的重量，如饱餐后，特别有较多不易消化的食物涌入肠腔内；肠腔有较多的蛔虫团；肠管有较大的肿瘤；在乙状结肠内存积着大量干涸的粪便等。以上都是造成肠扭转的潜在因素。

3. 动力因素　强烈的蠕动或体位的突然改变，使肠襻产生了不同步的运动，使已有轴心固定位置，且有一定重量的肠襻发生扭转。

（二）临床表现

肠扭转是闭襻型肠梗阻加绞窄性肠梗阻，发病急且发展迅速。起病时腹痛剧烈，腹胀明显，早期即可出现休克，症状继续发展，逐渐加重，且无间歇期，肠扭转的好发部位是小肠、乙状结肠和盲肠。临床表现在不同部位的肠扭转亦有不同。

小肠扭转可发生在任何年龄，小肠的扭转多数是顺时针向扭转。小肠的扭转在临床上主要表现为一种急性机械性梗阻、腹绞痛很剧烈，多位于脐周围或小腹部，为持续性而有阵发加剧；由于肠系膜的牵扭，腰背部也可能感到疼痛。如扭转累及全部小肠，则呕吐可能很剧烈而腹胀反而不显著；如扭转仅累及一个肠襻，则该襻可有高度膨胀且局限于一处，有时可扪出稍有压痛的肿块。叩诊呈鼓音，但有时可叩得移动性浊音。腹膜刺激症状时常存在，至晚期常出现休克状态。

乙状结肠扭转最多见于乙状结肠冗长的老年人。患者多有便秘的习惯，或以往曾有多次腹痛、经排便排气后腹痛消失的病史。乙状结肠扭转一般可分三类：急性、短期的急性复发性、慢性非典型性。呈急性发作的患者，腹部有剧痛、呕吐，按诊有压痛、肌紧张，显示扭转重，肠管充血、缺血明显，如不及时处理可发生肠坏死。慢性患者有腹部持续胀痛，逐渐隆起，患者有下腹坠痛感但无排气排便。左腹部明显膨胀，可见肠型，叩之呈鼓音，压痛及肌紧张均不明显。X线片可见巨大双腔充气的肠襻，且有液平面，这一类乙状结肠扭转较为常见，且可反复发作。

盲肠扭转较少见，多发生在盲肠可移动的患者，常有饮食过多、用力过度以及腹内粘连等诱因，尤其是腹腔手术更常为诱起盲肠扭转的直接原因。可分为急性与亚急性两型。盲肠急性扭转不常见，起病急，有剧痛及呕吐，右下腹有肿块可触及，有压痛，可产生盲肠坏死、穿孔。亚急型起病稍缓，患者主诉右下腹部绞痛，腹部很快隆起，不对称，上腹部可触及一弹性包块。X线片可见巨大的充气肠襻，伴有多个肠充气液面。

当疑有乙状结肠或盲肠扭转，而尚无腹膜炎症状时，可考虑应用钡剂灌肠以明确诊断。结肠出现阻塞，尖端呈鸟嘴样或锥形，可明确为乙状结肠扭转。盲肠扭转则显示钡剂在横结肠或肝区处受阻。

（三）治疗

肠扭转是一种较严重的机械性肠梗阻，常在短时期内发生肠绞窄、坏死，病死率较高。死亡的主要原因常为就诊过晚或治疗延误,所以应及时进行手术治疗。早期手术可降低病死率,更可减少小肠扭转坏死大量切除后的短肠综合征的发生机会,后者将给患者终身的健康带来影响。

1. 扭转复位术 将扭转的肠襻按其扭转的相反方向回转复位。复位后应细致观察血液循环恢复的情况,如肠系膜血液循环恢复良好,肠管未失去生机,则还需要解决预防复发的问题,如为移动性盲肠引起的盲肠扭转,可将其固定于侧腹壁;过长的乙状结肠可将其平行折叠,固定于降结肠内侧,也可行二期手术将过长的乙状结肠切除。小肠扭转复位后,少有再扭转者,不需做固定手术。

早期乙状结肠扭转,可在乙状结肠镜明视下,将肛管通过扭转部进行减压,并将肛管保留 2～3d。但这些非手术疗法必须在严密的观察下进行,一旦怀疑有肠绞窄,就必须及时改行手术治疗。

2. 肠切除术 适用于已有肠坏死的病例,小肠应做一期切除吻合。乙状结肠一般切除坏死肠段后将断端做肠造口术,以后再二期手术做肠吻合术。

对保留的有疑问小肠应在 24h 后行再次观察(second - look)手术,切除坏死的肠段。坏死的乙状结肠、盲肠,可行切除,切除端应明确有良好的生活力。可以做一期吻合,也可做外置造口,然后再做二期手术。

四、肠套叠

肠的一段套入其相连的肠管腔内称为肠套叠,以小儿最多见,其中以 2 岁以下者居多。

(一)病因与类型

原发性肠套叠绝大部分发生于婴幼儿,主要由于肠蠕动正常节律紊乱,肠壁环状肌持续性痉挛引起,而肠蠕动节律的失调可能由于食物性质的改变所致。继发性肠套叠多见于成年人,肠腔内或肠壁部器质性病变使肠蠕动节律失调,近段肠管的强力蠕动将病变连同肠管同时送入远段肠管中。

根据套入肠与被套肠部位,肠套叠分为小肠小肠型、小肠结肠型、结肠结肠型、回肠结肠型,在小儿多为回肠结肠型。套叠的结构可分为三层,外层为鞘部,中层为回返层,内层为进入层。后两者合称套入部。套入部的肠系膜也随肠管进入,结果不仅发生肠腔梗阻,而且由于肠系膜血管受压,肠管可以发生绞窄而坏死。

(二)临床表现

肠套叠的三大典型症状是腹痛、血便和腹部肿块。表现为突然发作剧烈的阵发性腹痛,患儿阵发哭闹不安,有安静如常的间歇期。伴有呕吐和果酱样血便。腹部触诊常可在腹部扪及腊肠形、表面光滑、稍可活动、具有压痛的肿块。常位于脐右上方,而右下腹扪诊有空虚感。随着病程的进展逐步出现腹胀等肠梗阻症状。钡剂胃肠道造影对诊断肠套叠有较高的准确率,灌肠检查可见钡剂在结肠受阻止,阻端钡影呈“杯口”状或“弹簧状”阴影;小肠套叠钡剂可显示肠腔呈线状狭窄而至远端肠腔又扩张。

慢性复发性肠套叠多见于成人,其发生原因常与肠息肉、肿瘤、憩室等病变有关。多呈不完全梗阻,故症状较轻,可表现为阵发性腹痛发作,而发生便血的不多见。由于套叠常可复位,所以发作过后检查可为阴性。

(三)治疗

治疗初期可用空气(或氧气、钡剂)灌肠复位,疗效可达 90% 以上,一般空气压力先用 60mmHg,经肛管灌入结肠内,在 X 线透视下明确诊断后,继续注气加压至 80mmHg 左右,直至套叠复位。如果套叠不能复位,或病期已超过 48h,或怀疑有肠坏死,或空气灌肠复位后出现腹膜刺激征及全身情况恶化,都应行手术治疗。手术方法包括手术复位以及肠切除吻合术。对手术复位失败,肠壁损伤严重或已有肠坏死者,应行一期肠切除吻合术。如果病儿全身情况严重,可将坏死肠管切除后两断端外置造口,以后再行二期肠吻合术。成人肠套叠多有引起套叠的病理因素,一般主张手术治疗。

五、肠堵塞

肠堵塞是由于肠腔内容物堵塞肠腔而引起肠梗阻,在我国,尤其在农村并不罕见。这是一种单纯性机械性肠梗阻，常见的诱因是寄生虫、粪石、胆石、吞食的异物、毛粪石、植物粪石、药物等。

（一）肠蛔虫堵塞

由于肠蛔虫团引起肠堵塞在我国较多见，特别是儿童，蛔虫感染率高，蛔虫在肠道大量繁殖，当蛔虫受到某些因素影响产生强烈的活动致扭结成团堵塞肠管，加之肠管受刺激后出现痉挛加重了梗阻。患者有阵发性剧烈腹部绞痛，伴有呕吐，并可呕吐出蛔虫。这类患者多消瘦，腹壁薄，故体检时常可触及包块并随触揉而变形，也可在触诊时感到肠管有痉挛收缩。由于蛔虫梗阻多为部分性，腹部一般无明显膨胀，肠鸣音虽有增高但不高亢。临床症状与体征常可明确诊断。腹部 X 线片偶可见小肠充气及液平面，有时还可显示肠腔内有蛔虫团块阴影。

治疗单纯性蛔虫堵塞采用非手术疗法效果较好，除禁食、输液外，可口服生植物油，也可口服枸橼酸哌嗪等驱虫；如腹痛剧烈，可用解痉剂，或配以针刺、腹部轻柔按摩等。症状缓解后行驱虫治疗。如经非手术治疗无效或并发肠扭转，或出现腹膜刺激征时，应施行手术切开肠壁取虫，但应尽量取尽，以免残留的蛔虫从肠壁缝合处钻出，引起肠穿孔和腹膜炎。术后应继续驱虫治疗。

（二）粪石梗阻

在堵塞性肠梗阻中，次于寄生虫性梗阻者，以粪便堵塞引起的梗阻较为常见。粪便堵塞常见于瘫痪、重病等身体虚弱无力排便的患者，也可见于习惯性便秘的患者，积存的粪便变干成团块状堵塞在结肠造成肠梗阻。患者出现腹胀，伴阵发性腹痛。体检时，可沿左侧结肠摸到粪块，直肠指检可触及填满直肠肠腔的干硬粪块。在这类患者，症状可反复出现，因此，应及时清除直肠内积存的粪便，以防粪便堵塞。如有症状发生时可反复灌肠软化粪便，加以清洗，必要时可用器械或手指将干涸的粪块取出。值得警惕的是下端结肠肿瘤也可产生粪便梗阻。

（三）胆石堵塞

在国外文献中，胆石引起的肠堵塞占肠梗阻的 1% ～2%，且多为老年妇女，但在我国较为少见。胆石堵塞多是先有胆囊结石，但仅有 30% ～60% 的患者有胆绞痛史。梗阻的部位多在回肠，占 60% ～80%，因回肠是肠管中较窄的部位，其次是空肠（10% ～15%），十二指肠与结肠为胆结石堵塞者较少。

胆石肠堵塞的症状是强烈的肠绞痛，胆结石得以下行时，疼痛可有缓解，当肠强烈蠕动时又可引起腹痛，临床症状表现为单纯的机械性肠梗阻。腹部 X 线片除见小肠胀气外，还可能看到肠腔内有胆石阴影，如发现胆道内有气体充盈（占 10% ～40% 患者），而以往又无接受过胆道与肠道吻合或胆道括约肌成形术的患者，对这一诊断的可能性给予有力的佐证。

胆石堵塞的肠梗阻一般是在做好术前准备后行手术治疗，可以试行将结石挤入宽大的结肠，但不易成功。可行肠切开取石，如有肠坏死则需行肠切除吻合术。并且要注意探查有无第二处堵塞部位。

（四）其他

含有鞣酸的食物如柿子、黑枣进食过多后，遇胃酸后成为胶状物，可与其他高植物纤维物如竹笋等凝聚成块状物；经常服用氢氧化铝凝胶、考来烯胺（阴离子交换树脂）；胃肠道检查时吞服过量的钡剂；有精神障碍的女患者吞食长发等，均可产生不能消化的团状物，出现肠堵塞的症状。一般表现为单纯性肠梗阻，可先用非手术治疗，必要时可剖腹切开肠管取出异物。

六、慢性假性肠梗阻

慢性假性肠梗阻是一种以肠道不能推动肠内容物通过未阻塞的肠腔为特征的胃肠动力疾病，常发生于小肠、结肠，可累及整个消化道和所有受自主神经调节的脏器和平滑肌，是一组具有肠梗阻症状和体征，但无肠道机械性梗阻证据的临床综合征。本病常反复发作。慢性假性肠梗阻虽不是常见病，但如被忽视，患者可能遭受不必要的手术，甚至使病情的诊治更加复杂化。

（一）病因及分类

慢性假性肠梗阻可分为原发性和继发性两类。原发性是由肠平滑肌异常（肌病型）或肠神经系统异常（神经元病型）造成。继发病因主要有结缔组织病，如系统性红斑狼疮（SLE）、硬皮病、内分泌紊乱以及帕金森病、副癌综合征、巨细胞病毒或 EB 病毒感染等。某些药物如三环抗抑郁药等也可诱发。

（二）临床表现

小肠假性肠梗阻有恶心、呕吐、腹胀和腹痛等表现，继发细菌过度生长时则可能引起腹泻。结肠病变时常表现为便秘。随着疾病自然进展，CIP 可累及消化道其他部位，在若干年内症状还可能发生变化，如食管受累时可发生吞咽困难或胃食管反流，胃部受累时则出现和胃轻瘫相符的餐后早饱、腹痛、恶心、呕吐症状。慢性假性肠梗阻还可有肠外表现，主要为膀胱及输尿管扩张，继发于自主神经疾病的假性肠梗阻常有直立性低血压、异常发汗和视觉异常等伴随症状。病史中有大量且频繁的呕吐、体重下降，几乎很少有无症状期，伴有自主功能紊乱和排尿困难表现，曾经多次剖腹探查等，可帮助我们考虑诊断假性肠梗阻。家族史中有类似疾病提示遗传性假性肠梗阻的可能。体格检查可发现严重的腹胀和中腹部的振水音。还应进行全面的神经系统检查及对直立性低血压的评价，并注意引起继发性假性肠梗阻的系统性疾病的体征。

本病无特征，诊断较为困难。当临床有怀疑时，应设法排除他种肠梗阻的可能性来确诊。腹部 X 线片有类似机械性肠梗阻之处，但病史不相符。胃肠道造影检查，无梗阻发现，可观察到节段性巨食管、巨十二指肠、巨结肠或小肠扩张。纤维内镜可证实无梗阻。胃肠道转运试验和动力检查可以帮助诊断；剖腹手术或腹腔镜取的小肠或结肠全层组织活检可确诊 CIP。

（三）治疗

给予最佳的营养，保持水、电解质平衡，同时止痛，并防止肠道症状恶化。主要采用非手术治疗，目前尚缺乏特效药物。对症治疗，如胃肠减压、营养支持等。特别是全肠外营养支持对解除症状甚为有效，但为防止全肠外营养带来的一些不良后果如肠黏膜萎缩、肠道细菌易位等，仍应给予适量的肠内营养。如诊断明确，应避免外科手术治疗，即使是剖腹探查、肠壁组织活检也应慎重考虑，以免术后的肠粘连混淆了诊断，增加了诊断的困难性。慢性肠假性梗阻可累及整个食管、胃与肠道。即使当时暂无症状的部分，将来也会可能被波及。因此，外科治疗无确定性效果。

七、肠系膜血管缺血性疾病

本病是一种绞窄性动力性肠梗阻，以老年人居多。由于肠管可能在短时间内广泛坏死，术前诊断困难，病情较一般绞窄性机械性肠梗阻更为严重。

（一）病因与病理

发生于肠系膜动脉，特别是肠系膜上动脉者多于肠系膜静脉。动脉阻塞则多数是栓塞的结果，栓子的来源：①心内膜炎患者左心瓣膜上赘生物的脱落，或心房纤维性颤动患者左心房中先有血栓形成，均可引起肠系膜动脉的栓塞；②肺脓肿或脓毒症患者带菌的栓子可通过肺而进入循环；③动脉硬化、动脉粥样变等患者的动脉栓塞脱落；④在手术中可来自内脏或腹壁的血管。

静脉的阻塞几乎完全是由于血栓形成，血栓常继发于：①肝硬化或肝外压迫引起的肝门静脉阻塞或血液淤滞；②肝门静脉系统所支配的内脏感染，如阑尾炎、溃疡性结肠炎、绞窄性疝、痔疮等；③外伤引起的肠系膜血肿或脾切除等手术引起的静脉损伤；④有时肠系膜静脉之血栓形成不能查出其发病诱因，故可称之为原发性的肠系膜静脉血栓。

（二）临床表现和诊断

患者以往多有冠心病史或有心房纤颤，多数有动脉硬化表现。临床表现因血管阻塞的部位、性质和发生的缓急而各有不同。血管阻塞发生过程越急，范围越广，表现越严重。动脉阻塞的症状又较静脉阻塞急而严重。

多数病例起病急骤，剧烈的腹部绞痛是最开始的症状，用一般药物难以缓解，可以是全腹性或局限性。早期由于肠痉挛所致，此后有肠坏死，疼痛转为持续。伴有频繁呕吐，呕吐物多为血性。休克常在早期出现，是失血的结果，故脉搏常细速而不规则，体温则正常或略低，但有时在病的早期即有发热。

发病初期可无明显体征，腹部平坦，柔软，肠鸣音存在，至肠襻已有坏死时，腹部可逐日膨隆，但程度一般不太严重，而范围则比较广泛，仅至病程的晚期腹胀乃趋显著。腹壁压痛、腹肌强直等腹膜刺激症状在肠襻已坏死后可能出现，但程度轻重不一。肠鸣音一般减弱，有时可完全消失。血常规往往有白细胞增加及血浓缩表现。X线平片上可见小肠和结肠均有扩大胀气的现象。

少数亚急性或慢性肠系膜血管阻塞病例的发病过程比较缓和，一般要经过1周左右方逐渐显示病变的严重性。这些发展较慢的病例早期仅有不全阻塞，往往仅表现有轻度的机械性肠梗阻的症状，可有不明显的腹痛和轻度腹胀，至后期肠方有坏死，可能出现某种程度的虚脱现象。

（三）治疗

治疗应及早诊断，及早治疗，包括支持疗法和手术治疗。肠系膜上动脉栓塞可行取栓术。血栓形成则可行血栓内膜切除或肠系膜上动脉腹主动脉"搭桥"手术。如果已有肠坏死，应做肠切除术。肠系膜上静脉血栓形成需施行肠切除术，切除范围应包括全部有静脉血栓形成的肠系膜，否则术后静脉血栓有继续发展的可能，术后应继续行抗凝治疗。

急性肠系膜血管缺血性疾病，临床常因认识不足而误诊，一旦发生广泛的肠梗死、预后凶险、病死率很高。

（裴成明）

第四节　肠结核

肠结核是结核杆菌侵犯肠道引起的慢性特异性感染，好发部位为回肠末端和回盲部。肠结核多继发于肺结核，原发性肠结核较少见，不足10%。结核病曾是我国的常见传染病，随着新中国成立后结核病防治工作的快速发展及抗结核药物的合理应用，肠结核的发病率显著降低；但在20世纪90年代以后，由于耐药菌株的产生，发病率有轻度升高的趋势。

一、病因病理

（一）病因

肠结核多数继发于肺结核，继发性肠结核最常见的感染方式为肺结核患者吞咽自己的痰液，未被消化而进入肠道，有尸检资料表明，65%~95%的肺结核患者同时伴有肠结核。原发性肠结核少见，饮用被结核杆菌污染的牛奶是原发性肠结核的主要感染原因。此外，结核菌经血液循环进入肝脏后随胆汁进入肠道、急性粟粒性结核经血行弥散、由邻近结核病灶直接蔓延、淋巴途径等则是比较少见的感染途径。

（二）病理

肠结核病变可以分布于消化道自十二指肠到直肠的各处，其中回盲部受累的比例80%。肠内容物在回盲部停留时间较长，肠道内的结核杆菌有较多的机会经过肠黏膜上皮进入黏膜腺体；回盲部具有丰富的淋巴组织，结核杆菌易于经吞噬细胞进入淋巴结与淋巴组织。

肠结核在病理形态上可表现为溃疡型和增生型两类，也可以两种病变并存。

1. 溃疡型肠结核　溃疡型肠结核较为多见，继发性肠结核多属此型；其受累部位多在回肠，特别是末端回肠。早期病变见于肠壁的集合淋巴结和孤立淋巴滤泡，出现含有上皮样组织和淋巴组织的结核结节；继而发生干酪样坏死，因常伴发闭塞性动脉内膜炎导致血供受限，造成黏膜水肿、局灶性坏死和脱落，因而形成大小不等、深浅不一、边缘不规则的溃疡。病变常沿肠壁淋巴管方向、依肠管的横轴发展，容易造成肠管的环形瘢痕狭窄；多处狭窄的病变肠段之间存在不同程度扩张的肠管，形似一串腊肠。病变常可累及周围腹膜及邻近的肠系膜淋巴结，伴发腹膜和肠系膜淋巴结核。病变肠管多有肠壁纤维组织增生导致与周围组织形成紧密粘连，因此发生急性穿孔造成弥散性腹膜炎的情况较少见，而发生慢性穿孔、局限成为腹腔脓肿或形成内瘘或外瘘则相对较多见。溃疡型肠结核引起消化道大出血的机会较少。

2. 增生型肠结核　增生型肠结核在继发性肠结核中相对少见，而原发性肠结核中约 70% 的病例为这一类型。增生型肠结核可以发生在肠道的任何部位，多位于回盲部。其特点是肠壁明显增厚变硬，黏膜下层存在大量结核性肉芽肿，中心有干酪样坏死；黏膜下层纤维组织高度增生。黏膜隆起形成大小不等的假性息肉，可伴有浅表小溃疡。由于肠壁的显著增厚和病变肠段与周围组织的粘连，常导致肠腔狭窄并产生肠梗阻，穿孔较少见。

肠结核的病理类型划分不是绝对的，溃疡型和增生型可以是肠结核不同病理阶段的表现，可同时存在于同一患者的不同病变肠段。

二、临床表现

肠结核多见于青年和中年患者，女性发病略多于男性，缺少特异性的体征和症状。由于大多数肠结核属于继发性，因此多有虚弱、食欲缺乏、消瘦、不规则发热、盗汗、乏力等结核病的全身症状。腹部症状则因病变类型不同而存在差异。

腹痛和腹泻为溃疡型肠结核的主要症状。腹部疼痛的性质为慢性隐痛或痉挛性绞痛，以右下腹、脐周围或中上腹为著，有时疼痛可波及全腹。腹痛常于进食后加重，在排气或排便后减轻。腹泻多为稀便或水泻，腹泻和便秘交替出现也很多见，少数患者的症状以便秘为主；肉眼血便或脓血便少见。腹部查体右下腹可有轻压痛，肠鸣音较活跃。

当病变发展到肠管环形瘢痕狭窄时可出现低位机械性不完全肠梗阻的症状和体征，腹部阵发性绞痛的程度更为剧烈，腹部查体可见肠型，有右下腹有压痛、肠鸣音亢进等表现。发生慢性肠穿孔形成腹腔脓肿后多有中等发热、腹痛加重和腹部出现明显压痛的肿块等症状，腹部检查常可于右下腹扪及固定的肿块；脓肿穿破腹壁还可形成肠外瘘。

增生型肠结核病程较长，其早期症状常为腹部隐痛或不适，而全身症状相对较轻。随着病程进展，逐步出现慢性不完全性低位肠梗阻的症状，腹痛类型转变为阵发性绞痛，可伴有恶心呕吐，腹部查体可见肠型，右下腹可触及触痛明显的包块，肠鸣音活跃。发生完全性肠梗阻时会有典型的腹胀、阵发性腹痛，恶心呕吐、停止排便排气等症状。

三、辅助检查

1. 实验室检查　化验检查可有血红蛋白下降、红细胞沉降率增快。并发肺结核的患者痰找结核杆菌可以呈阳性。粪便浓缩找结核杆菌及结核杆菌培养，尽管阳性率不高，但对痰找结核杆菌阴性的患者具有诊断意义。

2. 影像学检查　胸部 X 线片有助于发现肺内可能存在的活动性或陈旧性结核病灶。

消化道钡剂造影有助于肠结核的诊断，溃疡型肠结核的典型表现为肠管运动加快、痉挛收缩，甚至持续性痉挛产生激惹现象，造成肠管无法被钡剂充盈，而病变的上下肠段均充盈良好，出现所谓的跳跃征。增生型肠结核的典型表现为盲肠和升结肠近段肠腔狭窄、僵硬、黏膜紊乱、结肠袋正常形态消失，可见息肉样充盈缺损，升结肠缩短致回盲部上移，伴有末端回肠扩张时提示回盲瓣受累。

四、诊断及鉴别诊断

根据以上临床表现，特别是肺部或身体其他部位有结核病灶的青壮年患者，应考虑肠结核的可能。粪便找抗酸杆菌对诊断有一定帮助，X 线钡剂或钡剂灌肠检查具有重要的诊断价值，纤维结肠镜检查可观察到结肠乃至回肠末端的典型病变，加以活组织病理检查可以确定诊断。

肠结核应与克罗恩病、溃疡性结肠炎、肠道恶性肿瘤（包括结肠癌和淋巴瘤等）相鉴别。

五、治疗

肠结核的治疗以内科治疗为主，主要采用全身支持治疗和抗结核药物治疗。肠结核的手术指征为：

①回盲部增生型肠结核、病变局限者；②急性肠穿孔导致弥散性腹膜炎；③慢性肠穿孔形成局限性脓肿或肠外瘘；④溃疡型病变伴有瘢痕形成或是增生型病变导致肠梗阻；⑤伴发消化道大出血、经非手术治疗无法控制者；⑥诊断不明确，难以排除恶性诊断者。肠结核患者的围术期处理甚为重要，手术前和手术后均需进行抗结核治疗。对于开放性肺结核患者，必须经彻底抗结核治疗，使肠道不再继续受到结核杆菌感染时才能保证手术疗效。全身治疗和营养支持治疗有助于改善患者对手术的耐受性。

手术原则是尽可能切除病变肠段。对小肠结核应行病变肠段切除和吻合术，如为小肠多发病变，可行分段切除吻合术，但应尽量保留足够长度的小肠；回盲部结核应行右半结肠切除及回肠横结肠吻合术。如果由于患者全身因素或局部因素不允许行肠切除吻合术时，可先行解痉手术以解除肠梗阻；选择病变肠段的近端切断肠管，远侧断端闭合，近侧断端与病变远端的正常肠管吻合，避免实施病变远近端肠管的单纯袢式侧–侧吻合的短路手术，其疗效较差。急性肠穿孔时应根据患者全身状况和局部情况，进行病变肠切除术或腹腔引流术。单纯的穿孔修补术往往是在存在活动性结核病灶的肠壁上进行，失败率较高，通常应慎重采用。慢性肠穿孔形成的局限性脓肿，其周围多有紧密粘连，宜行脓腔切开引流术，待病情好转，形成瘘管后再进一步处理。肠外瘘要根据病变部位，按一般治疗肠瘘的原则，维持水和电解质平衡及营养状况，更换敷料保护瘘口周围皮肤，最后多需切除病变肠段才能治愈。残留的腹膜和肠系膜淋巴结结核病灶，宜在术后行抗结核药物治疗。

（裴成明）

第五节　短肠综合征

短肠综合征是指因小肠广泛切除或误被短路导致吸收面积不足、进而引发的以消化吸收功能障碍和营养不良为主的临床综合病症。小肠广泛切除的主要原因包括系膜根部肠扭转导致绞窄、肠系膜上血管的外伤性断裂、肠系膜血管栓塞或血栓形成、病变范围较广的坏死性小肠炎、小肠恶性肿瘤以及克罗恩病。短肠综合征患者由于营养吸收障碍，临床表现为早期出现的腹泻、电解质紊乱和后期的严重营养不良、贫血、体重下降等一系列病症，部分患者甚至要终生依靠胃肠道外营养。

一、病理生理

小肠的整体长度和肠功能的代偿能力个体之间差异较大，肠切除的范围达到何种程度不致引起短肠综合征，并不以切除小肠的长度作为依据，而是主要取决于保留肠段的长度及其代偿能力。普遍认为，如术中回盲部和结肠完整，且术后能获得良好的代偿，保留100cm的小肠即可避免出现短肠综合征；亦有报道认为，保留70cm肠管（甚至50cm以上）的患者在术后可以通过肠内营养支持来维持营养需求。回盲瓣的存在对肠道消化吸收功能有重要意义，它既可延缓肠内容物输入结肠的速度，使其在小肠内的消化、吸收更完全，又能阻止结肠内细菌的反流，保持小肠内环境的稳定；结肠对于水和电解质的吸收具有重要作用，如术中回盲部与部分结肠被切除，则保留小肠的长度至少应达150cm左右。

不同营养物质的吸收是在小肠不同节段完成的，通常状况下，水、电解质、糖类、蛋白质、脂肪及各种维生素在空肠和回肠皆可被吸收，其中蛋白质和脂肪在回肠内吸收更完全，铁、钙和叶酸盐主要在十二指肠和上段空肠吸收，胆盐、胆固醇、维生素 B_{12} 等只在回肠吸收。由于多种原本在空肠吸收的营养物质可以在回肠代偿吸收，而回肠切除后空肠难以完全替代其的吸收功能，因此回肠切除后产生的营养物质吸收障碍较空肠切除后为重。

小肠被大量切除后，残留的肠段将逐步进行代偿。表现为肠管增粗、延长，肠壁增厚；肠黏膜绒毛变长、皱襞增多，肠腺凹加深。小肠的代偿改变有助于增强小肠的消化、吸收功能，但上述代偿的发生需要以肠黏膜与肠腔内食物相接触为前提。如长期接受全胃肠外营养支持，则肠黏膜将出现萎缩。

短肠综合征的主要病理生理改变包括以下几方面。

1. 水、电解质丧失和酸碱平衡紊乱　机体消化道内每天有4 000mL左右的内生性分泌液，其中绝大部分均经重吸收；小肠广泛切除后产生了一系列胃肠动力的变化，包括肠腔过短、吸收面积减少，回肠和回盲瓣对肠蠕动的限制作用消失引起肠蠕加快，部分病例还伴有结肠长度减少导致的水和电解质重吸收受限，而胃内液体排空则基本正常；多数病例在广泛肠切除术后的早期即出现严重的腹泻症状，每日经腹泻丧失的液体量可以多达 5 000mL 以上，进而导致水、电解质紊乱的发生，随之产生的酸碱平衡紊乱大多是代谢性碱中毒。

2. 营养物质吸收障碍　短肠综合征患者因蛋白质吸收障碍和热能严重不足，可出现严重消瘦、体质虚弱症状；回肠切除后导致胆盐吸收障碍，容易刺激结肠分泌液体，使液体分泌量增加而加重腹泻，并导致脂溶性维生素吸收障碍；胆盐吸收障碍还可以影响肠肝循环，引起胆汁中胆盐浓度不足，使胆石症的发生率升高；维生素 B_{12}、铁、叶酸缺乏造成贫血；维生素 C 缺乏使毛细血管壁脆性增加，导致出血倾向加重；钙吸收减少可致乏力，甚至引起搐搦；镁缺乏产生搐搦、运动失调、眩晕、肌无力、震颤，甚至出现神经精神症状；锌缺乏可引起皮炎、内分泌异常和胶原代谢紊乱。

3. 胃酸分泌亢进　接近半数短肠综合征的患者会出现一过性的胃酸分泌亢进，其主要原因是小肠正常分泌的肠抑胃素受到抑制，使促胃液素呈高水平状态。高胃酸状态可以导致溃疡病的发生，可能加重腹泻症状，并使钙、铁等物质吸收发生障碍。

4. 尿路结石形成　正常情况下，草酸盐在肠道中与钙形成，从沉淀而防止被过度吸收。发生短肠综合征后脂肪吸收不良，脂肪酸与钙形成沉淀，竞争性抑制了草酸盐与钙形成沉淀，导致草酸盐从肠道的吸收量和从尿中的排出量均增多，进而引起泌尿系草酸钙结石的发生。

5. 小肠内细菌过度繁殖　小肠解剖和生理功能的紊乱易引起小肠内细菌繁殖，回盲瓣有防止结肠内容物反流进入小肠的作用，回盲部切除的短肠综合征患者更易于出现结肠内细菌进入小肠和细菌在小肠内的过度繁殖。细菌过度繁殖，大量分解胆盐而加剧脂肪泻、加重热量和脂溶性维生素的丧失；过度繁殖的细菌也将大量摄取维生素 B_{12} 以满足本身的代谢需要，又可损害小肠上皮的完整性，造成液体渗出增多，以及电解质和营养物质吸收的进一步受限。

二、治疗

尽量避免过多切除小肠是预防短肠综合征发生的关键。随着对短肠综合征病理生理认识的逐步深入，以及营养支持治疗手段的日益丰富和广泛应用，短肠综合征的治疗效果较以往已有很大改善。对接受广泛小肠切除的患者的治疗通常经历以下三个阶段。

1. 第一阶段　为静脉营养支持阶段，需 4～8 周。患者手术后早期即可出现严重腹泻症状，每日腹泻量常超过 2 500mL，甚至为 5 000～10 000mL，多并发水、电解质紊乱和酸碱平衡失调，病情危重。

此时首先需要重点治疗的是由于严重腹泻导致的脱水、低血容量、电解质紊乱及酸碱失调。应根据患者的生命体征、动脉血血气分析及血电解质测定结果，通过静脉合理补充晶体溶液、胶体溶液及电解质，并积极纠正已存在的酸碱平衡紊乱。待患者生命体征稳定后应尽早放置中心静脉插管，开展全肠外营养支持治疗，以补充患者所必需的营养物质，包括能量物质、蛋白质合成原料、各种电解质及维生素等，这是挽救患者生命最重要的措施。此外，对于高胃酸者可给予碳酸钙以中和胃酸或应用 H_2 受体拮抗药；可以酌情给予肠动力抑制药物，如口服阿片酊、可待因或洛哌丁胺等抑制肠蠕动；口服考来烯胺可消除胆盐对结肠的刺激，也能减轻腹泻。通过静脉营养支持治疗和控制腹泻，使肠道获得休息，将有助于肠道功能的恢复。当患者水、电解质平衡和酸碱代谢平衡初步稳定、腹泻量显著下降后可开始尝试口服少量等渗液体。

2. 第二阶段　为混合营养治疗阶段，可延续数月至 1 年以上。依靠全肠外营养支持治疗后，患者情况逐步稳定，腹泻量多已降至 2 000mL/d 以下，水和电解质的丢失量也相应减少。患者逐步表现出营养吸收障碍引起的一系列病症。此时应尽早开始尝试经口摄食，以利于肠道功能的代偿。口服饮食必须根据残留小肠与结肠的长度、部位与活力情况加以调整，使之个体化，并且注重缓慢进行、逐步递增的原则。初期可选择要素饮食，营养与液体量不足的部分仍需从肠外加以补充；此后根据经口摄入饮食的实际进展情况，逐渐调整静脉营养支持治疗的补充量，逐渐将热能、蛋白质、必需脂肪酸、维生素、电解质、微量元素与液体量由肠外途径供给过渡为肠内途径供给，某些维生素与无机盐可改用肌内注射。

3. 第三阶段 为口服营养阶段。随着患者剩余小肠吸收消化功能的逐步代偿和改善，腹泻已基本控制，机体营养状况日益改善，逐步调整到依靠口服摄入营养。理想状态下，多数患者已经能从肠道获得足够的营养，不再需要静脉营养的补充。需要注意的是由于储备耗尽可出现维生素 B_{12} 缺乏而引起贫血，可通过肌内注射途径长期补充维生素 B_{12}。但仍有部分患者不能达到这一状态，需要长期依赖肠外营养以维持生命，此类患者一方面需要密切注意预防和治疗长期肠外营养支持治疗可能存在的并发症，另一方面可以考虑实施外科手术治疗。

短肠综合征的手术治疗一般不可在肠切除的同时实施，通常是经长期非手术治疗后患者仍旧无法脱离全胃肠外营养支持时才考虑应用。最常用的手术方式是肠管倒置手术，利用倒置肠管的逆蠕动来减慢肠内容物的通过速度，通过延长肠道内滞留的时间以增加营养物质的吸收量。倒置肠段的长度以 7~10cm 为宜，过短将不能达到延缓排空的目的，过长则将产生梗阻症状。此外还有肠管环形吻合、环形倒置吻合、肠襻改细成形术、肠襻改细延长术、结肠间置术等多种手术方式应用效果的报道。普遍认为理想的治疗方法是小肠移植术，但由于肠襻含有大量的淋巴结，有很高的排斥发生率及严重感染的发生率，目前尚在实验阶段，未获大样本病例长期生存的报道。

（裴成明）

第六节　小肠肿瘤

小肠肿瘤的发病率较胃肠道其他部位低，仅占全部胃肠道肿瘤的 3%~7%。造成这一现象的原因可能是：小肠的内容物为碱性，且通过速度较快，减少了肠黏膜受致癌物质和机械刺激的影响；小肠内细菌相对较少，并存在保护性酶和高浓度免疫球蛋白，使得肠道内的潜在致癌物质产生较少、被分解和中和的较多；中肠在胚胎发育过程中形成较晚，不典型性组织植入的机会较低。原发性小肠肿瘤可来自小肠壁的各层和各类组织，如上皮组织、结缔组织、血管组织、淋巴组织、肌组织、神经组织、脂肪组织等。小肠良性肿瘤中以腺瘤最为多见、恶性肿瘤中则以腺癌和恶性淋巴瘤较多见。此外，小肠是胃肠道间质瘤（GIST）的第二好发部位。不同类型的原发性小肠肿瘤的发生部位也有所不同。

一、临床表现

小肠肿瘤多发生于青年和中年人，两性间发病率无显著区别。相当一部分小肠肿瘤缺乏显著的临床症状和体征，仅在体检过程或手术探查中偶然被发现。小肠肿瘤除类癌外，一般缺乏特异性症状，病程进展后可产生出血、腹痛、腹部包块、肠梗阻、肠穿孔等症状。

（1）腹痛是最为常见的症状，疼痛部位与肿瘤的发生位置有关，疼痛性质可以为隐痛、胀痛乃至剧烈绞痛。腹痛的原因可以是肿瘤表面溃烂、刺激肠管引起肠痉挛所致，也可因存在不同程度的肠梗阻所致，并发肠梗阻时疼痛尤为剧烈。

（2）消化道出血是常见的首发症状，通常由肿瘤表面溃烂引起，多数表现为粪便隐血试验阳性，也可表现为间断发生的柏油样便或血便、甚至大量便血。短时间内出血量较大或长期少量失血可以出现不同程度的贫血症状。

（3）腹部包块常在肿瘤体积较大、患者较消瘦时易于被触及，肿块活动度较大，位置常不固定。

（4）小肠肿瘤患者可伴有食欲缺乏、消化不良、消瘦乏力、低热等全身症状。

（5）小肠肿瘤引起肠梗阻的原因包括肠套叠、恶性肿瘤造成的肠腔挛缩和狭窄、内生型较大肿块导致肠腔阻塞、肿瘤造成邻近肠管粘连或受压迫；一旦肠梗阻发生，临床上即可出现典型的消化道梗阻的症状和体征。

（6）小肠肿瘤引起肠穿孔比较少见，多数为小肠恶性肿瘤发展到晚期所致。急性穿孔导致弥漫性腹膜炎，慢性穿孔则形成腹腔脓肿或肠瘘。

（7）小部分小肠类癌患者可出现类癌综合征，主要表现为阵发性头面部皮肤潮红、腹泻、支气管痉挛、心力衰竭等。

（8）其他症状：十二指肠肿瘤若压迫胆总管则产生梗阻性黄疸。

二、辅助检查

1. X 线检查　上消化道造影是小肠肿瘤的首选检查方法，对怀疑十二指肠肿瘤的患者可行十二指肠低张造影。因小肠内容物通过较快且口服大量钡剂会造成冗长的小肠影像彼此重叠，因此空回肠钡剂检查较为困难，分次口服少量钡剂逐段连续仔细观察有可能提高检出率。向腔外生长的小肠肿瘤很少有明显的 X 线征，较小腔内型的肿瘤也常不易被发现。较大的腔内生长型小肠肿瘤可见充盈缺损，肿瘤浸润肠壁引起肠腔狭窄时可见到黏膜破坏、环状狭窄、钡剂通过受阻、近端小肠扩张等，小肠肿瘤引起肠套叠者可见"杯口征"。部分病例接受钡剂灌肠检查过程中，造影剂有时可以逆行进入回肠而发现小肠肿瘤。

2. 内镜检查　内镜检查有助于提高部分小肠肿瘤的诊断率。十二指肠镜可以直接观察病变部位、大小、形态，并可以做活组织检查，对诊断十二指肠部肿瘤的正确率甚高；内镜下超声检查还可显示肿瘤的浸润深度及其与周围组织的关系。行结肠镜检查过程中少数患者可以进入末端回肠，有可能发现局部病灶并可取活检。小肠镜和胶囊内镜检查均已问世多年，但应用范围有限，因技术和设备需求所限，尚不能推广。

3. 选择性肠系膜血管造影　此造影有助于发现正在活动出血、血管丰富和部分体积巨大的病变。当有消化道出血量超过 3~5mL/min，选择性肠系膜上动脉造影检出率高且能确定病变部位。

4. 体积较大的小肠肿瘤　腹部 CT 检查有助于显示病变的大致部位、体积及其与邻近脏器的关系，以及有无肝脏转移及周围淋巴结肿大等。但当肿瘤直径小于 1.5cm 时则难以发现。

三、诊断

小肠肿瘤发生率较低，缺少典型的临床症状，术前诊断率低于 50%。当患者以反复发作的黑粪和不明原因的腹痛就诊时，经初步排查常见的病因后仍未能做出明确诊断时，应考虑到小肠肿瘤的可能，并安排进一步检查。但很多小肠肿瘤经过以上各种辅助检查后仍难以明确诊断，必要时可考虑行剖腹探查或腹腔镜探查。

四、治疗

良性小肠肿瘤也可以引起消化道出血、肠套叠、肠梗阻、肠穿孔等一系列严重并发症，并且有恶变可能，因此无论是诊疗过程中发现还是手术探查中偶然发现均应实施外科手术切除。体积较小或带蒂的肿瘤可以实施连同周围肠壁组织在内的局部切除手术；体积较大或区段内多发的小肠肿瘤宜实施小肠部分切除吻合手术。

高度怀疑或业已证实的小肠恶性肿瘤，则应实施切除范围到达安全界限、连同肠系膜及区域淋巴结清扫在内的根治性切除术。十二指肠恶性肿瘤多数需行胰头十二指肠切除，根据术后病理诊断和分期结果进行化疗或放射治疗。如病变广泛，无法根治，可行姑息性切除手术；如小肠肿瘤已与周围组织浸润固定，无法切除者，可做短路手术以解除或预防梗阻。

（裴成明）

参考文献

［1］吴肇汉，秦新裕，丁强．实用外科学．第 4 版．北京：人民卫生出版社，2017.

［2］张忠涛．普通外科围术期管理及并发症处理经典病例解析．北京：人民卫生出版社，2017.

［3］赵玉沛，姜洪池．普通外科学．第 2 版．北京：人民卫生出版社，2014.

［4］王宇．普通外科学高级教程．北京：中华医学电子音像出版社，2016.

［5］杨雁灵．普通外科基础手术精讲．北京：科学出版社，2017.

［6］林擎天．普通外科临床解剖学．上海：上海交通大学出版社，2015.

［7］Gregory W. Randolph．甲状腺和甲状旁腺外科学．第 2 版．田文，姜可伟，译．北京：北京大学医学出版社，2017.

［8］丛淑珍，冯占武．甲状腺及甲状旁腺疾病超声诊断——附病例分析．广州：广东科技出版社，2018.

［9］付诗，周慧敏．现代外科健康教育——乳腺甲状腺外科分册．武汉：华中科技大学出版社，2018.

［10］苗毅．普通外科手术并发症预防与处理．第 4 版．北京：科学出版社，2016.

［11］倪世宇，苏晋捷，等．实用临床外科学．北京：科学技术文献出版社，2014.

［12］J. Michael Dixon. 外科专科医师临床实践指南系列丛书：乳腺外科学．第 5 版．任国胜，厉红元，译．北京：北京大学医学出版社，2016.

［13］姜军．乳腺外科临床工作手册．北京：中华医学电子音像出版社，2017.

［14］吴金术．肝胆胰外科案例分析．北京：科学出版社，2017.

［15］任培土，鲁葆春．普外亚专科疾病诊疗学．杭州：浙江大学出版社，2016.

［16］李春雨．肛肠外科学．北京：科学出版社，2016.

［17］詹文华．胃癌外科学．北京：人民卫生出版社，2014.

［18］赵玉沛，陈孝平．外科学．北京：人民卫生出版社，2015.

［19］杨春明．实用普通外科学．北京：人民卫生出版社，2014.

［20］杨玻，宋飞．实用外科诊疗新进展．北京：金盾出版社，2015.